# Stärken – Entgiften – Regulieren

## Individuelle Entgiftungskonzepte für eine ganzheitliche Grundregulation

Ulrike Hummel

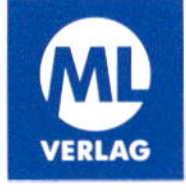

**Wichtiger Hinweis:** Die Inhalte dieses Buches wurden sehr sorgfältig erstellt und nach bestem Wissen geprüft. Dennoch kann kein Anspruch auf Vollständigkeit, Aktualität und Richtigkeit erhoben werden. Irrtümer und Änderungen sind vorbehalten. Besonders im medizinischen Bereich ergeben sich immer wieder neue Erkenntnisse und Entwicklungen, besonders was Behandlungen und Arzneimittelgaben anbelangt. Beachten Sie daher auch immer die jeweils aktuellen Beipackzettel der Arzneimittel besonders im Hinblick auf Dosierung, Applikationsarten, Anwendungsmöglichkeiten, Kontraindikationen, Wechselwirkungen und unerwünschte Wirkungen – abweichende Angaben, die denen in diesem Buch widersprechen sind von Anwendern und verordnenden Therapeuten ggfs. zu überprüfen und anzupassen – ggfs. sollte weiterer medizinischer Rat eingeholt werden. Bei dem vorliegenden Werk handelt es sich um ein Studienwerk. Jede Anwendung und Dosierung von erfolgt auf eigene Verantwortung und Gefahr des Benutzers. Therapeuten, die die genannten Präparate und Arzneimittel zu Heilzwecken verordnen sind nicht von der Verpflichtung entbunden, die hier gemachten Angaben zu überprüfen und ihre Verordnungen und durchgeführten Therapien in eigener Verantwortung und Haftung durchzuführen. Eine Garantie für die Wirksamkeit der vorgestellten Methoden ist hiermit ausgeschlossen. Eine Garantie wird nicht übernommen.

Eine Haftung für evtl. Nachteile wie z. B. Personen-, Sach-, oder Vermögensschäden, die sich aus den praktischen Hinweisen dieses Studienbriefes ergeben könnten, wird hiermit ausgeschlossen.

**Gender-Hinweis:** Aus Gründen der besseren Lesbarkeit wird auf eine geschlechtsspezifische Differenzierung verzichtet. Entsprechende Begriffe gelten im Sinne der Gleichbehandlung grundsätzlich für alle Geschlechter. Die verkürzte Sprachform beinhaltet keine Wertung.

1. Auflage 2022



Druck: Generál Nyomda Kft., H-6727 Szeged



Titelbild: © PhotoSG – stock.adobe.com

www.ml-buchverlag.de

ISBN (Buch): 978-3-96474-379-4
ISBN (E-Book/PDF): 978-3-96474-380-0

# Inhaltsverzeichnis

# Zu diesem Buch

*„Nun liegt und ist in allen guten Dingen auch Gift, dies muss ein jeglicher bekennen. So das also ist, so ist mein Frag, muss man nicht das Gift vom Guten scheiden? Und das Gute nehmen und das Böse nicht." (Paracelsus, zit. in Preu 1838, S. 226)*[1]

Viele verschiedene Wege führen bekanntlich nach Rom. Diese Vorstellung hat auch für das Vorhaben naturheilkundlicher Entschlackungs- und Entgiftungsmethoden seine Gültigkeit. Dem naturheilkundlich Kundigen stehen zu diesem Zweck viele Heilmethoden sowie diverse Heilmittel und Heilmittelgruppen zur Verfügung. In Deutschland besitzen wir immer noch ein großes Repertoire an biologisch-pharmazeutischen Arzneimitteln, auf das man stolz sein kann. Wir können mit homöopathischen Komplexpräparaten oder Schüßler Salzen arbeiten. Uns stehen ebenso diverse spagyrische Spezialitäten zur Verfügung und der große Arzneimittelschatz der klassischen Homöopathie, um nur einige zu nennen.

Diese Methoden und eine Auswahl ihrer jeweiligen Arzneimittel mit ihren oftmals tiefgreifenden Wirkungszusammenhängen und Kombinationsmöglichkeiten werden im vorliegenden Buch besprochen. In meiner Praxis haben sich diese Methoden – kombiniert – als wesentliches Fundament erfolgreich bewährt. Dabei ist dieses Buch Erfahrungsbuch und Praxisbuch zugleich. Als Diplom Pädagogin für Erwachsenenbildung war mir eine laufende Aus-, und Weiterbildung immer ein großes Anliegen. So bin ich zunächst klassischen Lehranweisungen gefolgt, habe mich aber auch manches Mal gewundert, da nicht immer die gewünschten Therapieerfolge erzielt werden konnten. Ich war gezwungen tiefer zu graben, zu beobachten, auszuwerten und mir weitere Gedanken zu möglichen Wirkungszusammenhängen zu machen und auch neue Wege in der Therapie zu beschreiten. Es hat sich häufig gezeigt, dass *unterschiedliche – eigentlich für sich stehende – Methoden durchaus sehr gut kombinierbar sind und sich dadurch oftmals sogar ein besserer und langfristigerer Therapieeffekt einstellt.*

1 Preu, H. A., Leupoldt, J. M. (Hrsg.): Das System der Medicin des Theophrastus Paracelsus. Aus dessen Schriften ausgezogen und dargestellt. Reimer-Verlag 1838

Dies soll und kann nicht der Ort sein, das für und wider der jeweiligen vorgestellten Heilmethoden gegeneinander abzuwägen oder eine entsprechende Klassifizierung – gar (Be-)wertung vorzunehmen. Nicht einer speziellen Richtung, Methode oder gar „reinen Lehre" verpflichtet, möchte vorliegendes Buch auch dazu anregen, gewissermaßen „über den Tellerrand" hinaus den Blick zu weiten und Möglichkeiten zu eröffnen, die vielleicht vorher verschlossen schienen.

Dabei soll keinesfalls ein Anspruch auf Vollständigkeit erhoben werden. Das Buch hätte leicht nochmals so umfangreich werden können – selbst dann wäre nicht alles gesagt und nicht jede mögliche Entgiftungsmöglichkeit für bestimmte Fälle vorgestellt.

Zunächst aus persönlicher Erfahrung und im Laufe der Zeit durch viele Therapieerfahrungen mit Patienten hat sich gezeigt, dass es sich durchaus als sinnvoll erweisen kann, gerade auch die klassische Einzelmittelhomöopathie mit homöopathisch-spagyrischen Komplexpräparaten oder Schüßler Salzen zu kombinieren oder einer klassisch homöopathischen Therapie zunächst eine Entgiftungskur voranzustellen. **Dies allerdings sehr gezielt, diagnostisch gestützt und immer im Sinne und zur Hilfe des erkrankten Menschen.** Zu selten wird oftmals die Vorbelastung des Erkrankten durch vielerlei Schadstoffe oder seine konstitutionelle Grundsituation berücksichtigt und bereits zu Therapiebeginn wird mit homöopathischen Einzelpräparaten resp. Hoch-, und Höchstpotenzen gearbeitet. Viele als „Erstverschlimmerung" (ver-)kannte, teils heftige tage-, und wochenlangen Reaktionen könnten vielleicht nicht immer, aber doch oftmals vermieden werden, wenn der Organismus zu Therapiebeginn zunächst IN DIE LAGE versetzt werden würde, den entsprechenden Heilreiz der homöopathischen Einzelarznei/Hochpotenz optimal bewältigen zu können. Fänden zudem Konstitution und Disposition bei der Potenzwahl Berücksichtigung, wären u. U. vielerlei ungute Reaktionen vermeidbar. Bereits Hahnemann setzte bei Kuren, die ins Stocken geraten waren zur Anregung der Dynamis gezielt Zwischenmittel ein, von denen wir den meisten heute auch eine entgiftende Funktion beimessen.

Um die Heilreize homöopathischer Präparate (insbesondere der höheren Potenzen und/oder der Nosoden) ideal verarbeiten zu können, ist es erfahrungsgemäß außerdem notwendig, eventuell bestehende Vitamin-, und Mineralstoffdefizite auszugleichen. Eine gezielt verabreichte gut bioverfügbare Nahrungsergänzung, die nach Labordiagnostik ausgewählt wurde, zählt m. E. zu denjenigen Stoffen, die den Organismus stärken und aufbauen können und derer er häufig ganz dringend bedarf.

Hahnemann hat sich seinerzeit oftmals vehement gegen die vielerlei von seinen Kollegen verabreichten Tinkturen und Elixiere gewehrt. Auch setzte er gegen die Nachwirkungen mancher Stoffe oftmals ganz gezielte homöopathische Arzneien ein (Sulfur, Nux vomica). Dies kann zugegebenermaßen auch nach heutigen Maßstäben noch gelten – bspw. wenn entsprechend hochdosierte und/oder schlecht verträgliche und belastende Präparate/Medikamente etc. verabreicht wurden, von denen der Organismus entlastet werden muss; sollte es jedoch heutzutage immer noch nicht „homöopathisch-regelkonform" sein, zunächst ein massives Vitamin-, oder Mineraliendefizit auszugleichen, wo es nötig ist?

So wie Ackerboden einige Jahre entsprechend behandelt und vorbereitet werden muss, bevor eine Bio-Zertifizierung erfolgen kann, so sollte auch dem Heilungsprozess der Natur tatsächlich erst der Boden bereitet werden. Der beste und gesündeste Steckling würde in einem vorbelasteten Ackerboden keine prächtige und gesunde Frucht hervorbringen. Diese vielleicht etwas blumig anmutend Vorstellung trifft unser Anliegen jedoch exakt: es geht bei jeder erfolgreichen naturheilkundlichen Therapie IMMER auch um die gute Vorbereitung des Milieus, um die Schaffung gesunder Voraussetzungen. Unser belasteter Organismus muss meist zunächst in die Lage versetzt werden, gezielte Heilreize entsprechend positiv aufnehmen zu können, damit die Selbstheilungskräfte sodann wieder ein gesundes Funktionieren auf allen Ebenen – körperlich – seelisch und geistig, ermöglichen können.

In diesem Sinne möchte vorliegendes Buch das Beste unterschiedlicher Methoden vereinen. Und das ist möglich. Die tägliche Arbeit bringt es mit sich, dass wir UMdenken, WEITERdenken, ja sogar oftmals UM DIE KURVE denken müssen, wenn wir helfen wollen.

Ein Schema F kann es und darf es dabei nicht geben. Handlungsanweisungen und Konzepte sollten als Richtschnüre betrachtet werden, an denen sich unser Handeln orientieren kann. Sie sollten hingegen nicht als starre Regelwerke und Maxime betrachtet werden. So individuell jeder Mensch und seine Krankengeschichte, so individuell zugeschnitten muss auch jede naturheilkundliche Therapie sein. In diesem Sinne darf ich allen geschätzten Kolleginnen und Kollegen eine erfolgreiche und fruchtbare Arbeit wünschen.

# Einführung

Unser Organismus ist ein Mikrokosmos im Makrokosmos des Universums. Bereits der berühmte Arzt Paracelsus ordnete die Organe den Gestirnen zu und hat damit auf die Bedeutung der wechselseitigen Verbundenheit zwischen Mensch und Natur verwiesen. Wir alle sind Teil eines großen Ganzen und alles ist letztendlich mit allem verbunden. Aus diesem Gesichtspunkt heraus sollte nichts getrennt voneinander betrachtet werden, sondern Zusammenhänge sollten wo dies machbar ist mit einbezogen werden.

Im traditionellen naturheilkundlichen Denken wird genau dieser Grundsatz berücksichtigt und findet immer noch Verwendung. So spielen bei einer gelingenden Therapie immer mehrere Faktoren eine Rolle. Es kommt auf die möglichst exakte Diagnose und die *jeweils individuell passenden Heilmethoden* an – ebenso wichtig ist aber auch das persönliche Gespräch und vor allem: viel Verständnis. Darüber hinaus spielen Ernährung, Bewegung und die Einhaltung von Rhythmen eine weitere bedeutende Rolle. So sind wir gewissermaßen einem steten AUF und AB unterworfen – wir ernähren uns und gewinnen Energie, wir bauen Überflüssiges ab, scheiden aus und regenerieren. Auch aufgrund evolutionärer Erfahrungen mit Mangelsituationen liegt dem Menschen sehr daran, sich ausreichend mit Nahrung zu versorgen und diesbezüglich auch gut vorzusorgen. Dennoch ist gerade in diesem Zusammenhang oftmals weniger mehr. Gerade der erkrankte Organismus sollte Entlastung erfahren – dies sowohl von der Gewohnheit der Überernährung als auch den vielfältigen Gift-, und Schlackenstoffen, denen wir heutzutage in so vielfältiger Weise ausgesetzt sind und die unseren Organismus belasten können.

Jetzt heißt es langsam werden und innehalten: „ich muss schnell wieder fit werden", „haben Sie nicht etwas, das mich morgen wieder auf die Beine bringt?" Wie oft hören wir in unseren Praxen derartige Fragen und ungeduldige Forderungen. Einem eher mechanistischen Weltbild folgend, möchten manche Patienten nicht einsehen, dass wir nicht einfach Einzelteile austauschen können und auch keine „Zauberkugel" im Schrank haben, die schnell alle Beschwerden vergessen lässt. Forderungen wie diese sind sicherlich nicht böse gemeint. Sie zeugen von der Schnelllebigkeit unserer Zeit und auch von den gestiegenen Anforderungen des sozialen Umfeldes und des eigenen Egos an uns selbst. Wir wollen – wir müssen funktionieren. Schnell. Gut. Reibungslos. Ausdauernd. Wer Schwäche zeigt, hat vielleicht nicht gut genug trainiert. Die Sorge um den Arbeitsplatz, die gestiegenen Anforderungen auch im privaten Bereich treiben die Menschen an. Schon Schulkinder leisten sich keine Auszeit mehr und werden im Dauerbetrieb von

A nach B befördert und angetrieben. „Ruhe auf Rezept" kommt zunächst nicht bei jedem Patienten gut an. Sie kann manchmal „zur bitteren Pille der Naturheilkunde" werden. Denn es gibt sie nicht. Die Zack-Zack-Reparaturwerkstatt, die im Handumdrehen alles gleich wieder einrenkt, auch wenn manche dies versprechen.

Naturheilkunde ist per se Regulationsmedizin. Wir können Körper – Geist und Seele letztlich zu gar nichts zwingen. Wir können lediglich Angebote machen. Bessere oder Schlechtere. Oder passender formuliert: solche, die der Organismus anzunehmen in der Lage ist, oder solche, die er (momentan) nicht annehmen kann. Mit dieser Wahl der passenden Angebote steht und fällt unser Heilungserfolg. Verabreichen wir einem Schwerkranken eine sehr hohe homöopathische Potenz, ist sein geschwächter Organismus wahrscheinlich gar nicht in der Lage diesen immensen Reiz überhaupt angemessen beantworten zu können. Im Gegenteil: der Reiz wird eher zu einer Schwächung oder vielen Nebenwirkungen führen. Wir sind jeweils aufgefordert dem Fall angemessene, passende Heilmittel zu wählen, damit die erkrankte Person mit so geringer Belastung als irgend möglich wieder gesund werden kann.

Mit pauschalen Handlungsanweisungen oder einfachen Schemata gelingt dies in der Regel nicht. Da kein Mensch wie der andere ist und keiner exakt auf dieselbe Weise erkrankt, wie ein anderer, sollte auch keine Behandlung der anderen gleichen.Vorgegebene Kuren und Schemata sind eben nicht individuell zugeschnitten und führen leider oft dazu, dass die Betroffenen nach deren erfolgloser Durchführung die ganze Methode für wirkungslos halten.

Es geht immer darum, so gezielt als möglich, die individuell ideale Behandlung einzuleiten. So wie ein guter Bogenschütze mit innerer Ruhe und Gelassenheit eher in der Lage ist, das Ziel anzuvisieren und tatsächlich ins Schwarze zu treffen, sollten auch wir als Therapeuten uns Zeit für die Auswahl der jeweils passgenauen Heilmittel und -methoden lassen. Manchmal ist weniger mehr und manchmal braucht es einen guten Therapeuten dringender als die ideale Medizin, in dem Sinne: *der Mensch ist des Menschen beste Medizin!*

Vorliegendes Buch möchte Ihnen als naturheilkundliche Therapeuten eine solide Grundlage für eine gelingende, erfolgreiche Therapie sein. Dabei wird sowohl auf Komplexhomöopathie und Spagyrik, die Biochemie nach Dr. Schüßler als auch auf die therapeutischen Optionen der klassischen Homöopathie inclusive der Miasmatik eingegangen. Vielfach hat sich eine Kombination dieser Methoden im Laufe einer Therapie zur ganzheitlichen Entschlackung in meiner Praxis sehr bewährt. Bewusst verzichtet wurde auf die Besprechung weiterer Ausleitverfahren wie der Schröpf-, oder Blutegeltherapie oder der Vitamin-, Mineralien und weiteren Nährstofftherapie. Dies würde sicherlich den Rahmen des vorliegenden Werkes sprengen. Diesbezüglich sei auf die weitere Literatur verwiesen.

Bewusst wurde großer Wert auf die Verträglichkeit sowie die individuelle Anpassung der Heilmittel gelegt, da damit m. E. jeder Heilerfolgt steht und fällt.

Dies ist auch der Grund, warum bei manchen Präparaten vertiefende Anmerkungen und weitere therapeutische Hinweise zu finden sind und warum die homöopathischen Einzelmittel relativ ausführlich beschrieben werden: Ihre exakte Auswahl macht den Unterschied. Angepasst an die jeweilige Konstitution, das psychische Befinden, an den Menschen in seiner Gesamtheit kann ein Mittel zum wahren HEILMITTEL werden!

# 1. Toxine & Noxen

*„All Ding seyn Gift"*
*oder*
*„Die Dosis macht das Gift" (Paracelsus)*[1]

Im Sinne des paracelsischen Erfahrungsschatzes ist letztlich alles Gift – oder kann zumindest zum Gift werden. Häufig ist dies abhängig von der Dosis, wie er in seinem berühmten Satz formulierte. Auch der Arzt für Homöopathie Constantin Hering schrieb einige Jahrhunderte später in diesem Zusammenhang Ähnliches:

> *„Denn das ist gewiß: wenn man die rechte Medizin giebt, so braucht man immer nur ganz wenig davon, und wenn man die falsche giebt, so ist sie umso schädlicher, je mehr davon gegeben wird. Dann kann jede giftig wirken". (Hering, 1853, S. 44).*[2]

Laufend kommt unser Organismus mit **schädigenden Einflüssen (Noxen)** unterschiedlichster Art in Berührung. Ob es sich nun um **stoffliche Gifte** aus der **Umwelt** (Schwermetalle, Pestizide etc.), **Nahrungsmittel/-bestandteile, Strahlung** oder **Erregertoxine** handelt: sie alle haben eines gemeinsam: unser Organismus wird durch sie sehr häufig erheblichen Belastungen ausgesetzt. Gerade durch das **Zusammenwirken einer Vielzahl von Noxen,** die auf unterschiedlichen Wegen in unseren Organismus eindringen oder auf ihn einwirken, können gesundheitliche Probleme und letztlich sogar ernstere Erkrankungen entstehen. Funktioniert unser gesamtes Stoffwechselgeschehen regelrecht, gelingt es dem Organismus in der Regel über längere Zeit hinweg noch sehr gut, anfallende Schlacken-, resp. Giftstoffe zu metabolisieren und auszuscheiden. Ist es hingegen durch eine Toxinflut zu einer Überlastung des Organismus gekommen oder sind Stoffwechselvorgänge durch andere Faktoren bereits gehemmt und die (ausscheidenden) Organfunktionen geschwächt, kommt es zu einer toxischen Überlastung, derer der Organismus aus eigener Kraft nicht mehr Herr werden kann. Drastische Beispiele hierfür sind die Urämie oder das Leberkoma. Viel häufiger sind jedoch die „leichteren" Toxikosen, die nicht als klassische Vergiftungen ins Auge stechen, sondern gewissermaßen „maskiert" auftreten und sich meist hinter vielerlei anderen Symptomen und Beschwerden „verstecken".

2 Hering, C. Constantin Herings homöopathischer Hausarzt: nach den besten homöopathischen Werken und eignen Erfahrungen bearbeitet. Frommann-Verlag 1853.

*„Als Giftstoff bezeichnet man einen Stoff, der Lebewesen über ihre Stoffwechselvorgänge, durch Eindringen in den Organismus ab einer bestimmten, geringen Dosis einen Schaden zufügen kann. Mit der Zunahme der Expositionsmenge eines Wirkstoffes steigt die Wahrscheinlichkeit, dass Gesundheitsschädigungen durch eine Vergiftung auftreten. Ab einem bestimmten Dosisbereich ist somit nahezu jeder Stoff als giftig (toxisch) einzustufen" (Wikipedia)*[3]

In diesem Zusammenhang sei die Homotoxinlehre des Arztes Hans-Heinrich Reckeweg erwähnt. Er differenzierte zwischen exogenen und endogenen Giftstoffen (Homotoxine), die schädigend auf den Organismus einwirken können; – je nach Dauer des toxischen Einflusses und Funktionsfähigkeit der Entgiftungsorgane kann es zu einer Anhäufung toxischer Stoffe im Organismus und damit zu entsprechenden Erkrankungen kommen – er nannte diesen Zustand Homotoxikose. *(vgl. Matejka, Homotoxikose nach Reckeweg)*[4].

## 1.1 Umwelteinflüsse, Giftstoffe und Medikamente

Zu jeder Epoche waren Mensch und Tier den Einflüssen diverser Umweltgifte ausgesetzt. Dies ist keine Errungenschaft moderner Zivilisationen, wie man vielleicht denken könnte. So ist bspw. inzwischen gut erforscht, dass bereits die Etrusker führend in der Eisenverhüttung waren, was zu einem blühenden Handel aber auch zu enormen Emissionen geführt haben muss. Bereits im alten Griechenland beklagte der Überlieferung nach wohl schon Hippokrates die Abgase der ortsansässigen Silberschmelzen und die Gerüche aus den Gerbereien. Dennoch ist gerade heutzutage die Bandbreite von Schad-, oder Giftstoffen, die unser aller Leben beeinflussen, nahezu unüberschaubar groß. Immer wieder machen diverse Schadstoffbelastungen erschreckende Schlagzeilen: Formaldehyd in Textilien oder Baumaterialien, Pestizide und Glyphosat in Getreide und Brot, Hormonrückstände in Fleisch und Leitungswasser, Weichmacher in Plastikverpackungen, Asbest, Lösungsmittel u. v. m. Die Liste belastender und krankmachender Stoffe ließe sich unendlich verlängern; die Anzahl und Varietät von Schadstoffen ist so mannigfaltig geworden, dass uns in vielen Fällen gar nicht bewusst ist, wo überall Gefahren lauern. So berichtete beispielsweise die Tagesschau am 8. September 2020, dass der Europäischen Umweltagentur in Kopenhagen zufolge: *„Mehr als 400.000 Menschen in der Europäischen Union jährlich vorzeitig an den Folgen von Luftverschmutzung (sterben). Weitere*

3 Wikipedia. https://de.wikipedia.org/wiki/Gift (letzter Zugriff Juli 2021)

4 Matejka, R. Ausleitende Therapieverfahren. Methoden und Praxis. 2. Auflage. Urban & Fischer 2003

*Faktoren laut der Umweltagentur seien darüber hinaus „chemische Verbindungen, auf zu starken Antibiotika-Einsatz zurückgehende Resistenzen bei Krankheitserregern und verschmutztes Trinkwasser." (tagesschau.de)*[5]. Anerkannt sind diesbezüglich die negativen Auswirkungen auf die Entstehung von Krebs, Herz-Kreislauf-Erkrankungen sowie die Atemwege. *(vgl. Ebd.)*[5].

„Der Geruch nach Winter" kann gesundheitsschädlich sein.

Das Heizen mit Holz verursacht, auch wenn es sachgerecht vorgenommen wird, deutlich größere luftverschmutzende Emissionen als andere Energieträger wie Heizöl oder Erdgas. Es ist daher nicht auszuschließen, dass es in einigen Wohngebieten zu kurzzeitigen Belastungen mit Feinstaub und polyzyklischen aromatischen Kohlenwasserstoffen (PAK) kommen kann – insbesondere dann, wenn in einem Wohngebiet viele Holzöfen und Kamine gleichzeitig betrieben werden und Inversionswetterlagen auftreten. PAKs entstehen bei unvollständiger Verbrennung. Einige dieser PAKs sind krebserregende, erbgutverändernde und/oder fortpflanzungsgefährdende Schadstoffe, die gesundheitsschädlich sind. Sie haften an emittierten Staubteilchen an und können, wenn letztere klein genug sind, eingeatmet werden. Feinstaub ist meist aber auch allein durch die Kleinheit seiner Partikel für den Menschen gefährlich. Je kleiner die Partikel sind, umso tiefer dringen sie in die Atemwege vor. Die kleinsten Teilchen (sogenannte ultrafeine Partikel) erreichen sogar den Blutkreislauf und verbreiten sich bis in alle Organe. Gesundheitliche Wirkungen, die mit Feinstaubbelastungen nachweislich zusammenhängen, reichen von Schleimhautreizungen/lokalen Entzündungen in der Luftröhre und den Bronchien/Lungenalveolen, verstärkter Plaquebildung in den Blutgefäßen bis hin zu Schlaganfall und Krebs. Auch Zusammenhänge zu neurologischen Erkrankungen wie Demenz und Morbus Parkinson werden diskutiert. Für Schwangere oder vorgeschädigte Personen kann Feinstaub eine besonders starke gesundheitliche Belastung darstellen. *(www.umweltbundesamt.de)*[6]

5 Tagesschau. EU-Bericht 400.000 Tote jährlich durch dreckige Luft. Quelle:www.tagesschau.de/ausland/eureport-umweltverschmutzung-101.html (letzter Zugriff Juli 2021)

6 Umweltbundesamt. Emissionen aus Kleinfeuerungsanlagen in Wohngebieten. Der Geruch von Winter kann gefährlich sein. https://www.umweltbundesamt.de/themen/gesundheit/umwelteinfluesse-auf-den-menschen/besondere-belastungssituationen/emissionen-aus-kleinfeuerungsanlagen-in#einsatz-von-kleinfeuerungsanlagen-in-wohngebieten (Zugriff April 2021)

Auch **Medikamente** zählen zu den potenziell belastenden Substanzen, denn sie können aus naturheilkundlicher Perspektive für den Organismus – je nach Intensität und Dauer der Verwendung oder der jeweiligen Vorbelastung des Organismus – zum ihn schädigenden Stoff, also zum Schadstoff werden. Besonderes Augenmerk sollte in diesem Kontext auch den Hormonpräparaten zukommen, die sowohl im Organismus selbst als auch nach ihrer Ausscheidung in die Umwelt erheblich (nach)wirken können. Nicht selten lassen sich scheinbar „unerklärliche" Beschwerden, mit denen uns Patienten in der Naturheilpraxis aufsuchen als Nebenwirkungen oder als Folgen von langjähriger Dauermedikation oder Überdosierungen schulmedizinischer Arzneimittel identifizieren.

Doch nicht nur die schädigenden Substanzen selbst, welche in unseren Organismus eindringen, stellen diesbezüglich eine Gefahr dar; auch die gängige Praxis der **Unterdrückung** von natürlichen **Körperausscheidungen** sind mitverursachend für Verschlackungszustände des Organismus. So wird Achsel-, und Fußschweiß häufig stark durch desodorierende Sprays und Salben unterdrückt oder die Menstruation durch die Antibabypille fast gänzlich zum Versiegen gebracht. Fettige Haut und Haare oder Akne gelten als unschön und werden intensiven chemisch-kosmetischen Behandlungen unterzogen und lieber bequem unterdrückt, anstatt der Ursache – meist einer Leber-Galle-Störung oder einer Darmproblematik auf den Grund zu gehen*.

## 1.2 „Böse" Ernährung?

Betrachtet man die **Ernährung** eines Bürgers der westlichen Industrienationen etwas genauer, wird schnell deutlich, dass sie eine starke Herausforderung für den Organismus darstellen kann. Es wird allgemein zu viel und zu üppig gegessen, vor allem (ungesunde) Fette und kurzkettige Kohlehydrate dominieren den Speiseplan des modernen Wohlstandsbürgers. Hinzu kommt meist ein zu hoher Konsum von Salz, Kaffee und Alkohol – sowie darüber hinaus: diverse Nahrungsmittelzusätze, deren Zahl und Wirkung kaum jemand überblicken kann. Allein schon durch die genannten Faktoren kann das Verdauungssystem, speziell Magen, Pankreas und Leber aber auch die Nieren auf Dauer einer starken Überbelastung ausgesetzt sein. Schon Paracelsus betrachtete die Überernährung besonders im Krankheitsfalle als ungut und empfahl diesbezüglich das „Maß halten": *„Also sollst du ihn (den Leib, Anm. UH) auch halten** mit der Speis*

* Siehe hierzu Schüßler Salze Nr. 6 bzw. Nr. 9

** i. S. von Einhalt gebieten. Anm. UH.

*und Trank. Denn die Überfüllung im Kranken machet die Natur unwillig; denn so ein Gebrechen im Leib ist, so will die Natur, dass ihr Maas gehalten werde, auf daß sie mag widerstehen demselbigen Gebrechen. Wird sie aber überladen, so gehets in ein Zorn und nach des Zorns Natur wüthet sie durch den ganzen Leib und ist ein Ursach vieler Schmerzen. So viele schwere Zufälle zu vermeiden, ist billig" (Paracelsus, zit. in Preu 1838, S. 186)*[1].

Ungünstig können sich zudem viele **Inhaltsstoffe** unserer Nahrung auswirken, die darin **„regulär"** enthalten sind, dies entweder, weil sie im Übermaß oder überhaupt nicht vertragen werden, wie z. B. Purine, Salz oder Arachidonsäure. Betrachten wir den Weizenkleber **Gluten** etwas genauer, wird klar, dass dieser sich im Laufe genetischer Kreuzungen v. a. IN SEINER QUALITÄT verändert hat und dadurch an Verträglichkeit massiv eingebüßt hat. Auch die Substanzen Laktose, Fruktose, Histamin etc. sind an dieser Stelle zu nennen. Auf diese Stoffe reagieren inzwischen viele Menschen empfindlich und haben Unverträglichkeitsreaktionen entwickelt. Bereits Paracelsus erkannte diesbezüglich: *„der Leib ist uns ohn Gift gegeben und in ihm kein Gift; aber das, was wir dem Leib geben zu seiner Erhaltung, in demselbigen ist Gift (Preu et al. 1838 S. 164)*[1]. *Und weiter führt er aus: „in einem jeglichen Ding, das der Mensch nimmt zu seiner Nothdurst, ist ein Gift, verborgen unter dem Guten; in einem jeglichen ist essentia und venenum; essentia, was den Menschen erhält, venenum, was ihm Krankheit zufügt." (Paracelsus zit. in Preu et al. 1838, S. 165)*[1].

**Salz**

Wir essen davon zu viel. Das haben wir bereits im Biologieunterricht gelernt. Dennoch hat sich seit vielen Jahrzehnten am Salzkonsum der Deutschen sowie an den dadurch mitverursachten gesundheitlichen Folgen wenig geändert. Die Empfehlung der DGE (Deutsche Gesellschaft für Ernährung; *www.dge.de*)[7] lautet ca. 6 g Salzkonsum pro Tag für einen Erwachsenen nicht zu überschreiten – dies würde in etwa einem Teelöffel entsprechen – bei der WHO findet man hingegen mit lediglich 5 g pro Tag eine noch niedrigere Empfehlung. Leider bringt bereits die vielgeliebte Salami-Fertigpizza stolze 4–5 g Salz* mit auf den Tisch, mit 100 g Brot erreicht man bereits ein Gramm Die Auswirkungen höheren Salzkonsums sind zur Genüge bekannt: Herz-Kreislauf-Erkrankungen und Bluthochdruck – aber auch Kopfschmerzen** und Störungen der Schleimhautsekretion zählen hierzu (vgl. die Ausführungen zum Schüßler Salz Nr. 8 Natrium Chloratum). Haben wir es also bei den Auswirkungen eines erhöhten Salzkonsums bereits mit einer Vergiftung zu tun? Einer Unverträglichkeit? Zumindest macht wiederum die Dosis das Gift und sicherlich sind hier die Übergänge als fließend zu betrachten.

Ein kleiner Lichtblick: In Finnland haben sich seit den 70er Jahren mit durch die Einführung des sogenannten PAN-Salzes gute gesundheitliche Erfolge verzeichnen lassen. Es enthält gegenüber normalem Kochsalz weniger Natrium. Zudem wurde ein Teil des Natriumchlorids durch Kaliumchlorid und Magnesiumsulfat ersetzt – an der Würzkraft soll dieses Salz jedoch kaum etwas zu wünschen übriglassen. Dies dürfte ein Trost für all diejenigen sein, die eine natriumarme Diät einhalten sollten.

In jeglicher Nahrung ist demzufolge Gutes und auch potenziell Unverträgliches oder gar Toxisches enthalten. Jeder Stoff kann zumindest zur Noxe werden – jeweils abhängig von der zugeführten Form oder der Dosis. Am Beispiel der Histaminintoleranz ist dies sehr interessant zu beobachten. Von vielen Betroffenen werden geringe Mengen histaminhaltiger Lebensmittel sehr gut toleriert, sobald jedoch viele histaminhaltige Lebensmittel zusammen konsumiert werden oder sich hohe Konzentrationen in den jeweiligen Lebensmitteln befinden, kann es prinzipiell bei jeder Person zu typischen Reaktionen

---

7 Deutsche Gesellschaft für Ernährung. Ausgewählte Fragen und Antworten zu Speisesalz. https://www.dge.de/wissenschaft/weitere-publikationen/faqs/salz/#c2591 (Zugriff August 2021)

* Eine ganze Pizza.

** Neuere Studien der Johns Hopkins University kommen zu diesem Schluss.

kommen (siehe Kasten). Hier macht also tatsächlich sehr häufig erst die Dosis das Gift*. Auch Lektine, wie sie in Hülsenfrüchten oder Getreide vorkommen, stehen im Verdacht, entzündliche Prozesse im Organismus zu begünstigen und für viele weitere Erkrankungen mit auslösend zu sein. Wichtig für die Bekömmlichkeit ist in diesem Zusammenhang die Art der Zubereitung und der Verarbeitungsgrad der lektinhaltigen Nahrungsmittel. Dies war unseren Vorfahren bereits bewusst und sie kochten bspw. Hülsenfrüchte lange und wiederholten den Kochvorgang mehrfach, um deren Bekömmlichkeit zu erhöhen. Heute wird hierfür gerne der Dampfdrucktopf empfohlen.

**Histamin**

Histamin wird aus der Aminosäure Histidin zusammen mit der L-Histidin-Decarboxylaxe (HDC) synthetisiert. Viele Zellen des menschlichen Körpers enthalten Histamin v. a. aber die Mastzellen und die basophilen Granulozyten. Zur Histaminfreisetzung kann es durch entsprechende Stimuli kommen. Stimuli können bspw. sog. Histaminliberatoren (Nahrungsmittel, die die körpereigene Histaminfreisetzung aus den Mastzellen begünstigen) in der Nahrung oder auch Stress sein. Darüber hinaus kann Histamin selbst mit der Nahrung direkt zugeführt werden. Zu den Nahrungsmitteln, die je nach Reifegrad sehr viel Histamin enthalten können, zählen alte Käsesorten, Rot-, und Portwein, Sherry, Sauerkraut, Salami etc. Von einer Histaminintoleranz spricht man, wenn ein Ungleichgewicht zwischen dem anfallenden Histamin und der Möglichkeit des Organismus dieses abzubauen besteht. Eine Ursache kann dabei sein, dass das histaminabbauende Enzym DAO = Diaminooxidase vermindert vorhanden ist. Die Symptome, die sich bei einer Histaminintoleranz zeigen können, sind denen der allergischen Reaktion recht ähnlich und basieren darauf, dass Histamin gefäßerweiternd und permeabilitätssteigernd wirkt. Der Arzt Otto Hauswirth bezeichnete Histamin daher als regelrechtes Kapillargift. So kann es zu laufender Nase, Kopfschmerzen, Rötung des Gesichtes, Juckreiz, Hautausschlägen, Dysmenorrhoe, Schwindel, Hypotonie oder Herzrasen und Atembeschwerden kommen. Hierbei ist zu beachten, dass bei entsprechender Dosis jeder Mensch Symptome entwickeln kann – so ist sicherlich mancher „Kater“ nach Rotweingenuss auch der hohen Histaminzufuhr zuzuschreiben und nicht nur dem Giftstoff Alkohol allein.

* Wobei natürlich auch extreme Fälle bekannt sind, die bereits auf kleine Dosen mit Symptomen reagieren.

In diesem Zusammenhang spielt oftmals der Reifegrad und die Lagerung der Lebensmittel eine entscheidende Rolle – so bildet sich Histamin nach längerer Lagerung bzw. oft bei Fasslagerung und besonders bei sauer eingelegten Nahrungsmitteln (Sauerkraut, Portwein, Balsamico-Essig...). Der Laktosegehalt in Milchprodukten hingegen verringert sich nach mehreren Wochen der Lagerung z. B. bei Käse. In manchen Fällen verlieren sich für den Menschen schädigende Substanzen z. B. durch den (mehrfachen) Kochvorgang oder im Dampfdrucktopf. So sollen Lektine („böses Gemüse") und FODMAPS* z. B. in Hülsenfrüchten im Dampfdrucktopf zubereitet, inaktiviert werden, wodurch der Verzehr sehr viel bekömmlicher wird. Dieses Wissen ist für von Unverträglichkeiten Geplagte von großer Bedeutung – allerdings nützt es wenig, wenn vielen industriell gefertigten Produkten gerade diese Reizstoffe auch noch zugefügt werden.

**Zusatzstoffe** finden sich in Nahrungs-, und Genussmitteln so mannigfaltig und häufig, dass sie beinahe nicht mehr zählbar sind: die Reihe reicht von Konservierungsmitteln, Stabilisatoren und Verdickern bis hin zu Süßungs- und Säuerungsmitteln sowie Backtriebmitteln und Geschmacksverstärkern. Gerade bei Brot und Brötchen ist bekannt, dass nur ein Bruchteil der tatsächlichen Ingredienzen überhaupt auf der Zutatenliste erscheinen muss (da sie durch den Backvorgang in der ursprünglichen Form ja nicht mehr enthalten sind, lautet die Erklärung!). Dies sollte uns zu denken geben.

Diese Palette ist wie gesagt sehr umfangreich. Ernähren wir uns nicht vegetarisch oder vegan, bringen Fleisch und Co. weitere Belastungen wie Rückstände von Antibiotika und Hormonen mit sich, um nur wenige zu nennen – die Alternative Fisch bringt uns Schwermetalle und Mikroplastik etc. gleich mit auf den Tisch. Das China-Restaurant-Syndrom, ausgelöst durch den Geschmacksverstärker Glutamat sei an dieser Stelle beispielhaft für viele andere gesundheitliche Auswirkungen durch Nahrungsmittelzusätze erwähnt. Zu nennen sind an dieser Stelle natürlich auch die vielfältigen **Vergiftungen,** ausgelöst durch Krankheitserreger in Lebensmitteln wie z. B. dem **Botulinum-Toxin** oder Salmonellenintoxikationen. Diese führen – durch die jeweiligen Erreger ausgelöst – zu bekannten Krankheitssymptomen und können in der Folge auch zu länger dauernden Beschwerden führen (siehe auch Erregertoxikosen).

* FODMAPS: Kurzkettige Kohlehydratverbindungen wie bspw. Fruktose, Laktose, Galaktose sowie Zuckeraustauschstoffe wie Xylit, Maltit und Sorbit.

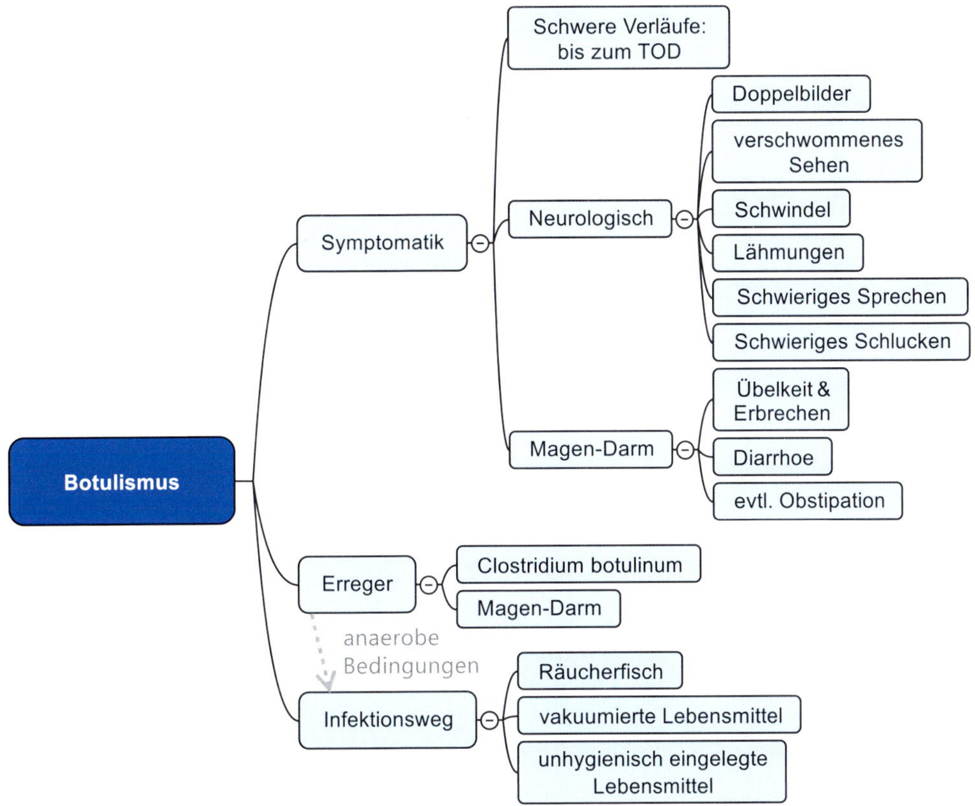


*Abb. 1: Botulismus*

Unsere Ernährung hat sich über die Jahrhunderte durch genetische Veränderungen und industrielle Massenproduktion sowohl in ihrer Struktur als auch in ihrem Nährwert drastisch verändert. So ist beispielsweise Weizen das Getreide der Massen geworden. Er ist vielfachen genetischen Manipulationen ausgesetzt gewesen, um immer bessere Ernten, Backeigenschaften und Geschmacksergebnisse liefern zu können. Weizen verdrängt bereits in vielen Regionen der Erde die ursprünglich kulturell genutzten Getreidesorten wie Mais, Reis oder Emmer und Dinkel. Das Weizengluten führt jedoch bei immer mehr Menschen zu Unverträglichkeitsreaktionen.

Unsere Ernährung stellt demnach sehr häufig auch eine gewisse Gefahrenquelle dar und sollte in Bezug auf das Thema Entgiftung als nicht zu unterschätzender Faktor in die Therapie miteinbezogen werden.

**Kasuistik:** Patientin, 45 J., Bandscheibenvorfall m. Ischiassyndrom, wechselnde gichtisch-rheumatische Beschwerden. Harnsäurewerte erhöht. Entsäuerungstherapie zunächst mit Schüßler Salzen 9 Na Ph und 11 Silicea; in der Folge Nieren-, und Leberstütze mit Relix spag. Peka sowie Hechocur spag. Peka. Eine deutliche Besserung der Harnsäurebelastung ergab sich jedoch nicht. Eine purinarme Ernährung musste wg. sehr hohem Fleisch-, und Wurstwarenkonsum angeraten werden, um die Therapie erfolgreicher zu gestalten.

## 1.3 Erreger-, und Erbtoxine

Oft jahrelang unerkannt und regelrecht im Verborgenen schlummernd können **Erreger-, und Erbtoxine** eine weitere immense Last für unseren Organismus darstellen. Es kann sich hierbei einerseits um selbst durchgemachte Erkrankungen der Betroffenen oder aber andererseits lediglich um „Kontakte" mit Erregern handeln, die man nicht einmal bemerkt hat*. Auch ist es möglich, dass Erregertoxine, welche durch Impfungen in den Organismus gelangt sind, Symptome auslösen. Gerade Berichte über die Auswirkungen von „schlecht angegangenen Impfungen" auf den Organismus sind in der homöopathischen Literatur sehr häufig.

Die sogenannten „Erbtoxine" sind in diesem Kontext zudem sehr bedeutend: betrachten wir als Beispiel einen Menschen, der schon erhebliche genetische Vorbelastungen in sich trägt, da dessen Eltern und Großeltern jeweils an Krebs erkrankt waren. Diese erbliche „Last" erkennen geübte homöopathische Diagnostiker als *carcinogenes Miasma – oft* vereinfacht als *Carcinogenie* bezeichnet. Hier können wir von einer *Prägung des Gesamtorganismus* sprechen, die „feinstofflicher" Natur ist: die Krebserkrankung ist ja bei unserem Patienten noch nicht ausgebrochen und sehr wahrscheinlich mit den üblichen diagnostischen Kriterien noch gar nicht zu erfassen. Vielleicht bricht sie auch gar nicht als solche aus, sondern „quält" unseren Patienten „im miasmatischen Feld" bspw. in Form laufender chronischer Beschwerden wie bspw. einer Migräne. Als weitere Beispiele für eine mögliche carcinogene Gesamtbelastung können auch Diabetes oder Neuralgien gelten *(vgl. Laborde & Risch 2004)*[8]. Die übererbten Erkrankungstendenzen sind ein wichtiger Teilaspekt homöopathischen Denkens: der Miasmatik.**

* Wie bspw. bei der Toxoplasmose. Durch Kontakt mit infizierten Haustieren können Tierhalter miasmatische Belastungen aufweisen.

8 Laborde, Y. Risch, G. Die hereditären chronischen Krankheiten. Nachdruck Müller & Steinicke 2004

** Weitere Informationen hierzu finden Sie im Kapitel zur Homöopathie.

## 1.4 Psychotoxine

Faktoren, die in unserem Organismus Stress erzeugen können, sind gerade heutzutage in vielfältigster Form vorhanden. So gehen Beziehungsprobleme, Mobbing am Arbeitsplatz, finanzielle Sorgen, Belastung durch Verkehr und Lärm etc. oft mit Anspannung, Ängsten, Sorgen oder Trauer einher, um nur einige Beispiele anzuführen.

Diese Faktoren können als **Psychotoxine** bezeichnet werden. Dass laufender Stress krankmachend sein kann, ist in der Psychologie längst bekannt. Deutlich werden diese Zusammenhänge bereits in der Umgangssprache: Beispiele wie *„ich bin sauer"* oder *„mir ist eine Laus über die Leber gelaufen"* gibt es viele. Trotz ihrer Einfachheit drücken sie durchaus treffend den Zusammenhang zwischen auslösender Emotion und körperlichen Beschwerden aus. Neuerdings wurde der Zusammenhang zwischen laufendem „Sich-Sorgen-Machen" um nahe Angehörige und einer Schwächung des Immunsystems belegt, wie in der Süddeutschen Zeitung vom 6. Mai 2021 zu lesen war. Diese und andere Forschungen sind Teil des Gebietes der Psychoneuroimmunologie. Dass seelische Schocks und Traumata oder Kränkungen zu Störungen des Gesamtorganismus führen können, ist in der klassischen Homöopathie hinlänglich bekannt: so finden wir diese bei vielen Homöopathia als auslösenden Krankheitsmoment erwähnt wie bspw.: bei Natrium chloratum oder Platinum.

Auch in entgegen gesetzter Richtung können die Zusammenhänge zwischen Psyche und Körper betrachtet werden: eine Schwäche der Nierenenergie führt zu Angstzuständen oder ein Morbus Meulengracht bringt die berüchtigte schlechte „Leber"-Stimmung mit sich. Schließlich stellt sich die Frage, ob in diesem Kontext immer die einseitige „Ursache-Wirkungs"-Frage angebracht ist, die meist darauf abzielt, psychische Ursachen hinter körperlichen Beschwerden zu mutmaßen. Viel nützlicher scheint es, die **wechselseitigen** Beziehungen von Organfunktion und Psyche zur Kenntnis zu nehmen und in das Therapieprinzip mit einzubeziehen.

Bedenkt man folgende Erkenntnisse zur Regulation des Grundsystems nach Pischinger wird überliefertes Wissen, das noch auf die Humoralpathologie zurückgeht, durchaus erklärbar: *„da die Grundsubstanz über die Kapillaren an das System der endokrinen Drüsen und über die blind in der Grundsubstanz endigenden peripheren vegetativen Nervenfasern an das Zentralnervensystem angeschlossen ist und beide Systeme im Gehirnstamm miteinander verschaltet sind, können über die Grundsubstanz übergeordnete Regelzentren beeinflusst werden (Pischinger 1990, S. 24)*[9].

9 Pischinger, A. Das System der Grundregulation: Grundlagen für eine ganzheitsbiologische Theorie der Medizin. Neubearbeitung von Hartmut Heine. Mit einer Einführung v. Gisela Draczynski. 8. Auflage Haug 1990

Obwohl die Auswirkungen seelischer Leiden und körperlicher Beschwerden deutlich sind, wird erfahrungsgemäß in umgekehrter Richtung wiederum sehr häufig zu schnell und zu häufig hinter unklaren Beschwerden eine psychische Erkrankung vermutet – und dies sehr häufig bei Frauen. Symptome bei Verschlackungs-, oder gar Vergiftungszuständen sind nicht immer einfach zu greifen und gleich gar nicht (jedem) beweisbar, da die diagnostischen Methoden nicht anerkannt sind oder werden. Schulmedizinisch (scheinbar) abgeklärt, erscheinen viele Beschwerden uneinheitlich, so dass nicht selten psychiatrische (Hilfs-)diagnosen erfolgen und die Patienten stigmatisiert werden. Gerade in jenen Fällen, bei denen Symptome des Nervensystems oder der Psyche im Vordergrund stehen, ist es erfahrungsgemäß häufig zielführend, etwas „tiefer zu graben", um weiteren möglichen Ursachen der Beschwerden auf die Schliche zu kommen. Wie viele Patienten landen bei Psychiatern und Psychologen und leiden doch eigentlich unter gänzlich anderen zugrundeliegenden Störungen wie bspw. hormonellen Dysregulationen* oder Schwermetallintoxikationen in Kombination mit Vitamin-, und Mineralstoffdefiziten, so dass viele Fehlfunktionen erklärbar werden. Die Krux ist in vielen Fällen, dass sich Schadstoffbelastungen oftmals hinter vielerlei anderen „Beschwerden" und „Erkrankungen" verbergen können – also maskiert – auftreten können. Licht in dieses verworrene Halbdunkel zu bringen, ist nun oftmals die Aufgabe des naturheilkundlich arbeitenden Therapeuten.

An dieser Stelle sei jedoch angemerkt, dass bei der Behandlung echter psychischer Erkrankungen große Vorsicht geboten ist. Manchmal haben psychisch kranke Menschen keine Krankheitseinsicht und möchten ihre Medikamente „loswerden". Der Heilpraktiker „soll es dann richten" und begibt sich hier auf gefährliches Terrain. Psychopharmaka dürfen keinesfalls einfach abgesetzt werden – erforderliche Psychotherapien sollten wo möglich unbedingt erfolgen bzw. fachkundig weitergeführt werden. In manchen Fällen kann allenfalls begleitend eine vorsichtige naturheilkundliche Stabilisierung erfolgen.** Vor allem in diesem Bereich gilt es, möglichst individuell zu diagnostizieren und zu therapieren wo dies (noch) möglich ist.

* Hormonelle Störungen können sowohl (Mit)-Ursache als auch Folge von Intoxikationen oder Verschlackungszuständen sein.

** Die Möglichkeiten muss jeder Therapeut in eigenem Ermessen verantwortungsvoll abwägen und in manchen Fällen auch die Therapie ablehnen.

Noxen
im Alltag
'Psychotoxine', die letztlich den Stoffwechsel negativ beeinflussen: Säurebelastung, Entzündungsbereitschaft, Immunsystem etc.
Stress allgemein
Mobbing
Lärm
Miasmatische Belastung
Psora
Sykosis
Tuberkulinie
Carcinogenie
Strahlenbelastung
Röntgen
Elektrosmog
Leitungswasser
Blei
Hormone
Kleidung
Färbemittel
chemische Behandlung
Appretur
Kosmetik
Zusatzstoffe in Kosmetika (Aluminium)
Botox
Atemluft
Abgase Verkehr (Blei, Feinstaub)
Dämpfe, Gase, Stäube (z.B. Industrieanlagen)
Ausdünstungen Baumaterial & Werkstoffe (Asbest, Aldehyde, Lösungsmittel)
Kohlenmonoxid defekte Heizanlagen
Zahnwerkstoffe
Amalgam
Gold
Kunststoffe
Medikamente
Schmerzmittel
Chemotherapeutika
Antiobiotika
Impfpräparate
Aluminium
Quecksilber
Cortison (viele Salben!)
Antazida
Hormonpräparate
Psychopharmaka
Narkotika
Nahrung
Schadstoffbelastung
Antibiotikarückstände in Fleisch
Schwermetalle in Fisch
Pestizide, Insektizide in Getreide & Gemüse
Glyphosat'reste'
Ernährungs-Fehler
Fettkonsum
'falsche Fette'
Kohlehydrate
'kurzkettige' KH
Alkohol
Genussmittel
Überernährung allgemein
Unregelmäßigkeit, Stress-Essen
potenzielle REIZstoffe
Koffein
Alkohol
Histamin
Laktose, Fruktose
Purine
Arachidonsäure
mannigfaltige 'Zusatzstoffe'
denaturierte, vitamin-, und nährstoffarme Nahrungsmittel, strukturell veränderte Lebensmittel
'Mikrofiltration'
Bestrahlung

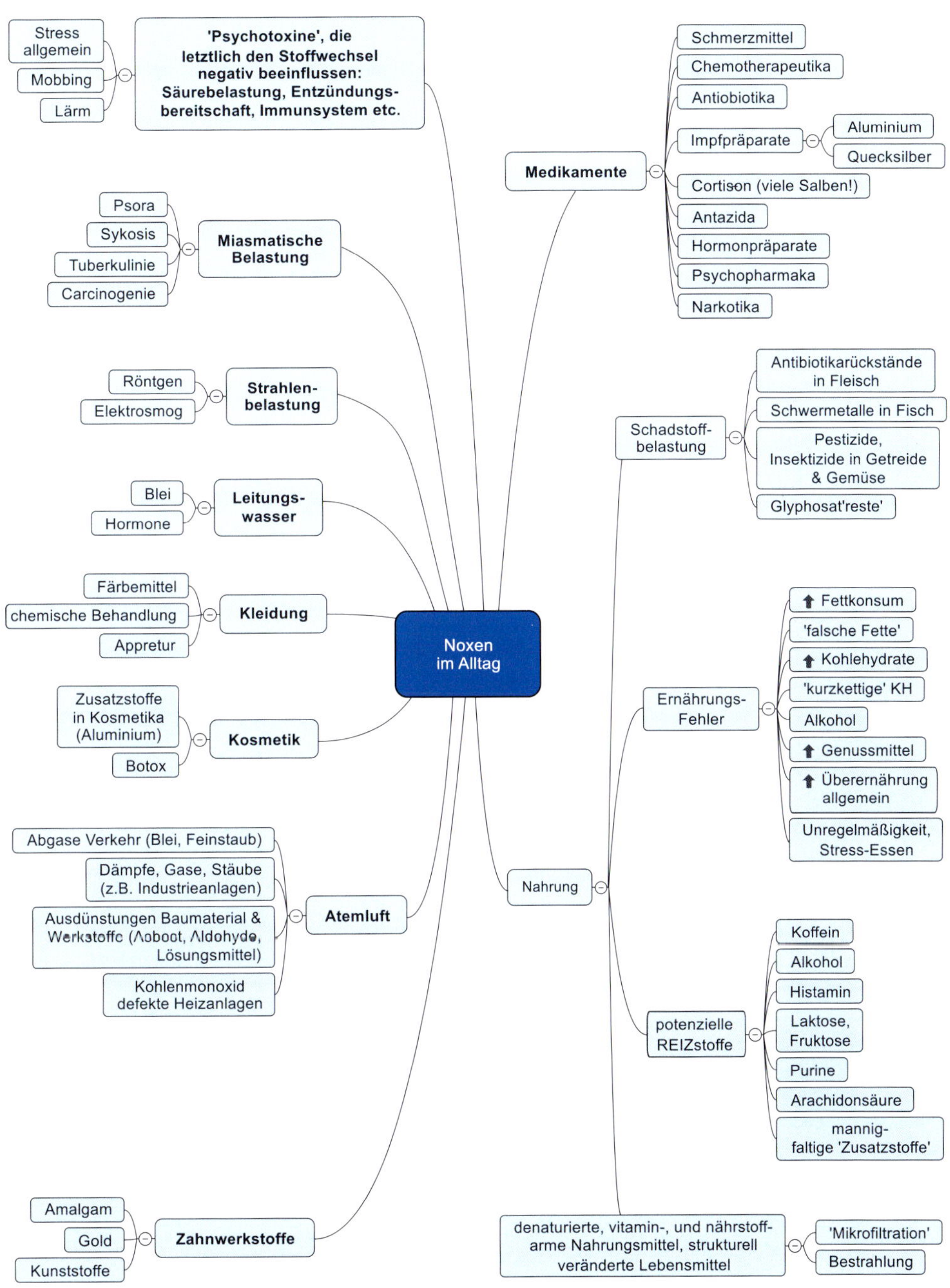

*Abb. 2: Übersicht Noxen im Alltag*

## 1.5 Häufige Beschwerden nach Schadstoffbelastung

Obwohl es definierte Vergiftungszustände mit den jeweiligen auslösenden Toxinen sowie zugeordneten Symptomenkomplexen gibt, gleicht keine Symptomatik der anderen ganz exakt – ebenso wie kein Mensch dem anderen ganz exakt gleicht! *

Die Naturheilkunde kennt jedoch Unterschiede in Konstitution und Disposition und kann sich das Entstehen unterschiedlicher Syndrome bei ein und derselben Exposition daher meist sehr gut erklären. Ein neurogener Typus wird oft eine andere oder intensivere Schmerz-Symptomatik zeigen als ein Typus mit hämatogener Konstitution oder ein bindegewebschwacher Typ. Jemand mit einer harnsauren Diathese wird die Auswirkungen einer Intoxikation mit Amalgam oder Kohlenmonoxid wahrscheinlich deutlicher zu spüren bekommen, da er per se schon Schwierigkeiten mit der Entsäuerung und einer stabilen Nierenfunktion hat.

Im Folgenden werden Symptome aufgeführt, die im Zusammenhang mit Vergiftungs-, und Verschlackungszuständen recht häufig zu beobachten sind. Weitere individuelle Symptome sind immer möglich. Diese sind immer auch abhängig von Konstitution und Genetik, miasmatischer Belastung, Ernährung und vielen weiteren Faktoren. Diesbezüglich können sich Syndrome überschneiden und Symptome uneindeutig werden, weil eben diverse Faktoren ineinander spielen.

* Natürlich existieren Belastungen mit bestimmten Noxen, bei denen ein gehäuftes Auftreten bestimmter Beschwerden beobachtet wird, wie bspw. PCP – dennoch kann der individuelle symptomatische Schwerpunkt sehr unterschiedlich sein.

## Mögliche Verschlackungs-, resp. Vergiftungssymptome

### Nervensystem & Psyche

- Nervosität
- Neurasthenie
- depressives Gemüt
- Ängstlichkeit
- Benommenheit, Konzentrationsschwierigkeiten Verwirrung, (Watte im Kopf)
- Schlafstörungen, Alpträume
- Stimmungsschwankungen
- Empfindlichkeiten der Sinnesorgane: Lichtempfindlichkeit, Geräuschempfindlichkeit, Schmerzen der Haut
- Sehstörungen
- Schwindel
- Tinnitus

### Schmerz

- Schmerz allgemein
- Erhöhte Schmerzneigung
- Kopfschmerz und Migräne
- Neuralgien und Neuritiden (Ischialgie, Trigeminusneuralgie, Intercostalneuralgie etc.)
- Schmerz, der auf Schmerzmittel und/oder Akupunktur nicht (mehr )anspricht
- Dysmenorrhoe
- Myalgien, „Fibromyalgie"

### Hormonelle Steuerung

- Hormonelle Dysregulationen allgemein
- Libidostörungen
- Fertilitätsstörungen
- Ovarialzysten
- Uterus myomatosus (Leberbezug)
- Metrorrhagie
- Zyklusanomalien

### Haut & Schleimhäute

- Ekzeme
- Juckreiz
- Hyperhidrosis
- Sekretflüsse, Gewebsläsionen, Ulcera, Aphten, gestörte Wundheilung
- Speichelfluss
- Eiterbildung
- Magen-Darm-Erkrankungen vielfältigster Ausprägung
- Leaky Gut, Colitis
- Diarrhoe
- Schleimhauthypertrophie
- Starke Borkenbildung
- Atemwegsbeschwerden
- Rhinitis, Sinusitis
- Rezid. Bronchitiden
- Neigung zu Allergien & Unverträglichkeiten: Heuschnupfen, Asthma

### Sonstiges

- Kiefer & Zahnbeschwerden
- Übermäßige Cerumenbildung
- Leber-Galle-Beschwerden
- Entzündungsneigung
- Septische Zustände
- Tumorwachstum – so wird die Entstehung von Brustkrebs u. a. auch mit aluminiumhaltigen Deodorants in Verbindung gebracht
- Beherdung
- Schwäche-, und Erschöpfung
- Hypersensitivität
- Chronische Entzündungen
- Rheumatische Beschwerden
- Übergewicht, das jeder Diät trotzt (Bindung der Schadstoffe im Fettgewebe – Selbstschutz des Körpers)
- Anämie

*Tab. 1: Verschlackungs-, und Vergiftungssymptome*

**Kasuistik:** Eine 38-jährige Patientin suchte die Praxis wg. diverser Schmerzzustände auf. Sie beklagte sowohl Nackenschmerzen, migräneartige Kopfschmerzen, als auch neuralgiforme Beschwerden im Kopfbereich. Die Arme konnten kaum angehoben werden, weil sie in diesem Bereich starke Muskelschmerzen hatte. Im unteren Rückenbereich speziell im Lumbosakralbereich kam es darüber hinaus immer wieder zu Blockaden und Schmerzen auch mit Beteiligung des N. Ischiadicus. Auch über Schlafstörungen wurde berichtet. Die Diagnosen Migräne und Fibromyalgie waren ärztlicherseits gestellt worden. Der eigentliche Auslöser für den Praxisbesuch war nun, dass die Patientin bereits häufig Massagen und manuelle Therapieverfahren erfolglos ausprobiert hatte. Im Gegenteil hatten sich die Beschwerden nach jedem Besuch beim Physiotherapeuten z. T. massiv verschlechtert. Manchmal so stark, dass Schmerzmittel benötigt wurden. Dies war auch nach Yoga-Übungen* geschehen, die sie gerne zur Selbsthilfe und Stabilisation ausgeführt hätte. Sie konnte sich mit den bekannten Methoden nun nicht mehr selbst helfen und wollte nicht auf Dauer auf Analgetika oder Psychopharmaka angewiesen sein, die ihr verordnet worden waren.

Der Verdacht, dass es im Körper zu Verschlackungszuständen gekommen war, lag nahe. Tatsächlich hatte die Patientin im Kindes-, und Jugendalter häufig starke Erkältungserkrankungen durchgemacht, die jedes Mal mit Antibiotikagaben und Antipyretika behandelt worden waren. Eine mehrjährige Einnahme der Antibabypille wurde zudem berichtet.

In der traditionellen Urinfunktionsdiagnostik zeigte sich der höchste Grad toxischer Leber-, und Darmbelastung. Ebenso eine mittelgradige Pankreasbelastung. Ein Hormonstatus zeigte eine Östrogendominanz mit erniedrigten Progesteronwerten (am 18. Zyklustag bestimmt). Die Patientin zeigte in der Irisdiagnostik einen Neurolymphatismus und zudem (ungünstig!) eine harnsaure Diathese. O. g. Patientin benötigte eine Basisentgiftung, deren Schwerpunkt auf der Lebertherapie (Hormone) und Nierentherapie lag. Das Lymphtherapeutikum wurde zunächst nur niedrig dosiert verabreicht. Im Verlauf der Therapie wurde ein tautopathisches „Pillenpräparat" zur Ausleitung verordnet sowie zu einem späteren Zeitpunkt ein tautopathisches Antibiotikum – jeweils in der Potenz C 30. Im Anschluss (nach ca. 3 Monaten) erfolgte die Gabe von Progesteronum D4 zum Ausgleich des hormonellen Ungleichgewichtes sowie die Weiterführung der spagyrischen Lebertherapie, worauf sich auch die Schlafstörungen deutlich besser-

* Interessant ist, dass nach dem Yoga oftmals Tees aus Gewürzmischungen (Yogi-Tee) getrunken werden. Diese enthalten oft Zimt oder Ingwer etc., was ausscheidungsfördernd wirken kann. Die Auswahl sollte typgerecht erfolgen.

ten. Wie in o.g. Fall beschrieben kommt es auch durch manuelle Therapieverfahren und Massagen häufig dazu, dass die im Gewebe gelagerten Toxine und Stoffwechselschlacken mobilisiert und ohne gezielte Therapie nicht ausgeschieden werden können. Dies kann zu den beschriebenen Reiz-, und Schmerzzuständen führen, insbesondere bei ungünstigen konstitutionellen Gegebenheiten. Im Yoga bspw. ist dieser Umstand bekannt: durch die gezielten Übungen werden Schlacken gelöst und die Entgiftung angeregt – der berühmte Yogi-Tee kann in unterschiedlichen Zusammensetzungen zur Ausleitung beitragen.

Manchmal ist es jedoch in diesen Fällen schon hilfreich, wenn der Patient vor und nach einer manuellen Therapie/Massage etc. viel hochwertiges (warmes) Wasser trinkt und/oder ein Nierenpräparat einnimmt, um die mobilisierten Schlacken auch ausscheiden zu können. Diesbezüglich sehr hilfreich waren die früher üblichen durchblutungsfördernden Arnika-Einreibungen oder das Abklatschen mit Franzbranntwein nach der Massage. Dies unterbleibt leider heutzutage in vielen Massagepraxen aus Kostengründen.

# 2. Entgiftung – die Basics

Eine gelingende naturheilkundliche Entschlackungs-, bzw. Entgiftungskur sollte von fachlicher Seite begleitet und an die individuellen Befindlichkeiten und Vorerkrankungen des Patienten so gut wie möglich angepasst werden. Eine Pauschalkur, wie sie heutzutage leider von immer mehr Menschen im Alleingang durchgeführt wird, ist nicht immer zielführend und maximal gesunden Personen zur Vorbeugung zu empfehlen. Zu unterscheiden ist an dieser Stelle zunächst die Akutvergiftung von der chronischen Schadstoffbelastung. Akute Vergiftungsfälle gehören in ärztliche Hände, oft ist die Behandlung durch den Rettungsdienst/Notarzt erforderlich und/oder im Anschluss ein Krankenhausaufenthalt. Auf diese Akutversorgung soll an dieser Stelle bewusst nicht näher eingegangen werden.

Im Folgenden sind wichtige Grundlagen naturheilkundlicher Entgiftungs-, und Entschlackungsmaßnahmen im Überblick zusammengefasst, die die **Behandlung chronischer Zustände** in den Fokus nehmen: es sind hier jene Verschlackungssyndrome angesprochen, die oftmals lange Zeit unbeachtet und als Unpässlichkeiten oder psychische Überlagerungen fehlgedeutet werden. Dies meist, weil nur die einfachsten und oberflächlichsten diagnostischen Maßstäbe angelegt werden, mit denen sie auch nicht nachgewiesen werden können!

## 2.1 Indikationen für eine naturheilkundliche Entgiftungskur

Den Organismus im Frühjahr zu reinigen und zu entschlacken hat eine altbewährte Tradition. Alles, was sich in den Wintermonaten an Schlackenstoffen „angesammelt" hat und das System belastet kann ausgeschieden und der Organismus gestärkt und aktiviert werden. Sind jedoch bereits Beschwerden und (chronische) Symptome vorhanden, ist es damit meist nicht getan.

Folgende Auflistung zeigt die wichtigsten Indikationen für eine Entgiftungskur:

Bei rezidivierenden und nicht abheilen wollenden Beschwerden, die auch als Entgiftungsversuche des Körpers eingestuft werden können

- Akne und Hautunreinheiten
- Ekzeme – auch offene, laufend sezernierende
- wieder aufbrechende Narben
- nicht abheilende Wunden
- Eiterherde
- Starke Cerumenbildung
- „offene" Beine, Ulcera
- Schnupfen, laufende Nase – rezidivierende Sekretionen allgemein
- Sinusitiden
- Schuppen
- Hyperhidrosis
- Zysten
- Beherdung

- Diagnostizierte Vergiftungen (nach der Akutversorgung), entsprechende Laboranalytik ist durchzuführen!
- Verminderte Entgiftungsleistung von Organen (diagnostisch belegt)* auch mit veränderten Werten im Blutlabor wie bspw: erhöhte Leberwerte, erhöhte Harnsäurewerte, erhöhte Triglyceridwerte (Alkohol!) etc.
- konstitutionelle Faktoren, bekannte organische „Schwachstellen" (bspw. irisdiagnostische Schwächezeichen im Nierensektor bei der harnsauren Diathese)

* Organschwächen und toxische Organbelastungen zeigen sich diagnostisch zum Beispiel in der Urinfunktionsdiagnose

- wenn sich anamnestische Hinweise auf Schadstoffbelastungen zeigen, wie etwa:
  - (ehem.) Amalgamträger; Vorsicht, wenn Amalgam noch vorhanden ist; hier wird der Körper weiterhin mit dem Toxin belastet und „kann ihm nicht entkommen"; zunächst Amalgam-Entfernung anzuraten; evtl. Start mit Schadstoffbindung im Dickdarm, um laufende Rückvergiftungen zu unterbinden;
  - Wenn die Amalgamentfernung ohne Schutzmaßnahmen(!) erfolgt ist
  - Wenn eine Amalgamentfernung ohne anschließende Ausleitung (!) erfolgt ist
  - Nach Drogen-, Alkoholkonsum
  - Bei/nach Medikamentengaben und/oder bei auftretenden Nebenwirkungen derselben
  - Z. n. Narkose(n), Chemotherapie, weitere Exposition von Giften etc.

- Therapieresistentes Übergewicht (Fettzellen als Toxinspeicher)
- Chronisch rezidivierende Beschwerden, die anderen Behandlungen trotzen (Heilungsblockaden z. B. aufgrund miasmatischer Belastungen oder aufgrund weiterer toxischer Belastungen)
- Als Basistherapie begleitend/alternierend zur laufenden naturheilkundlichen Therapie, um deren Effekt zu erhöhen: bspw. Kopfschmerz-, und Migränetherapie, Rheumatherapie, Therapie von Hauterkrankungen
- Bei Stress und psychischen Belastungssituationen – begleitend zur Stabilisation der Psyche oder als Vor-, Nachbehandlung sehr zu empfehlen
- Erschöpfungszustände, bei denen Ruhe und Erholung wenig bis gar nicht hilft und wenn keine anderen Ursachen diagnostizierbar sind; (oftmals zeigen sich jedoch bei genauerer Untersuchung über die Verschlackungs-, und Vergiftungssymptome hinaus weitere Ursachen für laufende Müdigkeit und Schwäche – diese sollten begleitend oder vorab therapiert werden)

Weitere mögliche Hinweise auf die Notwendigkeit von Entgiftungsmaßnahmen:
- Wenn gut gewählte, homöopathische Einzelmittel keine Wirkung oder immer wieder eine zu kurze Wirkung zeigen oder der Patient „widersprüchlich" reagiert
- nach der Gabe von homöopathischen Einzelmitteln kommt es immer wieder zu starken Reaktionen, aber nach der vermeintlichen Erstreaktion bleibt die Heilung aus
- Akupunktur zeigt kaum Wirkung
- Schmerzmittel helfen kaum
- Schmerzsensationen nach sportlicher Betätigung, Physiotherapie und Chirotherapie – (eine mögliche Erklärung hierfür ist, dass Toxine aus den Depots gelöst werden, im Organismus zirkulieren, und Symptome auslösen)

ⓘ **Anmerkung:** Diese Auflistung erhebt keinen Anspruch auf Vollständigkeit, sondern nimmt die bedeutendsten Indikationen für Entgiftungskuren in den Fokus. Betrachtet man diesbezüglich bspw. die Reckeweg'sche Homotoxikologie, ist letztlich fast jede Erkrankung als Mechanismus des Umgangs mit Homotoxinen einzustufen.

## 2.2 Ziele und Möglichkeiten umfassender Entgiftung

Mit naturheilkundlichen Entgiftungskonzepten kann es erfolgreich gelingen,

- die Organfunktionen zu stärken,
- die Stoffwechsel- und Verdauungsfunktionen wieder zu aktivieren,
- das Gewebe zu entstauen,
- das Gewebe zu entsäuern und Entzündungsneigungen abzubauen,
- Schadstoffe und Stoffwechselschlacken auszuleiten,
- den Organismus auf die gezielte Gabe von homöopathischen Einzelmitteln vorzubereiten.

Zudem

- können Therapieblockaden gelöst werden und therapeutische Maßnahmen wieder greifen,
- können Konstitutionstherapien und/oder miasmatische Grundlagentherapien ermöglicht werden,
- kann das Immunsystem gestärkt werden,
- kann der Mineralienhaushalt reguliert und die Nutrition verbessert werden,
- kann die Regulationsfähigkeit des Grundsystems wiederhergestellt werden,
- können Gesundheit und Wohlbefinden wiedererlangt werden.

## 2.3 Prinzipien gelingender Entgiftungs-, und Entschlackungskuren

Entgiftungs-, und Entschlackungskuren bilden einen wertvollen Pfeiler naturheilkundlicher Therapiekonzepte und können ein sehr effektives Instrument sein. Ihr Gelingen ist jedoch maßgeblich davon abhängig, **wie gut** sie an die **individuellen Bedürfnisse** des Patienten angepasst werden. So wie kein Mensch dem anderen gleicht, wird auch kein Mensch ganz gleich wie ein anderer erkranken – aus diesem Grund benötigt auch niemand genau dieselbe Medikation oder Kur wie ein anderer. Die Entgiftungsmaßnamen sollten daher so gut als möglich **individuell** auf die Person, ihre Vorerkrankungen, ihre Konstitution etc. angepasst werden.

Pauschale Anleitungen und Entgiftungskonzepte sind zwar in aller Regel ein guter Anhaltspunkt und sie können uns als Richtschnur für therapeutisches Handeln dienen; **Pauschalkonzepte sind und bleiben jedoch pauschal – und eben nicht individuell auf den Einzelnen und seine Bedürfnisse zugeschnitten.**

Sie sind keinesfalls IMMER UND FÜR JEDEN FALL passend oder gar so problemlos in der Anwendung, wie vielfach angenommen wird.

**✓ Individuell entgiften!**

Nicht selten „schmeißen Patienten gewissermaßen das naturheilkundliche Handtuch", weil sie „diese oder jene Methode doch schon von Apotheke X empfohlen oder bei Kollege Y ausprobiert" hatten und es nicht viel gebracht oder gar alles verschlimmert hatte. Blicken wir an dieser Stelle etwas genauer hin, fällt häufig auf, dass die Problematik oftmals nicht der angewandten Methode anzulasten ist, sondern vielmehr in ihrer fehlerhaften, weil nicht individuellen Anwendung gelegen haben mag.

Kann bspw. eine pauschal angewandte Entgiftungskur mit Leber-, Nieren-, und Lymphtherapie für jemanden ideal sein, der seit Jahrzehnten unter starken Schmerzen wie bspw. Migräne leidet und viele Analgetika, Triptane etc. eingenommen hat?

Die pauschale Kur nach fixem Einnahmeschema KANN diesem Patienten zugegebenermaßen von Nutzen sein; es besteht jedoch die sehr viel wahrscheinliche Möglichkeit, dass sich die Symptomatik unter der pauschal verabreichten Entgiftungskur nicht bessern, sondern verschlimmern wird, sofern keine individuelle Anpassung der Arzneimittel erfolgt. Möglicherweise wäre in so einem Fall zunächst eine Lebertherapie und/oder die Gabe von Komplexhomöopathika zur Schmerz-, und Entsäuerungstherapie vonnöten und/oder es sind zunächst wichtige Mineralien und Vitamine zu substituieren; bei der

Dosis der Arzneimittelgaben hätten zudem konstitutionelle Faktoren Berücksichtigung finden müssen. Gerade bei neurogen überlagerten Patienten sind die notwendigen Dosen häufig viel geringer anzusetzen. Handelt es sich überhaupt um eine leber-galle-Migräne oder spielen andere organische Schwachstellen eine maßgeblichere Rolle? Diese Liste ließe sich leicht noch fortführen …

### √ Verschlackungsgrad und Vorerkrankungen berücksichtigen!

Es ist für das Gelingen der Therapie von nicht zu unterschätzender Bedeutung, unbedingt auch **bestehende Erkrankungen** sowie den **Grad der Verschlackung** mit in die Therapie einzubeziehen. Haben wir es bspw. mit multimorbiden Patienten zu tun, die anamnestisch eine sehr starke Vorbelastung aufweisen und bereits **vielen Schadstoffen** (Amalgam und andere Zahnfüllungen, Analgetikakonsum, Hormonpräparate, Alkohol, Rauchen) etc. ausgesetzt waren oder sind, ist unbedingt ein angepasstes Vorgehen angezeigt, da es wahrscheinlich ist, dass ein Konglomerat aus vielen Schad-, und Schlackenstoffen einen solchen Organismus belastet und seine Regulationsfähigkeit daher entsprechend eingeschränkt ist.

Eine gewisse Vorsicht ist zudem bei allen Erkrankungen geboten, bei denen es bereits zu „Anschoppungen", „teigigen Schwellungen" oder gar Verhärtungen, Steinbildungen, Wucherungen oder anderweitigen Gewebsveränderungen gekommen ist. In diesen Fällen ist unbedingt ein individuell angepasstes Behandlungskonzept zu erstellen, welches diese Umstände mit einbezieht. Je nach Lage des Falles kann es nötig sein, die Basisentgiftung zu individualisieren und/oder den Fokus auf andere Ausleitungsmöglichkeiten zu richten. Als Beispiel sei hier genannt: Vorsicht mit Lebe-Galle-Therapeutika bei bestehenden Gallesteinen; so kann es manches Mal sinnvoll sein, eher über gesunde Haut und Schleimhäute auszuleiten und die Sekretflüsse anzuregen, um nur ein Beispiel zu nennen.

### √ Konstitutions-, und Nosodentherapie i. d. R. erst nach Stabilisierung und Basisentgiftung!

Auch durchgemachte **Infektionen** des Patienten selbst oder seiner Vorfahren spielen in diesem Zusammenhang eine wichtige Rolle. Sie können mehr oder weniger „im Verborgenen" schlummern und nur ab und zu symptomatisch werden. Eine Terrainsanierung kann hier angebracht sein, wie sie bspw. mithilfe von Nosoden erfolgen kann.

Auch kann eine tiefere, **konstitutionelle Umstimmung** des Gesamtorganismus gewünscht sein, wie sie durch eine klassisch-homöopathische Therapie erreicht werden kann. Es ist in diesen Fällen jedoch selten sinnvoll, nur die homöopathischen Einzelmittel oder gar Nosoden in Hoch- oder Höchstpotenz zu verabreichen, ohne vorab oder begleitend eine Basisentgiftung durchzuführen bzw. zunächst geschwächte &überlastete Organe zu therapieren. Dies wäre wie ein am Boden liegendes Pferd noch weiter anzutreiben, da der bereits geschwächte und belastete Organismus derart starke Heilreize noch gar nicht beantworten kann. Nosoden können in manchen Fällen dennoch relativ weit vorne in der Behandlungskette stehen. Es kommt auf den Einzelfall und die individuellen Gegebenheiten an: sticht eine miasmatische Überlagerung überdeutlich hervor, ist die entsprechende Nosode oder ein wichtiges miasmatisches Hauptmittel auch indiziert. Begleitend zur Nosodengabe empfohlen sei jedoch in jedem Falle eine Organstärkung und/oder eine entsprechende (individuelle) Basisentgiftung wie beschrieben.

### √ Tautopathie & „Zwischenmittel"

Hat der Patient hingegen **bestimmte Pharmaka über Jahre und/oder als Hochdosistherapie erhalten, kann die Gabe tautopathischer Homöopathika** erfolgen. In manchen Fällen erfolgt die Gabe gleich zu Beginn (begleitend) zur jeweiligen Entgiftungskur, quasi „als Türöffner" um die Kur überhaupt zu ermöglichen, vor allem, wenn das Bild durch die Arzneimittel stark verschleiert wurde – dieser Ansatz wird von vielen klassisch arbeitenden Homöopathen vertreten. In diese Kategorie fällt u. U. auch die Gabe von homöopathischen Einzelmitteln wie Nux vomica oder Sulfur (die zu den „Zwischenmitteln" zählen). Diese dienen dazu, das Bild zu klären und den Organismus nach vielen Medikamenten-, und Genussmittelgaben zudem zu entlasten.

### √ Kraftwechsel vor Stoffwechsel!

Darüber hinaus seien an dieser Stelle Beschwerden wie bspw. durch **hormonelle Ungleichgewichte, Anämien, Hypotonie, Immunschwächen oder eine Verdauungsschwäche** angeführt. Diese gehen meist mit Schwächezuständen und einem niedrigen Energielevel einher. Hier gilt der bewährte Satz: Kraftwechsel vor Stoffwechsel. Diese Beschwerden müssen zunächst effektiv therapiert werden, um den Organismus nachhaltig zu stärken und in die Lage zu versetzen, seine Entgiftungsleistung (wieder) erbringen zu können.

Darüber hinaus sollten **konstitutionelle Faktoren und/oder bestehende organische Schwächen** identifiziert und vor einer Entgiftungskur stabilisiert werden. Gerade unsere Entgiftungsorgane wie Leber oder Nieren sind oftmals in ihrer Leistungskapazität geschwächt (bspw. Nieren-, und Ausscheidungsschwäche der harnsauren Diathese) ohne dass die üblichen Laborparameter dies schon anzeigen würden. Es ist anhand geeigneter diagnostischer naturheilkundlicher Methoden jeweils zu überprüfen, ob Leber, Nieren oder auch die „Helferorgane" Pankreas, Milz und Darm stabil arbeiten oder in ihrer Leistung geschwächt sind. Spagyrische Komplexpräparate eignen sich zur Therapie sehr gut.

In diesen Fällen ist es zunächst wichtig, die **diagnostizierten organischen Schwachstellen zu therapieren** (s. u.) und erst im weiteren Therapieverlauf mit der „eigentlichen" Basisentgiftung oder einer individuell angepassten Entgiftung zu beginnen. Darüber hinaus sollte die Dosierung der gewählten Medikation angepasst und gut überwacht werden, um Reaktionen zu vermeiden. Ein großer Vorteil naturheilkundlichen Denkens und Handelns ist das Wissen um Konstitution und Disposition. Erkennen wir diese Faktoren und wissen in der Therapie entsprechend mit ihnen umzugehen, bleibt dem Patienten viel Unbill erspart. So ist es sehr empfehlenswert, die Verordnung und Dosierung beispielsweise auch anhand der Irisdiagnose vorzunehmen.

Haben wir es hingegen mit bereits erkrankten Organen oder Organsystemen zu tun, ist zu beachten, dass über diese zunächst nicht entgiftet werden sollte. So ist bspw. bei Hauterkrankungen eine zusätzliche Anregung der Ausscheidung über die Haut zu unterlassen. In diesen Fällen gilt insbesondere wieder das Gesagte, dass „andere Wege" zur Schadstoffausleitung gewählt werden sollten.

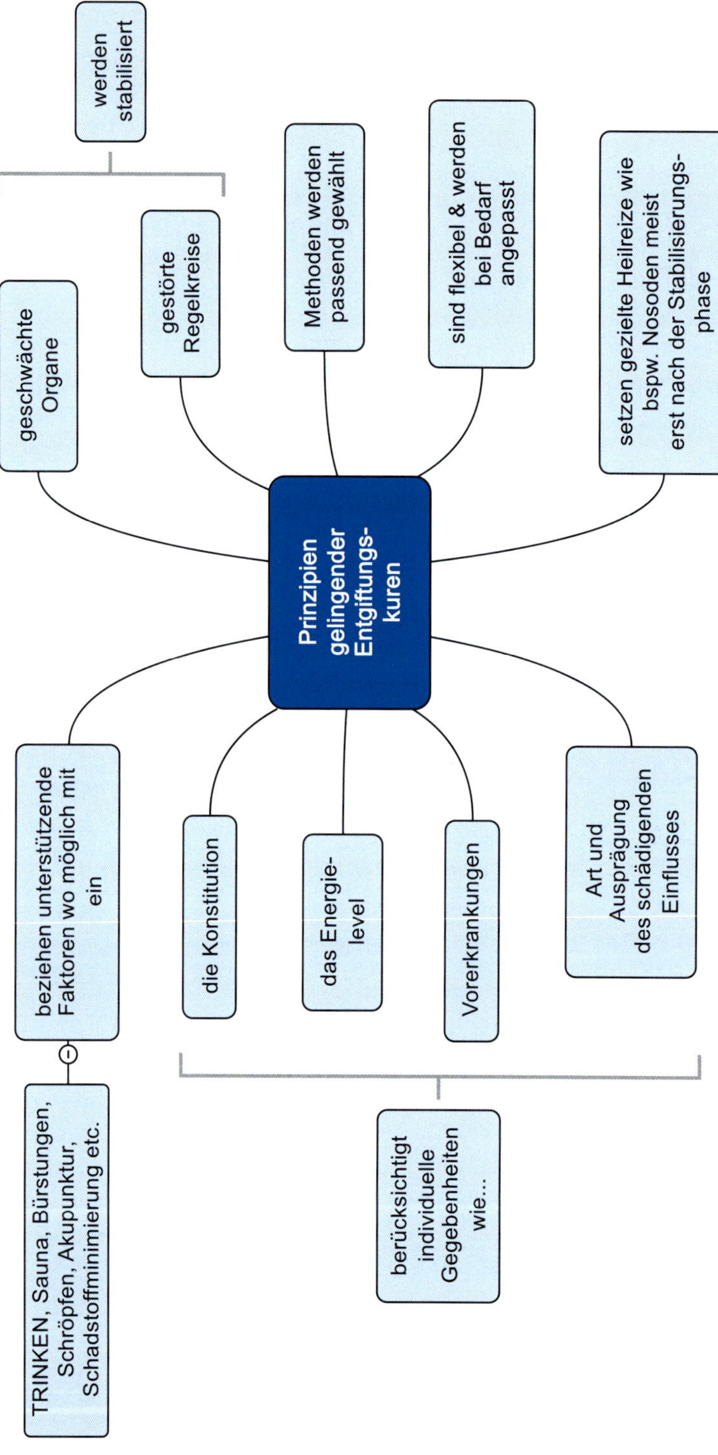


*Abb. 3: Prinzipien gelingender Entgiftungskuren*

# 3. Entgiftung – die Methoden

Verschiedene naturheilkundliche Methoden und ihre konkrete Anwendung für gelingende Entgiftungskuren werden im folgenden Teil ausführlicher beschrieben. Dabei wird explizit viel Wert auf die Möglichkeiten und die Effektivität **der Kombination verschiedener Methoden** gelegt. Es soll und kann nicht darum gehen, die unterschiedlichen Methoden gegeneinander abzuwägen oder ihren jeweiligen Wert zu bemessen. Jede Methode hat ihren Status und ihre Berechtigung und sollte an die Bedürfnisse der Patienten bestmöglich und so individuell als möglich angepasst werden. Es gibt nicht GUTE oder SCHLECHTE Medizin. Es gibt nur PASSENDE und UNPASSENDE. Es stellt sich die Frage: gelingt es dem Organismus, sich durch die Arzneimittelgabe in Richtung Gesundheit zu reorganisieren oder gelingt ihm dies durch das Arzneimittel nicht?

Dies kann im jeweiligen Einzelfall die unterschiedlichsten Gründe haben und wir sind aufgefordert, die auf den jeweiligen Zustand des Kranken am besten zugeschnittene Entgiftungs-, bzw. Therapieform zu wählen. In diesem Sinne wird an dieser Stelle bewusst die Ansicht vertreten, dass die beschriebenen Therapiemethoden in vielen Fällen nicht nur sehr gut kombinierbar sind, sondern vielmehr für eine effektive Therapie sogar kombiniert werden sollten.

Im Rahmen eines naturheilkundlichen Therapiekonzeptes sind sie mit-, oder nacheinander angewendet oft sogar effektiver und schonender wirksam als in der Einzelanwendung.

Gerade auch die klassische Homöopathie wird diesbezüglich in Entgiftungskonzepte mit einbezogen. Hier sind es vor allem tautopathische Präparate sowie die Hauptmittel zur Therapie der Miasmen inclusive der Nosoden aber auch diejenigen Heilmittel, die bereits Hahnemann unter dem Begriff der „Zwischenmittel“ angewendet hat, die besprochen werden.

Organregulierende Komplextherapeutika zur Basisentgiftung oder biochemische Heilmittel werden daher ganz bewusst und gezielt mit Einzelmittelhomöopathie kombiniert.

## 3.1 Klassische Homöopathie

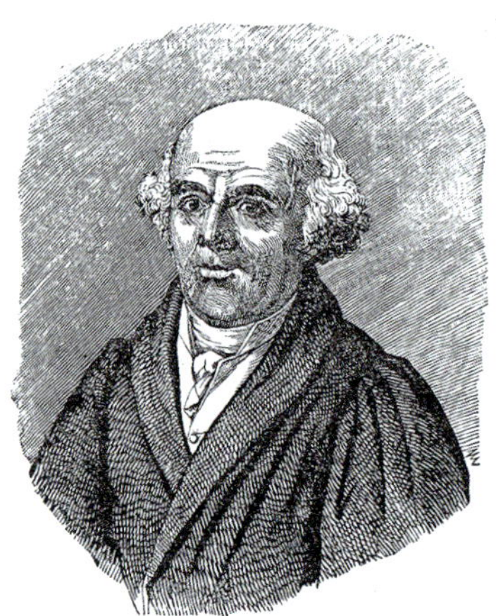

**Begründet** wurde die Heilkunst der Homöopathie von dem **Arzt und Apotheker Dr. Christian Friedrich Samuel Hahnemann**, der von 1755 bis 1843 lebte. Das Jahr 1796 kann als die Geburtsstunde der Homöopathie gelten, da Hahnemann zu jener Zeit mit der Ausformulierung der berühmten **Ähnlichkeitsregel** an die Öffentlichkeit trat. Er formulierte dies folgendermaßen: *„Jedes wirksame Arzneimittel erregt im menschlichen Körper eine Art von eigener Krankheit. Man ahme der Natur nach, (...) und wende in der zu heilenden (...) Krankheit dasjenige Arzneimittel an, welches eine andre möglichst ähnliche, künstliche Krankheit zu erregen imstande ist, und jene wird geheilet werden; Similia similibus" (DHU 2005, S.12)*[10].

### 3.1.1 Die Grundlagen der Homöopathie

Der **Begriff Homöopathie** – abgeleitet aus den griechischen Wortstämmen hómoion = ähnlich und pathos = Leiden – bedeutet das ähnliche Leiden. Hiermit wird bereits der innere Wesenskern der Homöopathie benannt und auf ein wesentliches Grundprinzip dieser bedeutenden Heilmethode verwiesen: **die o.g. Ähnlichkeitsregel**. Als weitere Pfeiler der Homöopathie gelten die **Arzneimittelprüfung am Gesunden** sowie die **homöopathische Anamnese** mit der Erhebung des jeweiligen individuellen Krankheitsbildes resp. der Krankengeschichte. Grundlegend soll im Gegensatz zu schulmedizinischen Medikamentengaben mit der Gabe des passenden homöopathischen Arzneimittels die

10 Deutsche Homöopathie Union. Homöopathie – der andere Weg. Einblicke in eine Heilmethode mit Schriften Samuel Hahnemanns. Karlsruhe 2005

im Organismus innewohnende Lebenskraft, die Dynamis, zur Selbstregulation und zur Heilreaktion angeregt werden, um damit wieder einen gesunden Zustand zu erreichen, wie die berühmte Homöopathin Margret Tyler anschaulich am Beispiel der Substanz Kaliumbromid beschrieben hat: *„wenn wir von „Bromiden" sprechen, meinen wir praktisch immer das Kaliumsalz der Bromwasserstoffsäure. Seine starke Hemmungs- und Unterdrückungswirkung hat dazu geführt, dass es fast als Universalmittel bei Epilepsie, Schlaflosigkeit und überhaupt „nervösen" Leiden eingesetzt wird – und doch konnte es in der Form, wie es gewöhnlich verabreicht wird, noch nie die chronischen Zustände heilen, für die es verschrieben wird, und es wird dies auch niemals können. Wie können wir so etwas wissen? Einfach aufgrund der Tatsache, dass die Dosis ständig erhöht werden muss, denn der Patient setzt sich im Laufe der Monate oder Jahre allmählich gegen das Mittel durch und gewinnt die Oberhand. Bekanntlich gibt es zwei Arten der Verschreibung: Man kann ein Arzneimittel verabreichen, um von außen etwas mit einem Patienten zu machen, etwa „sein Nervensystem zu dämpfen und höhere Funktionen seines Gehirns mehr oder weniger zu lähmen". Der Homöopath hingegen kann dies beim besten Willen nicht als ideale Behandlungsform betrachten, denn sein Anliegen ist es stets, die Lebenskraft des Patienten – nach bestimmten Gesetzen – zu stimulieren und ihn so in die Lage zu versetzen, sich selbst zu heilen. Medikamente können, entgegen einer weitverbreiteten Ansicht, keine Heilung bringen; diese kann nur von innen heraus erfolgen, sonst ist es keine Heilung (Tyler 2008, S. 544)*[11].

Die zur Herstellung verwendeten **Ausgangsprodukte** der Homöopathie entstammen hauptsächlich der Pflanzenwelt (z. B. Arnica monatana, Hypericum perforatum, Chamomilla, Nux vomica), dem Mineralienreich (z. B. Calcium Carbonicum, Magnesium Sulfuricum, Natrium chloratum, Kalium carbonicum) oder zu einem geringen Teil auch dem Tierreich (z. B. Apis mellifica, Lachesis mulus). Darüber hinaus finden Nosoden (z. B. Medorrhinum, Carcinosinum, Luesinum = Syphillinum), Sarkoden (z. B. Renes, Articulatio Genus) und tautopathische Arzneimittel (Penicillinum) Anwendung in der Homöopathie. Nosoden werden aus Erregern, Erregertoxinen oder den Ausscheidungen von Erkrankten hergestellt; Sarkoden aus Körperteilen und Organen tierischen Ursprungs; tautopathische Heilmittel hingegen werden aus Arzneimitteln oder toxischen Elementen hergestellt – meist verabreicht mit dem Ziel, die Auswirkungen der grobstofflichen Gaben derselben wieder zu beheben.

11 Tyler, M. L. Homöopathische Arzneimittelbilder. 3. Auflage. Elsevier 2008

Bei der **Herstellung** homöopathischer Arzneien spielt der Vorgang der **Potenzierung**, die diversen Arten von **Potenzen** und im Folgenden die Wahl derselben eine ganz entscheidende Rolle. Obwohl Hahnemann selbst bereits die Wahl des richtigen Simile als das wesentliche Kriterium erkannte und die Auswahl der Potenz als nachrangig einstufte, war er doch sehr daran interessiert auch über die passende Potenz, nicht zu viele Verschlimmerungen hervorzurufen. Daher entwickelte er auch die LM-Potenzen (siehe 6. Organon).

Der Begriff **Potenz** bezeichnet gemäß seines lateinischen Wortursprunges die Kraft *(= lat. potentia)* und bedeutet in der Homöopathie, dass die Stärke der arzneilichen Wirkung mit der Anzahl der *Potenzierungsschritte* jeweils erhöht wird. Anders ausgedrückt: durch den umfangreichen Herstellungsprozess der Potenzierung entsteht eine Arznei, die umso intensiver wirkt, je häufiger sie potenziert wurde bzw. je höher die Potenz ist. Man könnte den Potenzierungsvorgang somit sinngemäß mit: „kraftvoll machen" oder „Kräfte erwecken" übersetzen. Bei der *Potenzierung* nun werden die jeweiligen Ausgangssubstanzen mit Trägersubstanzen/-lösungen (Alkohol, Laktose) verdünnt und sodann nach Vorschrift des HAB (Homöopathisches Arzneibuch) verrieben oder verschüttelt, je nachdem, ob es sich um eine Flüssigkeit oder um eine feste Substanz handelt. Je nach gewählter Potenz erfolgt bereits die jeweilige Verdünnung unterschiedlich:

**D-Potenzen** werden gemäß des Dezimal-Systems (Zehnersystem) verdünnt und verrieben/verschüttelt. Bei diesem Herstellungsprozess wird folgendermaßen vorgegangen: ein Teil der Ausgangssubstanz wird mit 9 Teilen Trägersubstanz – also insgesamt **zehn** Teilen – verrieben* oder verschüttelt: es entsteht die Potenz D1. Von dieser entstandenen D1 wird wiederum 1 Teil mit 9 Teilen Trägersubstanz verrieben/verschüttelt: die Potenz D2 ist entstanden. Dementsprechend werden die weiteren Potenzierungsschritte vorgenommen, bis die gewünschte Potenzierungsstufe bzw. Potenz erreicht ist.

Bei den homöopathischen Arzneien steht die Abkürzung C für eine *Centesimalpotenz,* gemeinhin als **C-Potenz** bezeichnet. Dies bedeutet, dass die Herstellung dieser Präparate im Centesimalsystem (Hundertersystem) erfolgt ist. Bei der Verarbeitung der Ausgangssubstanz wird entsprechend mit insgesamt hundert Teilen gearbeitet: 1 Teil der Ausgangssubstanz wird mit 99 Teilen Trägersubstanz weiterverarbeitet (verschüttelt, verrieben): dabei entsteht die Potenz C1, sodann wird wiederum 1 Teil der Potenz C1 mit 99 Teilen Trägersubstanz weiterverarbeitet: dabei entsteht die zweite C-Potenz: C2, wiederum 1 Teil der Potenz C2 dient als Ausgangsbasis zur Herstellung der C3, wobei wiederum 99 Teile Trägersubstanz hinzugefügt und verarbeitet wer-

* Die Verreibung erfolgt immer mit Milchzucker (Laktose).

den. Diese Schritte werden so lange fortgeführt, bis die gewünschte C-Potenz erreicht ist. Im Vergleich zu den D-Potenzen sind also die C-Potenzen schon von vorneherein stärker verdünnt.

Eine **LM-Potenz** hingegen, stellt entsprechend ihres Herstellungsprozesses eine Verdünnung im Verhältnis von 1 : 50.000 dar. LM ist die Bezeichnung der lateinischen Zahlen für L = 50 und M = 1000. Oft werden die LM- Potenzen auch unter der Bezeichnung Q-Potenzen geführt, was die Abkürzung für Quinquagintamille ist. Bei der Herstellung wird von 1 Gran einer Potenz der C3 ausgegangen, weiters erfolgt die Auflösung derselben in einer Lösung eines Alkohol-Wasser-Gemischs von 500 Tropfen. Hiervon wird wiederum 1 Tropfen mit 100 Tropfen Alkohol gemischt und mit 100 Schüttelschlägen potenziert. Die 1. LM Potenz ist so entstanden.

Erwähnenswert an dieser Stelle ist die Wiederentdeckung von Hahnemanns sechstem Organon, in dem er auch die Gründe für die Neuentwicklung und Beschreibung der LM-Potenzen darlegt. Maßgeblich dabei war seine Erkenntnis, dass bei der Gabe von höheren C-Potenzen immer noch mit Reaktionen gerechnet werden muss, die er mit der Entwicklung der LM-Potenzen zu vermeiden suchte (vgl. Hahnemann, 2011)[12].

**Welche Potenz soll nun in welchem Fall eingesetzt werden?**

Diese Frage beschäftigt die Fachwelt seit Beginn der Anwendung der homöopathischen Lehre – und sie wird leider nicht selten zur Streitfrage. Sehr bekannt ist der allgemeine Grundsatz in der Homöopathie, tiefe Potenzen für genuin körperliche Leiden einzusetzen, mittlere Potenzen für eher funktionelle Beschwerden zu wählen und sich höherer Potenzen zu bedienen, wenn die Krankheitsgeste in den seelisch-geistigen Bereich hineinreicht oder die Gabe die Gesamtkonstitution beeinflussen soll. Manche Homöopathen „schwören" auf mittlere, manche auf hohe Potenzen, manche auf LM-Potenzen.

Verabreicht man tiefe Potenzen, wie die D4 oder die D6/C6, können diese in der Regel mehrmals täglich verabreicht werden, vor allem wenn es sich um akute Beschwerden handelt. Die Potenzen D12/C10/C12 sollten hingegen lediglich 1–2 mal täglich gegeben werden. Die Hochpotenzen C30/D30 werden nach den klassischen Regeln oftmals nur 1 mal pro Monat als Einzelgabe verabreicht – häufig liest man in homöopathischer Fachliteratur den Hinweis, dass die Potenzwirkung bis zu 35 Tage und länger anhalte. Hierzu ist anzumerken, dass „es immer darauf ankommt".

12 Hahnemann, S. Organon der Heilkunst. Nach der handschriftlichen Neubearbeitung Hahnemanns für die 6. Auflage. Herausgegeben und mit Vorwort versehen von Haehl, R. (Hrsg.). 1921. Schwabe. 6. Auflage. Nachdruck. Narayana 2011

So gibt es **störende Faktoren**, die die homöopathische Mittelwirkung grundsätzlich ungünstig beeinflussen und auch die Wirkungsdauer verkürzen können; es existieren aber auch Substanzen, die ganz gezielt homöopathische Arzneien antidotieren können (Kaffee antidotiert Aconitum, Essig kann Sepia antidotieren etc.). Manche Therapeuten sind der Ansicht, dass die moderne Lebensweise mit vielen ungünstig wirkenden Stressoren zudem zu einer Wirkungsverkürzung der Arzneien beitragen soll und die o. g. Regel über die Mindestwirkzeit quasi „veraltet" sei. Es gibt zudem homöopathische Einzelmittel, die man grundsätzlich zu den eher „kurz wirkenden" Präparaten zählt, wie dies bspw. bei Aconitum der Fall ist.

Immer wieder raten erfahrene Therapeuten dazu, ABZUWARTEN und nicht vorschnell die Mittelgabe zu wiederholen oder gar ein anderes Mittel zu wählen. So individuell wie jeder Mensch ist, so individuell sollte auch die Mittelwahl sowie die Wahl der Potenz und die Häufigkeit der Gaben erfolgen. Dies auch gemäß dem Grundsatz: **keine erneute Mittelgabe, solange die Besserung anhält** oder anders ausgedrückt: **NICHT in die Besserung hineintherapieren.** Es empfiehlt sich oftmals vor einer vorschnellen erneuten Mittelgabe, die Patienten erst ausführlich zu befragen und bestimmte berichtete Symptome wieder konkret nachzufragen; häufig zeigt sich im Gespräch, dass sich viele der Beschwerden bereits gebessert haben und der Patient bereits vergessen hatte, dass er Symptom X oder Y ja AUCH noch hatte und es nur die Ungeduld ist, die SOFORT ALLE Beschwerden beseitigt sehen möchte.

Etwas anders liegt der Fall bei den LM-Potenzen, deren Herstellung und Anwendung Hahnemann im lange verschollenen 6. Organon beschreibt (s. o.). Hier erfolgt keine Einmalgabe, sondern nach entsprechender Präparation des Mittels (Verdünnung, Verschüttelung) eine längerfristige, regelmäßige Verabreichung der Mittel, beginnend mit tiefen Potenzen und laufender Erhöhung derselben.

Die Gabe eines Mittels erfolgt bis zur Endverschlimmerung. D. h. der Organismus reagiert bspw. nach mehreren Wochen mit dem Aufflammen alter Symptome, was die Beendigung des Mittels anzeigt.

Ob nun LM-, C- oder D-Potenzen die bessere Wahl sind, oder gar, welche Potenz **die richtige** ist, kann an dieser Stelle nicht näher auseinandergesetzt werden. Hier spielen Erfahrungswerte, Ausbildung (jeweilige Schule) und auch die Praktikabilität eine bedeutende Rolle. (Nicht jeder Patient ist zur Wasserglasmethode mit den LM Potenzen zu motivieren und nimmt lieber Erstreaktionen bei den höheren und hohen D- oder C-Potenzen in Kauf!).

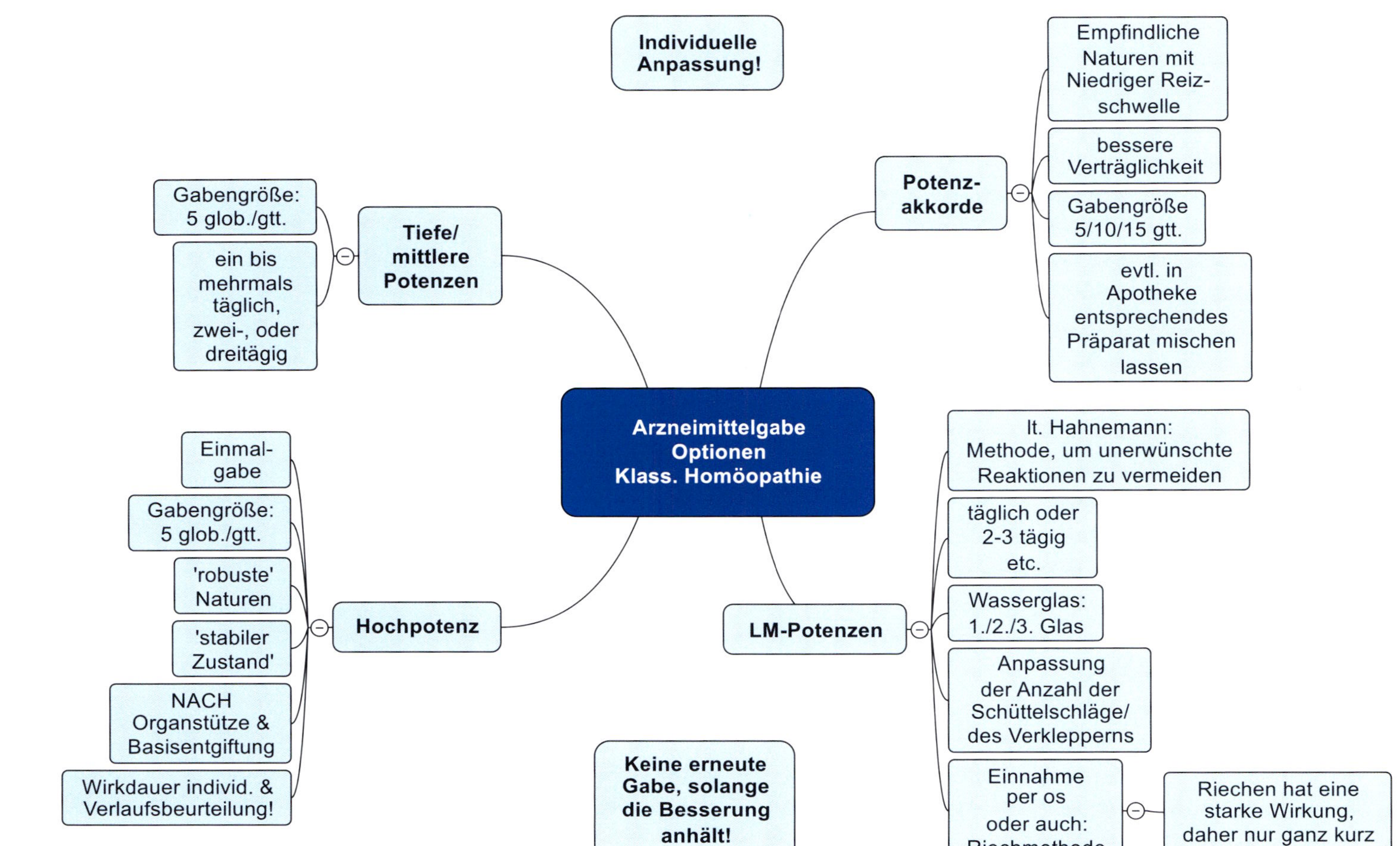

*Abb. 4: Arzneimittelgabe Homöopathie Optionen*

Wichtig ist jedoch, dass die gewählten Potenzen und deren Dosierung so gut es geht individuell auf die Natur des Kranken angepasst werden sollten. In diesem Punkt erscheint es angemessen, „über den Tellerrand" der rein klassischen Lehre hinaus zu blicken und sich Anregung und Unterstützung für eine individuelle Dosierung bspw. bei der Irisdiagnose einzuholen. So kann bspw. erfahrungsgemäß „neurogenen" Typen eine hohe oder Höchstpotenz „ordentlich zusetzen" – dieser Typ Mensch kann durch hohe und höchste Gaben in regelrechte Krisen geraten – selbst LM-Potenzen müssen oftmals aus dem 3. oder gar dem 4. Glas verabreicht werden, wohingegen bspw. „bindegewesschwache Typen" bei der gleichen Dosis/Potenzhöhe „kaum etwas bemerken". Hahnemann führte hierzu folgendes aus: *„aus diesem Grunde schadet eine Arznei, wenn sie dem Krankheitsfalle auch homöopathisch angemessen war, in jeder allzu großen Gabe und in starken Dosen um so mehr, je homöopathischer und in je höherer Potenz sie gewählt war, und zwar weit mehr als jede eben so große Gabe einer unhomöopathischen (...) Arznei". (Hahnemann 2011. S. 254)*[12] *und weiter „eine unnöthig größere, selbst der homöopathisch passendsten Arznei, wirkt zu heftig und stört Geist und Gemüth anfänglich allzu sehr und allzu anhaltend (Hahnemann, 2011, S. 233)*[12].

Dieser kleine Einblick in die Potenzfrage möge die Leser zum Selbststudium anregen und auch dazu, eigene Erfahrungen mit den diversen Potenzen zu machen und gut zu dokumentieren, damit diese verifizierbar werden. Die Homöopathie kann durch dieses Vorgehen nur gewinnen; letztlich geht es wahrscheinlich doch darum, das RICHTIGE Mittel zu verabreichen, die Potenzwahl ist zwar wichtig, aber letztlich sekundär, wie Hahnemann selbst beschrieben hat.

**Zusammenfassung: Potenzwahl und Dosierung**

- Vormalige Eigengaben des Patienten erfragen – häufig sind bereits eigenmächtig Hochpotenzgaben erfolgt
- Individuelle Anpassung der Potenz
- Evtl. ergänzende Diagnosemethoden wie die Irisdiagnostik bei der Potenzwahl heranziehen
- Insbesondere bei Hochpotenzen der C oder D-Reihe: Folgegaben stets abwägen: Patientenbefragung; hält die Besserung an?

Und

**Nicht in die Besserung hineintherapieren!**

- LM-Potenzen: Verdünnungsgrad anpassen (2./3. Glas), Häufigkeit der Gaben anpassen (jeden 2. Tag, 2-mal/Woche)

### 3.1.2 Die homöopathische Mittelwahl

**Nach dem Ähnlichkeitsgrundsatz**

Entsprechend dem Ähnlichkeitsprinzip wird in der klassischen Homöopathie dasjenige Arzneimittel zur Heilung ausgewählt, welches in den Arzneimittelprüfungen die jeweils ähnlichsten Symptome gezeigt hat. Die exakte Symptomatik des Patienten muss anamnestisch festgehalten und ausgewertet werden. Zur Mittelwahl stehen den Therapeuten heutzutage ausgefeilte Computerprogramme zur Verfügung, die die Eingabe und den Abgleich von Symptomen sowie die Auswahl der in Frage kommende Arzneimitteln sehr erleichtern. Dennoch stellt das beste Computerprogramm eben nur eine Stütze dar und ersetzt weder Wissen noch Gespür des Therapeuten.

**Nach übergeordneten Prinzipien**

Bereits Hahnemann hat sich seinerzeit auch für die Auswahl der Heilmittel anhand übergeordneter Prinzipien und entsprechender Symptomenkomplexe ausgesprochen. Dies insbesondere in jenen Fällen, in denen es sich um miasmatische Belastungen oder Kontagien handelte.

Es gibt also durchaus homöopathische Arzneimittel, die NICHT rein ausschließlich nach dem Ähnlichkeitsprinzip gewählt werden und bei denen ergänzende Auswahlkriterien in den Vordergrund rücken. Gerade bei Nosoden geht es darum, dasjenige Miasma zu erfassen, das dem Zustand zugrundeliegt* und nicht so sehr um die ganz exakte Ausprägung und Übereinstimmung einer individuellen Symptomatik.

**Nach der Substanz, die die Vergiftung ausgelöst hat**

Belastungen des Organismus, die sich eindeutig auf eine (langdauernde) Gabe eines bestimmten Medikamentes oder einer Belastung mit gewissen Stoffen zurückführen lassen, können mit der Gabe ebendieser Substanz in homöopathischer Potenz therapiert und ausgeleitet werden. Die homöopathischen Präparate, die zu diesem Zweck zum Einsatz kommen, werden tautopathische Präparate genannt (von gr. Tauto = dasselbe, das Gleiche). Die Auswahl dieser Mittel wird oft als isopathische Verordnung bezeichnet**. Der homöopathische Arzt Doktor Bhatia schreibt hierzu erläuternd: *„Chronisch erkrankte Patienten suchen oft erst dann einen Homöopathen auf, nachdem sie über viele Jahre konventionelle Medikamente eingenommen haben. Wenn Sie dann in unserer Praxis erscheinen, ist es schwer zu erkennen, welche Symptome des Patienten krankheitsbedingt sind und welche arzneibedingt sind. Oft findet sich eine Schicht mit*

* Resp. das aktuell vordergründige Miasma

** Da von manchen gar nicht der eigentlichen Homöopathie sondern der Isopathie zugeordnet.

*Arznei-Symptomen, die zuerst abgetragen werden muss, bevor das „Similimum" effektiv wirken kann. Der Gebrauch tautopathischer Mittel kann oftmals helfen, solche Fälle zu klären. Die Tautopathie ist kein isoliertes medizinisches System, sondern sie ist ein starkes Werkzeug für Homöopathen bei schwierigen Fällen, die uns aus dem allopathischen Stall erreichen." (www.hpathy.de)*[13].

Es ist in Fachkreisen durchaus umstritten, ob und wann tautopathische Arzneien gegeben werden sollen. Manche Therapeuten verabreichen direkt dasjenige Präparat in potenzierter Form, welchem der Patient lange Zeit ausgesetzt war. Andere wiederum schwören allein auf die exakte Repertorisation und geben auch die tautopathische Arznei erst dann, wenn das Mittelbild exakt übereinstimmt.

Grundsätzlich sollte auch und gerade dann, wenn eine Basisentgiftung mit homöopathischen Einzelmitteln kombiniert wird, eine gute individuelle Mittelwahl erfolgen. Mit dem korrekt gewählten Mittel steht und fällt die ganze Therapie. Von pauschalen Mittelgaben, die „jedem Patienten" IMMER in der Praxis X verabreicht werden, kann an dieser Stelle nur abgeraten werden.

### 3.1.3 Die Miasmatik

Hahnemann hatte erkannt, dass es selbst mit der jeweils besten homöopathischen Behandlung* der vordergründigen jeweils „ins Auge stechenden" Erkrankung nicht getan war, da diese die Tendenz hatten, immer wieder – wenn auch teilweise in veränderter Form etc. – aufzutreten. Er vermutete daher im Organismus ein tieferes – quasi im Verborgenen schlummerndes – Urübel, das sogenannte Miasma. Dieses betrachtete er letztlich als ursächlich für die immer wieder ausbrechenden vordergründigen Erkrankungen. Der Miasmenbegriff ist griechischen Ursprungs und bedeutet so viel wie „Verunreinigung, übler Dunst, Befleckung oder Besudelung". Die Manifestation eines Miasmas kann dabei sowohl hereditär bedingt oder selbst erworben sein. Laborde und Risch sprechen interessanterweise sogar von **miasmatischen Intoxikationen**. Es ist diesbezüglich bedeutend, dass ein Patient die Symptome eines Miasmas aufweisen kann, ohne selbst infiziert zu sein.

13 Bhatia, M. Tautopathie. Eine Einführung. https://www.hpathy.de/category/content/fachkreise/tautopathie (letzte Einsicht Juli 2021)

* gemäß seinen aufgestellten Regeln (Ähnlichkeitsprinzip)

Im klassisch homöopathischen Sinne bildet das Miasma nun eine sogenannte Ur-Erkrankung, die mitverursachend für die immer wieder auftretenden Erkrankungsgesten des Organismus betrachtet werden kann.

Hahnemann erkannte seinerzeit drei Hauptmiasmen:

- Die Psora, deren zugeordnete Erkrankung die Krätze ist.
- Die Sykosis, mit der Zuordnung zur Geschlechtskrankheit Gonorrhoe.
- Die Syphilinie, deren zugeordnete Erkrankung die Geschlechtskrankheit Syphilis/Lues ist.

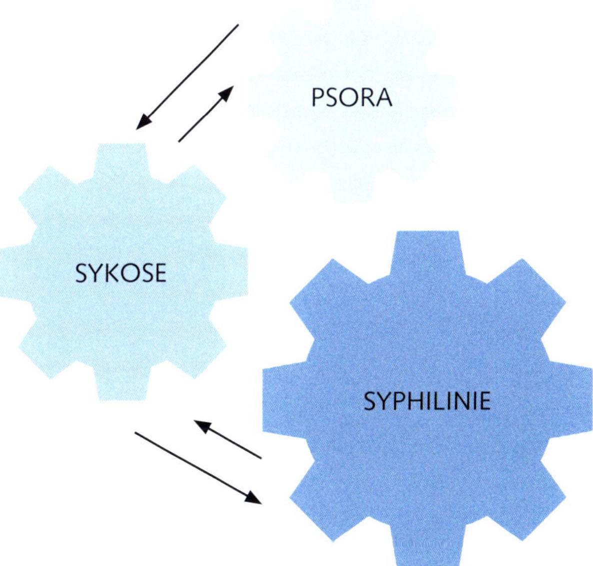


*Abb. 5: Miasmenmodell nach Hahnemann*

Im Folgenden soll auf die Hauptmiasmen näher eingegangen, werden. Als Hauptmiasmen werden die Psora, die Sykosis, die Syphilinie, die Tuberkulinie sowie die Carcininogenie beschrieben werden. Darüber hinaus wurden von bedeutenden Homöopathen weitere Miasmen erkannt und beschrieben, wie bspw. das leprominöse Miasma. Auf die entsprechende weiterführende Literatur sei an dieser Stelle verwiesen.

**Die Psora**

Das Prinzip welches dem psorischen Miasma zugrunde liegt ist der **Mangel** bzw. die **Unterfunktion** auf verschiedenen Ebenen. So betrifft die Psora (latent oder manifest) immer den gesamten Organismus und zeigt somit vorwiegend funktionelle Beschwerden an verschiedensten Stellen (ohne organische Veränderungen). Die psorischen Erkrankungen betreffen daher oftmals Haut und/oder Schleimhäute, das Lymphsystem sowie die vegetativen Regulationsmechanismen. Folgende Symptome sind dabei typisch: Hypotonie mit Schwindel, Kopfschmerzen, Hautjucken, trockene Haut und Schleimhäute, Empfindlichkeit auf Lärm, Gerüche etc. Auf der seelischen Ebene spielt das HYPO ebenso eine Rolle: so kann der Patient bspw. unter Verlustängsten leiden und dem Gefühl, viel kämpfen zu müssen, um seine Existenz zu sichern. Der indische Arzt für Homöopathie Sankaran führt dies folgendermaßen aus: *„es geht (...) um einen Kampf mit dem Ego und mit Geld. Der Patient hat das Gefühl, er erleide einen Verlust und er müsse sich anstrengen, um ihn wiedergutzumachen. (...). Die psorische Persönlichkeit ist in der Regel aktiv und ausdrucksstark. Sie hat im Allgemeinen ihre Höhen und Tiefen. Der Kampf ist wie ein dauerndes Tauziehen mit der Außenwelt (Haut, Schleimhäute! U.H.). (...). Gleichzeitig besteht beim Patienten ein Mangel an Selbstvertrauen die Situation zu meistern, ein Gefühl, dass er es nicht schaffen wird. Das löst anhaltende Angst aus (...) (Sankaran 2014, S. 236)*[14]. Die Hauptmittel der Psora sind Sulfur sowie die entsprechende Nosode Psorinum.

**Kasuistik:** Patientin, 39 J. Sie suchte die Praxis hauptsächlich wg. rezidivierender migräneartiger Kopfschmerzen und einem Ekzem im Brustbereich auf. Im Anamnesegespräch kamen neben weiteren Symptomen auch ihre ständigen Geldsorgen zum Ausdruck, die ihr z.T. sogar den Schlaf raubten. Tatsächlich war sie eine angesehene Geschäftsfrau, deren Geschäfte gut gingen, was ihr durchaus bewusst war. Trotzdem konnte sie das Grübeln über mögliche Schwierigkeiten, die auftauchen könnten, nicht willentlich einstellen. Da zudem noch einige weitere Symptome für Sulfur sprachen wurde es in C30 in größeren Abständen parallel zu einer Basisentgiftung verordnet. Der Hautausschlag hat sich nach der ersten Gabe Sulfur C30 bereits sehr gebessert und war nach ½ Jahr gänzlich verschwunden; die Kopfschmerzen wurden von der Schmerzqualität her leichter, sie treten aktuell nur noch in sehr starken Belastungssituationen auf; eine weitere Therapie wurde seitens der Patientin daher gar nicht mehr angestrebt.

14 Sankaran, R. Die Seele der Heilmittel. (The soul of remedies). Taloja. Neudruck. Narayana 2014

**Die Sykosis**

Das sykotische Miasma beruht auf einer (hereditären) Belastung im Zusammenhang mit der Feigwarzenkrankheit (Gonorrhoe). Bei dieser Erscheinung geht es hauptsächlich um ein **Mehr** oder ein **Zuviel** mit überschießenden Reaktionen wie sie bei Fieber, Entzündungen und (warzenartigen, spitzen) Wucherungen, Stockungen, Stauungen, Steinbildungen etc. vorkommen. Auch Stoffwechselstörungen mit typisch erhöhten Werten wie Hyperurikämie, Diabetes, Hyperlipidämie gehören in diesen Bereich (metabol. Syndrom). V.a. im Urogenitalbereich (!) imponieren bei der Sykosis diverse entzündliche Erkrankungen. Auch in seinem seelisch-geistigen Befinden tendiert ein Mensch mit sykotischer Überlagerung dazu, die Dinge zu übertreiben (Arbeit, Genuss, Extravaganzen, Manie). Wichtig ist ihm jedoch dabei, vermeintliche Schwächen nicht zu zeigen bzw. diese zu verheimlichen: *„das zentrale Gefühl dieses Miasmas ist: „ich bin ganz in Ordnung, solange meine Schwäche verdeckt bleibt". Ich weiß, dass meine Schwäche nicht meinen Untergang bedeutet. Dennoch, wenn sie aufgedeckt wird, werde ich Kritik erfahren, werde ich eine Menge verlieren (...)" (Sankaran 2014, S. 144)*[14].

Für Hahnemann war die Sykosis seinerzeit das seltenste der genannten Miasmen. Heutzutage stimmt dies wohl nicht mehr – da Gonorrhoe, die eben viel mit der Sykosis zu tun hat, eine der häufigsten Infektionskrankheiten geworden ist. Hauptmittel zur Therapie der Sykosis ist Thuja sowie die Nosode Medorrhinum. Beispielhaft für die ausgeprägte Symptomenvielfalt eines Miasmas finden Sie auf Seite 59 eine Übersicht zur Sykosis.

**Die Syphilinie**

Entgegen den vorab erläuterten Miasmen Psora und Sykose greift das Miasma der Syphilinie deutlich schwerwiegender in die Funktionsabläufe des Organismus ein: Die Krankheitsbilder der Syphilinie sind dabei von Destruktion und schweren Verläufen gekennzeichnet. Es handelt sich um Erkrankungen, die nicht mehr nur oberflächlich, funktionell oder entzündlich sind, sondern es handelt sich um tiefgreifende, zerstörerische, Körper und Seele angreifende Zustände. Bei der Syphilinie kommt es bspw. zu Geschwürbildung mit Gewebsnekrosen, zu degenerativen Erkrankungen und Missbildungen oder gar zur Zerstörung von Organen. Wenn Schmerzen auftreten, werden diese als sehr tief empfunden (in den Knochen, tief im Gehirn) und können fast nicht mehr toleriert werden. Neurologisch treten chronische Erkrankungen auf wie bspw. Lähmungen oder Multiple Sklerose. Im psychischen Bereich zeigt sich die Destruktivität als (Auto-)aggression evtl. sogar mit Gewaltausbrüchen. *„die Wahnidee des syphilitischen Miasmas besteht in dem Glauben, dass die Patienten sich einer ausweglosen Situation gegenübersehen, was zu totaler Hoffnungslosigkeit und zu Verzweiflung führt. (...) Mercurius zum Beispiel (...) hat die Wahnidee, von Feinden umgeben zu sein. Der Patient ist demnach* *sehr argwöhnisch und hat selbstmörderische Impulse oder mörderische Impulse gegen jeden, der ihm widerspricht." (Sankaran 2014, S. 240)*[14]. Hauptmittel zur Therapie der Syphilinie sind sowohl die Nosode Luesinum (Syphilinum) sowie Aurum metallicum und Mercurius.

| PSORISCH | SYKOTISCH | SYPHILITISCH |
|---|---|---|
| Mangel | Erhöhung | Perversion |
| Verminderung | Exzess | Degeneration |
| Obstipation | Diarrhoe | Dysenterie |
| Hypotrophie | Hypertrophie | Destruktion |
| Bradykardie | Tachycardie | Arrhythmie |
| Introversion | Extraversion | Misstrauen, Chaos |
| Hemmung | Flucht | Angriff |
| Ängstlichkeit | Prahlerei | Aggression |
| Bewegung < | Ruhe < | Widersprüchlich |
| Kälte < Morgens < | Wärme < Abend < | Widersprüchlich |
| Ekzeme, Pruritus | Blasen, Tumoren, Auswüchse | Degeneration |

*Tab. 2: Erkrankungstendenzen der drei Hauptmiasmen*

**Die Tuberkulinie**

Es gibt miasmatische Modelle, in denen die Tuberkulinie als Miasma bezeichnet wird, welches sowohl Elemente der Psora sowie Elemente der Syphilinie in sich trägt. Von Allen wurde sie als Pseudopsora bezeichnet. Bei Laborde und Risch findet sich die Differenzierung in „sykotische Tuberkulinie" sowie „syphilitische Tuberkulinie". Diverse weitere unterschiedliche Bezeichnungen und Einteilungen gibt es inzwischen. Wie bei der Carcinogenie wird in jedem Fall davon ausgegangen, dass auch bei der Tuberkulinie die Anteile mehrerer Miasmen zusammenkommen. Tuberkuline Symptome sind daher teils entzündlicher (sykotischer), teils destruktiver (syphilitischer) Natur – die alle aufzuführen diesen Rahmen doch sprengen würde. Im Folgenden sind nach Laborde & Risch herausragende tuberkuline Symptome aufgeführt:

| Kopfschmerz | |
|---|---|
| • Dieser ist am stärksten in der Latenzphase und wenn weitere tuberkulöse Symptome hinzukommen, seltener zu beobachten<br>• Oft begleitend bei der Menstruation | • Oft von Übelkeit, Erbrechen begleitet<br>• Am ganzen Kopf, an der Stirne, im Nacken, als halbseitiger Schmerz<br>• Oft seit der Kindheit bestehend |
| **Psyche** | |
| • Nervosität<br>• Reizbarkeit, Erregbarkeit<br>• Trotzige, „schwierige" Kinder<br>• Mattigkeit, kaum zur Arbeit fähig<br>• Schnelle Ermüdbarkeit bei geistiger & körperlicher Arbeit | • *„diese Symptome kommen infolge von Tuberkulose so oft vor, dass wir bei solchen nervösen, reizbaren Patienten an Tuberkulose denken müssen." (Laborde, Risch 2004, S. 367)*[8] |
| **Vasomotorische Störungen** | |
| • Schwitzen, Nachtschweiß<br>• Leichtes Erröten<br>• Herzklopfen | • Kälte von Händen & Füßen<br>• Einschlafen der Gliedmaßen |
| **Schwindel** | |
| • Besonders bei jungen Menschen mit Schwindel: Verdacht auf Tuberkulinie | • Besonders beim Aufstehen & Bücken<br>• Begleitend zur Mens |
| **Schlafstörungen** | |
| • Schlaflosigkeit:<br>• Oft das Hauptsymptom für die Betroffenen (wechselnde Stärke, mal besser, mal schlechter …) | • Häufiges Symptom: **unruhiger Schlaf** mit Herumwälzen, unruhige, verworrene Träume, beängstigende Träume, aufschrecken aus dem Schlaf |
| **Schlafsucht** | |
| • sofortiges Einschlafen beim Ausruhen<br>• Langer, tiefer Schlaf mit schwerem Aufwachen und Schläfrigkeit & Mattigkeit am Tag | • Müdigkeit am Morgen, egal wie gut der Schlaf war – gerade nach tiefem Schlaf ganz erschlagen<br>• Es dauert Stunden, bis die nötige Arbeitsfähigkeit erlangt ist |

*Tab. 3: Hauptsymptome der Tuberkulinie*

| Atemwege | |
|---|---|
| • Kurzatmigkeit m. Herzklopfen<br>• Asthma | • Rezidiv. Bronchitiden |
| **Sonstiges** | |
| • Tuberkul. Rheumatismus<br>• M. Basedow | • Habituelle Obstipation & Magenbescherden, Ulcera |

*Tab. 3: Hauptsymptome der Tuberkulinie (Fortsetzung)*

Auf der psychischen Ebene dominiert bei der Tuberkulinie die Liebe dazu, den Ort zu wechseln, zu reisen. Eine typische Unruhe führt dazu, ständig etwas verändern zu wollen (Wohnort, Partner, Möbel etc.). Die Gedanken beschäftigen sich mit romantischen Liebesdingen und weniger mit dem profanen Alltag. Wichtige Hauptmittel der Tuberkulinie sind die diversen Tuberkulinum-Varianten (Tuberculinum, Bacillinum, Tuberculinum aviarae) sowie ein Hauptmittel des Miasmas: Phosphorus.

### Die Carcinogenie

Bereits Hahnemann selbst schätzte die Krebserkrankung als Erkrankung ein, die durch die Kombination mehrerer Miasmen zustande kommen musste. Die Psora machte für ihn dabei einen nicht zu unterschätzenden maßgeblichen Anteil aus. Für Laborde und Risch kann zu der „Miasmenmischung" meist als Auslöser der eigentlichen Krebserkrankung noch ein iatrogenes Moment hinzukommen: *„bei der Krebserkrankung haben wir das Vorhandensein der drei chronischen Miasmen, nämlich Psora plus Sykosis plus Syphilis. Krebs entsteht aus einer dreifachen miasmatischen Kombination plus oft die iatrogene Krankheit dazu. Unter iatrogener Krankheit wird Vakzinosis, Toxikosen (u. a. die medikamentöse), Bestrahlungen, verstanden. Die Krebserkrankung ist eine systemische Erkrankung (...) (Laborde & Risch 2004, S. 448)*[8]. Dadurch, dass mehrere Miasmen im carcinogenen Miasma quasi „übereinandergelegt" erscheinen, ergeben sich viele verschiedene Syndrome und Erkrankungen. Um den carcinogenen Hintergrund bei einem Patienten zu erkennen, ist es diesbezüglich besonders notwendig DAS GESAMTBILD, das GANZE im Blick zu behalten, also die Gesamtheit der Symptome einzuschätzen und sich nicht nur an einem einzigen Symptom zu orientieren.

Folgende Tabelle gibt einen Einblick in körperliche und seelisch-geistige Symptome der Carcinogenie.

**Körperliche Symptomatik**

- Neurodermitis
- Psoriasis
- Migräne
- Chronische Nachtschweiße
- Rheumatismus
- Neuralgien
- Gicht
- Hepatitis
- Chron. Colitis mucosa
- Chron. Obstipation
  Vgl. Laborde & Risch S. 450[8]

**Seelisch-geistige Symptomatik**

- Schizophrenie
- Angstneurose
- Suizidneigung
- Anorexia nervosa
- Bulimie
- hereditärer Alkoholismus
- Kleptomanie
- Überaktivität
- Überempfindlichkeit
- Workaholic
- Perfektionismus
- Eile…(Med.), innere Unruhe
- Tics nerveux

**Bei Kindern**

- schneidet Grimassen
- Reißt die Haut um die Nägel ab
- Fingerbeißen, Nägelkauen
- Tippt mit den Fingerspitzen an seinen Schädel
- fasst alles an
- streichelt Tiere und redet mit ihnen.
- Besondere Tierliebe
- Gewissenhaft in Kleinigkeiten (Sil.)
- Pünktlichkeit
- Spielsucht
- Kaufsucht
- Hypochondrie
- starke Krebsangst
- übertriebene Eitelkeit
- hartnäckige Schlaflosigkeit
- nicht „gesehen werden" von den Eltern oder den Bezugspersonen – „geht unter"
- viel Sorge um andere
- Opferthematik
- Co-Abhängigkeit

*Tab. 4: Hauptsymptome der Carcinogenie*

Sankaran verortet das carcinogene Miasma zwischen Sykosis und Syphilinie, da sich in der Carcinogenie eine gewisse der Sykosis zugeordnete **Fixiertheit** (Zwanghaftes Verhalten) mit den destruktiven Elementen der Syphilinie vereint zeige *(vgl. Sankaran 2014, S. 61)*[14]. Er beschreibt den typischen Carcinosinum Patienten als ängstlich, mit erblicher oder persönlicher Vorbelastung. Diese Vorbelastung können selbst durchgemachte schwere Infektionskrankheiten oder erlebte schwere Missbrauchsschicksale gewesen sein, die sich gewissermaßen imprägniert haben. Menschen, die dem carcinogenen Miasma zuzuordnen sind, **versuchen mit übermenschlicher Anstrengung „die Welt aus den Angeln"** zu heben und haben die **Tendenz, sich stark zu überfordern**. Sie haben einen großen Anspruch an sich selbst (Perfektionismus, Zwanghaftigkeit), gleichzeitig aber auch Ängste, die selbst gesteckten Ziele nicht erreichen zu können: *„die Krankheit Krebs repräsentiert den Zusammenbruch aller Kontrollmechanismen im Körper, mit chaotischem Verhalten der Zellen. Das Gefühl eines Menschen im Krebs-Miasma ist das eines Arztes, der versucht Ordnung und Kontrolle in die Krankheit Krebs zu bringen (Sankaran 2014, S. 61)*[14]*."* Als homöopathische Hauptmittel der Carcinogenie gelten die Nosode Carcinosinum sowie Arsenicum album.

**Die Nosoden**

Zur Therapie der Miasmen werden neben pflanzlichen, tierischen und mineralischen Mitteln auch die Nosoden herangezogen, die aus erkranktem Gewebe hergestellt worden sind: *„die Nosoden können entsprechend ihrer Indikation auf genau die gleiche Weise angewendet werden wie andere homöopathische Arzneien, sowie auch für Manifestationen der Krankheit, von der sie stammen. Gleichzeitig gibt häufig ein Wissen um den Ursprung unklarer Beschwerden, besonders bei ererbten Störungen, den Schlüssel zum benötigten Heilmittel" (Murphy 2014, S. 1300)*[15].

Nosoden können oftmals gerade dann angezeigt sein, wenn kein exaktes Arzneimittelbild mit übereinstimmenden Symptomen erkenntlich ist: *„eine Nosode ist nicht für die Folgen der Krankheit angezeigt, sondern für die eigentliche Krankheit. (...) Eine Indikation für die Gabe einer Nosode ist (gerade) die „Symptomenarmut" (Klein 2012, S. 48).*[16]

15 Murphy, R. Klinische Materia Medica. 1400 homöopathische und pflanzliche Mittel. 3. Auflage. Narayana 2014
16 Klein, L. Miasmen und Nosoden. Ursprung der Krankheiten. Band 1. 2. Auflage. Narayana 2012

Es empfiehlt sich m. E. dabei unbedingt, den Organismus (wie nachfolgend beschrieben) auf die Nosodengabe gut vorzubereiten. Dies kann mit einer entsprechenden (individuellen) Basisentgiftung geschehen. Zumindest sollten jedoch vor der gezielten Nosodengabe, die ja gewissermaßen „den Kern" der Erkrankungsgeste treffen soll, geschwächte Entgiftungsorgane und/oder Organsysteme gestärkt werden, um den Organismus in die Lage zu versetzen den starken Heilreiz, den eine Nosode mit sich bringt, überhaupt angemessen verarbeiten zu können.

Übrigens hat bereits Constantin Hering, der in die USA ausgewanderte deutsche Arzt, sogar Nosoden verabreicht, um bestimmten Erkrankungen **vorbeugend** zu begegnen oder wenn Patienten **sehr große Furcht vor bestimmten Erkrankungen oder Ansteckung zeigten**. Verabreichen wir also dementsprechend bspw. die Nosode Carcinosinum bei Krebsangst oder familiärer Vorbelastung von Krebserkrankungen*, kann sich der Organismus mit seiner vererbten miasmatischen Belastung auseinandersetzen und diese gewissermaßen „er"lösen.

* Die ja bereits die hereditäre Belastung aufzeigen.

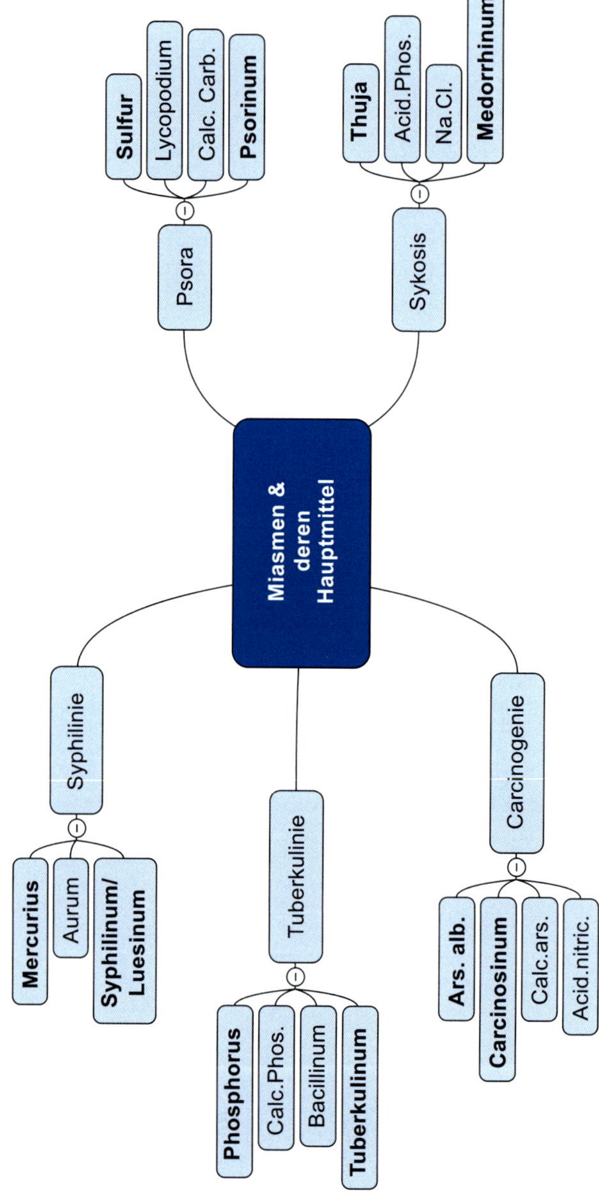


*Abb. 6: Miasmen und deren Hauptmittel*

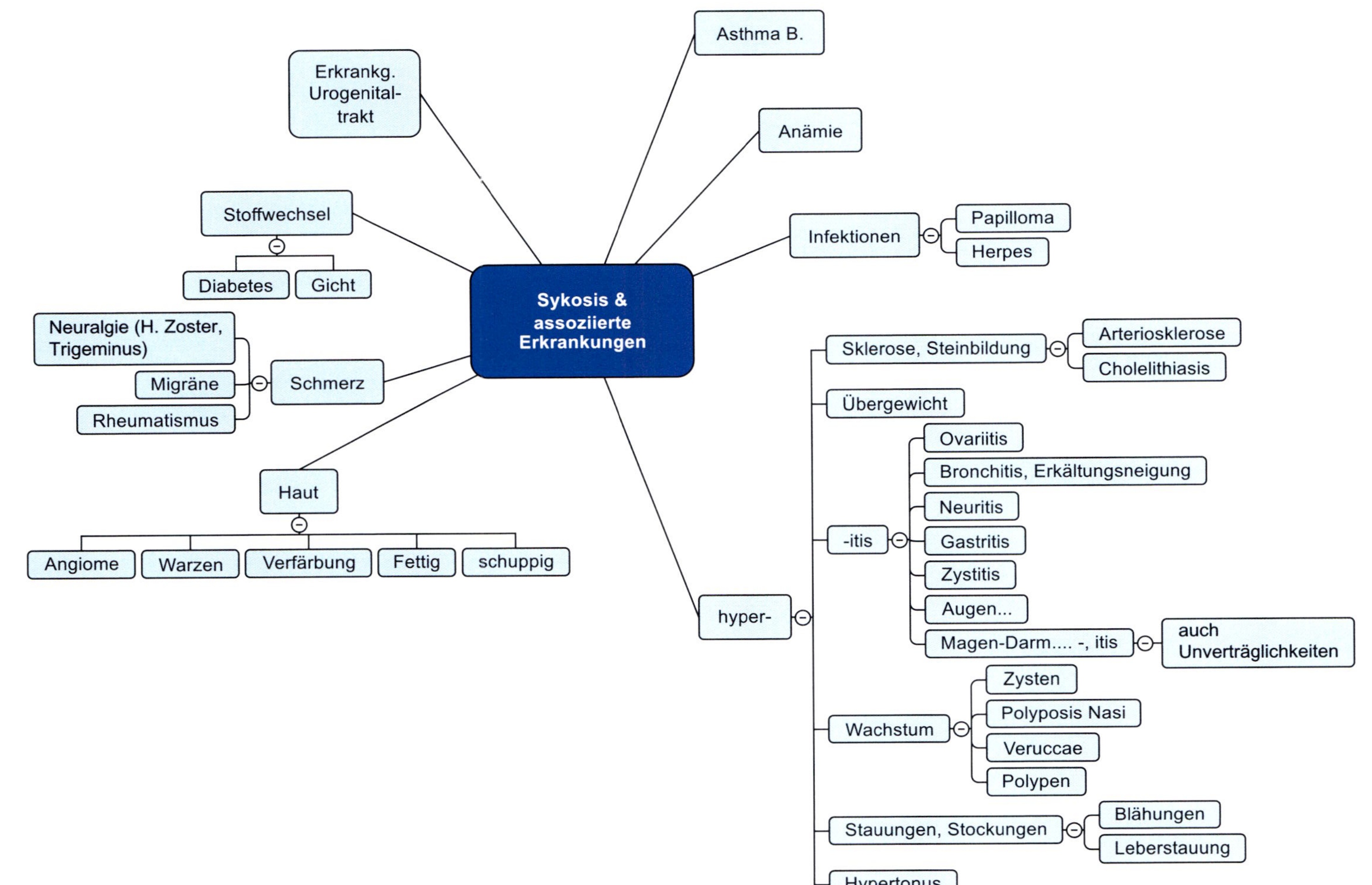


*Abb. 7: Sykosis und assoziierte Erkrankungen*

### 3.1.4 Homöopathische Einzelmittel

**Arsenicum album – weißes Arsenik – arsenige Säure, Arsentrioxid**
Bei dieser homöopathischen Arznei haben wir es mit einem tiefgreifend wirkenden Mittel des carcinogenen Miasmas zu tun. Es wirkt auf viele Gewebsstrukturen und Organe ein, wobei brennende Beschwerden sowie Schwäche- und Ohnmachtsgefühle die Allgemeinsymptomatik bestimmen.

Arsenicum album wird bei diversen Vergiftungszuständen als Heilmittel eingesetzt. So ist es bekannt, wenn Vergiftungsbeschwerden durch **verdorbene Fleisch-, oder Wurstwaren, durch Tabakkauen, durch Alkohol, Milzbrand oder durch Stiche giftiger Insekten** ausgelöst wurden *(vgl. Allen 2016, S. 56)*[17]. Murphy bezeichnet es sogar als *„ein gutes Mittel für akute oder chronische Beschwerden durch Nahrungsmittelvergiftung, Vergiftungen mit Pestiziden und Chemikalien oder faules Wasser (Murphy S. 238)*[15] *(...)* sowie *„bei Malariakachexie, Kachexie durch Chinin, Quecksilber und Syphilis" (Ebd., S. 237)*[15]. Er beschreibt außerdem einen interessanten Fall zitiert nach Clarke, welcher eine Familie mit Arsenicum behandelte, in deren Wohnhaus arsenhaltige Tapeten angebracht waren, was zu rezidivierenden Fieberanfällen geführt hatte.

| Aus dem Arzneimittelbild von Arsenicum album | |
|---|---|
| **Allgemeinsymtomatik** | |
| • Ausgeprägte Schwächezustände<br>• Geringe Vitalität<br>• Erschöpft durch kleinste Anstrengungen | • Nervöse Erschöpfung<br>• Auszehrung, chron.: Kachexie<br>• Allgemein brennende Beschwerden |
| **Nervensystem & Psyche** | |
| • Extreme Ruhelosigkeit, Nervosität, Zittern<br>• Epilepsie<br>• Furcht vor dem Tod<br>• Nächtliche Verschlimmerung<br>• Angstattacken – häufig nachts, treiben aus dem Bett | • Schlaflosigkeit<br>• Ängstlicher, ruheloser Schlaf<br>• Fürchtet, dass Nichts helfen wird<br>• Beschwerden nach Schreck, finanziellen Verlusten<br>• Paralyse<br>• Schwindel (auch mit Bewusstlosigkeit) |

▶

*Tab. 5: Arzneimittelbild von Arsenicum album*

17 Allen, H.C. Leitsymptome und Nosoden. 4. Auflage. Narayana 2016

**Aus dem Arzneimittelbild von Arsenicum album**

**Schmerzen**

- Brennende Kopfschmerzen
- Pochende, betäubende Kopfschmerzen mit Trübsichtigkeit
- Schmerz in Kopf und Magen wechselt sich ab
- Schmerz über dem linken Auge
- Neuralgien
- Nacken wie verrenkt
- Lumbalregion schmerzhaft
- Sakrum „wie gebrochen"

**Verdauung**

- Magen-Darm-Katarrhe
- Folgen von verdorbenen Speisen
- *„Hepatitis durch verdorbene Speisen oder Vergiftung" (Murphy 2014, S. 233)*[15]
- Rapide Abmagerung
- Brennender Durst
- Sodbrennen
- Aufstoßen
- Foetor ex ore
- Durst auf kaltes Wasser
- Kann nur kleine Schlucke trinken
- Diarrhoe
- Brennende Hämorrhoiden
- Geruch oder der Anblick von Speisen sind unerträglich

**Haut & Schleimhäute**

- sämtliche Schleimhäute befinden sich in einem gereizten Zustand
- Ulcerationen
- Brennende Urticaria
- Epitheliome der Lippen, Aphten
- Laryngitis, brennend
- Trockene, schuppige Haut
- Unerträglich juckende Kopfhaut
- Haarausfall
- Haare ergrauen früh
- Kaltschweißige Haut

**Sonstiges**

- Heuschnupfen
- Asthma
- Allergische Symptomatik
- Krebs
- Menorrhagie
- Leukorrhoe

*Tab. 5: Arzneimittelbild von Arsenicum album (Fortsetzung)*

**Aurum – Aurum metallicum – Metallisches Gold**

Gold hat eine altbewährte Tradition in der Heilkunde und wurde durch die Homöopathie als Arzneimittel quasi wiederentdeckt. Aurum metallicum zeigt einen starken Bezug zu Nervensystem und Psyche, zum Herz und den Sinnesorganen – v. a. den Augen. Diverse Gewebe werden von dieser Arznei affiziert. Aurum wird dem syphilitischen Miasma zugeordnet, welches auch durch **Quecksilbermissbrauch** aktiviert werden kann. Kent benennt es als Heilmittel bei starken Depressionen mit suizidalen Neigungen. Er erwähnt in seinen Vorlesungen *„die furchtbare Melancholie nach Mißbrauch von Mercur"* und schreibt hierzu: *„Menschen, die in ihrer Jugend häufig mit Quecksilber behandelt worden sind, haben sich meistens ein Mercurialleiden mit Lebervergrößerung zugezogen, und letzteres ist fast immer mit mehr oder minder tiefer Melancholie, Traurigkeit und Hoffnungslosigkeit verknüpft" (Kent 1958, S. 182)*[18]. Typisch imponieren die Knochensymptome von Aurum wie z. B. tief empfundene Knochenschmerzen und Zerstörung von knöchernen Strukturen wie sie bei der Syphilis vorkommen. Kent führt hierzu weiter aus: *„Das Mittelbild ist voll rheumatischer Schmerzen, nicht unähnlich denen alter Mercur-Fälle" (Kent 1958, S. 183)*[18]. Interessanterweise zeigt sich der mercuriale Bezug mit der für Mercur typischen Wechselhaftigkeit auch im AUF und AB der Stimmung: starke Melancholie wechselt sich ab mit Reizbarkeit, Erregung und Verwirrung oder sogar hysterischer Stimmung (schlägt um sich). Es imponiert zudem eine starke Schlaflosigkeit, die nicht auf andere Medikamente anspricht.

18 Kent, J. T. Arzneimittelbilder. Vorlesungen zur homöopathischen Materia Medica. Haug Verlag 1958

| Aus dem Arzneimittelbild von Aurum metallicum | |
|---|---|
| **Nervensystem & Psyche** | |
| • Starke Niedergeschlagenheit<br>• Tiefe Melancholie<br>• Verzweiflung, Hoffnungslosigkeit<br>• Patient sieht überall Hindernisse, macht sich Vorwürfe, beobachtet sich<br>• Suizidalität<br>• Psychisches Leiden wg. Liebeskummer, Sorgen, finanziellen Verlusten<br>• Delirium<br>• Religiöse Manie<br>• Gewissenhaftigkeit | • Wechselnde Stimmungen: lacht und weint abwechselnd<br>• Furcht vor dem Tod<br>• Verlassenheitsgefühl<br>• Empfindlichkeit gg. Lärm & Licht: Furcht vor dem geringsten Geräusch<br>• Schmerzempfindlichkeit<br>• Schwindel<br>• Chron. Schlaflosigkeit<br>• Schlaflosigkeit durch Knochenschmerzen, treibt zum Wahnsinn |
| **Schmerzen** | |
| • Heftiger Kopfschmerz, nachts verschlimmert<br>• Knochenschmerzen | • Rheumatische Schmerzen<br>• Lähmende, reißende Gelenkschmerzen |
| **Verdauungsbeschwerden** | |
| • Leberbeschwerden | • Magenschmerz, saures Aufstoßen, Übelkeit, Meteorismus |
| **Augen** | |
| • Hemiopie<br>• Doppelbilder<br>• optische Täuschungen<br>• Glaukom | • Tränenfluss<br>• Schmerzen der Augen<br>• Entzündungen<br>• Gerstenkörner |
| **Herz & Kreislauf** | |
| • Hypertonie<br>• Angina Pectoris<br>• Tachycardie, Tachyarrhythmie<br>• Kongestionen, Störungen der Blutumverteilung | • Beklemmungen<br>• Gefühl, als ob das Herz aufhöre zu schlagen<br>• Altersherz<br>• Venenerweiterung |
| **Sonstiges** | |
| • Nächtliche Verschlimmerung der Symptomatik (Syphilinie)<br>• Kaltschweißigkeit<br>• Knochen„fraß", Karies<br>• Nierenbeschwerden, Nephritis<br>• Verschleimung der Atemwege | • Asthmatische Beschwerden, Atemnot<br>• Lufthunger<br>• Hautverhärtungen wie Quaddeln, Akne, starker Juckreiz, tiefe Geschwüre, Papeln |

*Tab. 6: Arzneimittelbild von Aurum metallicum*

**Berberis – Berberis vulgaris – Sauerdorn**

Der Sauerdorn kommt in der Homöopathie häufig bei der Tendenz zu Übersäuerung auch mit harnsauren Konkrementen zum Einsatz. Kent schreibt: *„Passt für allgemeine rheumatische und gichtische Erscheinungen, weniger für lokalisierte Leiden. Anämische, schwächliche Konstitutionen; bleich und kränklich, vorzeitig alt und verbraucht. Wandernde Schmerzen bei gichtischer Diathese (Kent 1958, S. 71)*[18]. Das Präparat wirkt auf Nieren und ableitende Harnwege sowie auf das Leber-Galle-System und findet daher auch beim hepato-renalen Syndrom als Arznei Verwendung.

| Aus dem Arzneimittelbild von Berberis | |
|---|---|
| **Nervensystem & Psyche** | |
| • Konzentrationsschwäche<br>• Apathie, Gleichgültigkeit<br>• Schreckhaftigkeit, Ängstlichkeit<br>• Ärgerliche, verdrießliche Stimmung<br>• Reizbarkeit | • „sieht Trugbilder in der Dämmerung"<br>• Kältegefühle im Kopfbereich<br>• Schwindelgefühle<br>• Ohnmacht |
| **Schmerzen** | |
| • Schmerz unter dem rechten Schulterblatt (Leberbezug)<br>• Rheumatische Beschwerden<br>• Typisch: Schmerz von einem Punkt ausstrahlend<br>• Schmerzen wechseln schnell den Ort und ihren Character<br>• Bewegung verstärkt die Beschwerden<br>• Schmerzen schießend, stechend, brennend, beißend | • Schmerz in Hüften und Oberschenkeln (auch bei Harnwegsinfekten; Nierenbezug)<br>• Kältegefühle am äußeren Oberschenkel (als ob Quecksilber auf oder unter der Haut liefe)<br>• Fersenschmerz<br>• Lähmiges Gefühl der Beine<br>• Schmerz in der Lendengegend (als ob es gequetscht wäre, stechend) |
| **Verdauungsbeschwerden** | |
| • Gallekolik, Gallesteine<br>• Übelkeit, Sodbrennen<br>• Hämorrhoiden – juckend, brennend (vgl. Sulfur)<br>• Schmerz vom Magen zum Rücken hin ziehend oder umgekehrt<br>• Nieren und Harnwege | • Nieren-, und Blasensymptome<br>• Nierenkolik<br>• Schmerzen beim Urinieren<br>• Schmerzen von den Nieren ausgehend, ziehend in viele Richtungen<br>• Dysurie, brennende Schmerzen |

▶

*Tab. 7: Arzneimittelbild von Berberis*

| Aus dem Arzneimittelbild von Berberis | |
|---|---|
| **Haut & Schleimhäute** | |
| • Trockenheit der Schleimhäute<br>• Ekzeme von Anus und Händen | • Ekzeme, die später eine Färbung annehmen, ähnlich wie Leberflecken |
| **Sonstiges** | |
| • Heiserkeit, Pharyngitis mit einem typischem Pflockgefühl im Hals | |

*Tab. 7: Arzneimittelbild von Berberis (Fortsetzung)*

**Kasuistik:** Pat. männlich, 47 J. alt sucht die Praxis wg. einem etwas „ungewöhnlichen" Fersenspornes auf. Dieser betraf nicht wie so häufig die Plantarseite des Fußes, sondern – so der orthopädische Befund – hatte sich am Fersenbein gebildet. Röntgenologisch war dieser jedoch kaum zu erkennen. Die empfundenen Schmerzen deckten sich wie so oft nicht mit dem orthopädischen Befund. Diverse Therapien in der orthopädischen Praxis wie bspw. Laserbehandlungen brachten dem Patienten keinen Erfolg. Eine Operation war bereits angeraten. Augendiagnostisch handelte es sich um einen „bindegewebsschwachen Typus" – eine Varizen-OP war bei diesem Pat. bereits erfolgt und er neigte zu Ödemen der Beine. Anamnestisch wurde von leichten Blasenbeschwerden (Reizblase) sowie einer Gallenblasen-OP berichtet. Die Leberwerte waren immer noch leicht erhöht – es zeigten sich massiv erhöhte Werte der Harnsäure. Nach einer 7 wöchigen Basisentgiftung zeigte sich eine Besserung sowohl der Leberwerte, als auch der Harnsäurewerte. Die ödematöse Schwellung der Unterschenkel hatte sich deutlich verringert – jedoch hatte sich der Fersenschmerz zwar etwas – aber nicht nennenswert verbessert. Nach homöopathischer Repertorisation wurde Berberis C9 verordnet. Bereits nach der zweiten Gabe (!) berichtete der Patient von einer erheblichen Besserung seiner Beschwerden. Nach 2 Wochen hatte er keine nennenswerten Schmerzen mehr. In diesem Fall war sicherlich zum großen Teil die Stoffwechsellage der Leber sowie der erhöhte Harnsäurespiegel mitverursachend für die Fersenschmerzen. In regelmäßigen Abständen werden „vorbeugend" aktuell benötigte Komplexmittel zur Stoffwechselstabilisierung und Harnsäureausleitung verordnet.

**Carbo vegetabilis – Holzkohle**

Dieses bedeutende homöopathische Mittel wird von indischen Homöopathen häufig als „Beleber der Leichen" bezeichnet, was auf seine starken aktivierenden Kräfte und seine vitalisierende Wirkung bei atonischen Zuständen verweist. Bereits Hahnemann erwähnte es neben Sulfur, Hepar sulf. oder Carbo animalis als sog. „Zwischenmittel", um den Organismus im Falle stockender Heilung neu anzuregen, die Dynamis zu aktivieren und somit „wieder zu beleben". Carbo vegetabilis gilt als Sauerstoffaktivator, besonders wenn sich Stauungen des venösen Systems zeigen. Es kommt in der klassischen Homöopathie bei chronischen Beschwerden mit mangelnder Reaktionsbereitschaft als Zwischenmittel infrage. Sein Einsatz bei Fleisch-, und Fischvergiftungen, bei Beschwerden durch überalterte, ranzige Fette oder sogar bei Alkoholintoxikation ist bekannt. Darüber hinaus wird es außerdem bei Kohlenmonoxidvergiftung als Heilmittel angewendet. Diesbezüglich ist sicherlich die chemische Ähnlichkeit der Ausgangssubstanzen (C) interessant sowie die Fähigkeit von Carbo vegetabilis Gewebe, die eine Unterversorgung mit Sauerstoff aufweisen, wieder entsprechend zu versorgen. (Bei der Kohlenmonoxidvergiftung lagert sich das CO an die Erythrozyten an – es kommt zu einer Minderversorgung der Gewebe mit Sauerstoff – (bleibende) Nervenschäden können die Folge sein, die Vergiftung kann bei entsprechender Stärke der Belastung tödlich enden).

| Aus dem Arzneimittelbild von Carbo vegetabilis | |
|---|---|
| **Allgemein** | |
| • Septische Zustände<br>• Atonische Zustände<br>• Fleisch-, Fischvergiftung<br>• Kohlenmonoxidvergiftung<br>• Folgen von Schreck, Schock (psych. Gifte)<br>• Reaktionsmangel<br>• Facht die „Dynamis" an | • Mangelnde Sauerstoffversorgung der Gewebe<br>• Große Schwäche nach zehrenden Erkrankungen<br>• Keine Erholung nach durchgemachten Erkrankungen<br>• „nahezu leblos" |
| **Kopf** | |
| • Kopfschmerzen<br>• Gefühl im Kopf wie zerschlagen<br>• Kopfgrind<br>• Kalter Schweiß am Kopf | • Heißer Kopf mit Kälte der Extremitäten<br>• Hut drückt am Kopf |
| **Nervensystem & Psyche** | |
| • Konzentrationsschwäche<br>• Gleichgültigkeit<br>• Verwirrung<br>• Trägheit, Langsamkeit<br>• Lernschwäche bei Kindern<br>• Niedergeschlagenheit | • Morgendliche Angst beim Aufwachen<br>• Zittrigkeit, Schwäche<br>• Fällt leicht in Ohnmacht<br>• Lärmempfindlichkeit |
| **Verdauung** | |
| • Wurmerkrankungen<br>• Fleischvergiftung/Fischvergiftung<br>• Folgen von übermäßigem Genuss von Nahrungsmitteln/Alkohol (vgl. auch Nux vom.) | • Fett<br>• Blähungen<br>• Abdomen aufgetrieben |

*Tab. 8: Arzneimittelbild von Carbo vegetabilis*

**Carcinosinum – NOSODE – Krebsnosode**

Carcinosinum wurde ursprünglich aus Absonderungen eines Mamma-CA hergestellt. Es ist die Nosode des carcinogenen Miasmas. Wie bereits im Kapitel über die Nosoden (s. Seite 56) erwähnt, trägt das carcinogene Miasma ebenso eine syphilitische, destruktive Tendenz in sich, wie sich auch am Beispiel der Entstehung von Missbildungen oder Erkrankungen, die mit Gewebszerstörungen einhergehen, sehr gut zeigen lässt.

Die Nosode Carcinosinum kommt immer dann zum Einsatz, wenn sich 1. entweder im Gesamtbild der Erkrankung eine typische carcinogene erbliche Vorbelastung zeigt (d. h. in einer oder zwei Linien der Vorfahren Krebserkrankungen vorlagen), 2. Wenn die erkrankte Person viel mit Krebskranken zu tun hatte – die Erkrankten bspw. gepflegt oder häufig besucht hat, 3. Wenn beim Betroffenen eine starke Krebsangst vorherrschend ist, 4. Wenn sich übereinstimmende = ähnliche Symptome des Arzneimittelbildes zeigen. Häufig ist der Einsatz der Nosode Carcinosinum auch in solchen Fällen angezeigt, in denen Menschen lange Zeit mit heftiger Furcht oder in schrecklichen Umständen leben mussten. Es ist daher überdies ein Mittel für Menschen, die Missbrauch durchleben mussten und für Menschen, welche seit durchgemachter schrecklicher Situationen und Umstände nicht wieder gesund geworden sind. Sankaran beschreibt als wesentlichen Aspekt des carcinogenen Miasmas *„das zentrale Gefühl (...), dass man Aufgaben vollbringen muss, die man gar nicht vollbringen kann." (Sankaran 2014, S. 61)*[14]. Murphy weist auf die Ähnlichkeit vieler Carcinosinum-Sympome zu der Immunschwächekrankheit AIDS hin wie bspw. hohes Fieber, Abmagerung, geschwollene Drüsen und die chronische Schlaflosigkeit *(vgl. Murphy 2014, S. 493)*[15]. Darüber hinaus finden sich Hinweise, dass Carcinosinum ähnlich wie Thuja oder Silicea dabei hilft, *„die üblen Folgen von Impfungen" zu beseitigen (Ebd.)*[15]. Es wird zudem als **interkurrentes** Mittel eingesetzt, insbesondere dann, wenn sich **Symptomatik** und Zustände ständig **abwechseln**. Wie bei anderen Nosoden auch, empfiehlt es sich, vor und/oder begleitend zur Gabe unbedingt eine Basisentgiftung wie beschrieben durchzuführen.

## Aus dem Arzneimittelbild von Carcinosinum

### Allgemein

- Krebsangst
- Krebserkrankungen in der Familie
- Viel in Kontakt mit krebserkrankten Menschen
- Erschöpfung, Burn Out, chronische Müdigkeit
- Beschwerden nach emotionalen Schocks
- Häufiges Seufzen & Stöhnen
- Vorgeschichte von heftigen akuten Infektionskrankheiten, wie z. B. Pertussis, rheumatisches Fieber bei Kindern, Malaria, Masern oder Mononukleose
- Symptome erscheinen nach Aufenthalt im **Wind**

### Nervensystem & Psyche

- Tendenz, sich zu viel zu zumuten
- Opferthematik
- Missbrauch in der Vorgeschichte; Leben in destruktiven Beziehungsmustern
- Sehr mitfühlende Personen
- Sehr tierlieb
- Kümmern sich aufopfernd um andere
- Rastlos, ungeduldig – immer in Eile
- Hyperaktivität
- ADHS
- Zwanghaftes Verhalten
- Viele Ängste und Phobien (z. B. vor Tod, Alleinsein, Menschen, vor Krebs, seinen Aufgaben nicht gewachsen zu sein)
- Sehr empfindsam gegen Tadel und Rüge
- Fühlt sich besser vor und bei Gewitter
- Erwartungsspannung
- Chronische Schlaflosigkeit – ohne offensichtlichen Grund
- Down-Syndrom, geistige Retardierung
- Schmerzkrankheit
- Migräne, Kopfschmerz
- Z. n. Kopfverletzungen
- Schwäche & Müdigkeit nach/bei Kopfschmerzen
- Kopfschmerz nach Aufregung & Stress

### Körperliche Erkrankungstendenzen

- Missbildungen
- Anämie
- Perniziöse Anämie, Thalassämie
- Krebs
- Krebskachexie
- Brustkrebs mit starken Schmerzen
- Diverse Allergien – auch gegen Nahrungsmittel
- Entzündungsneigung
- Rheumatismus, Arthritis

### Haut & Schleimhäute

- Langsam heilende Wunden
- Tendenz zu Wucherungen, Keloidbildungen
- Café au lait-Flecken der Haut
- Viele Leberflecke

▶

*Tab. 9: Arzneimittelbild von Carcinosinum*

| Aus dem Arzneimittelbild von Carcinosinum | |
|---|---|
| **Atemwege** | |
| • Rezid. Rhino-Sinusitis<br>• Allergien, Heuschnupfen<br>• Erkältungsneigung<br>• Ehem. **Keuchhusten** – seither nicht mehr gesund | • Bedürfnis tief zu atmen<br>• Nasenbluten |
| **Weibliche Genitalien** | |
| • Myome, Zysten<br>• Häufige Mens<br>• Hypermenorrhoe | • Unterleibskrebs<br>• **Schweißneigung** – oft als klimakterisch verkannt |
| **Verdauungstrakt** | |
| • Leber„schwäche"<br>• Leberzirrhose<br>• Diabetes mellitus<br>• Aphten, wunde Mundschleimhaut<br>• Ulcus ventriculi | • Angst, in der Magengrube empfunden<br>• Obstipation mit Einschnürungsgefühl<br>• Appetit auf vielerlei: Eier, Kaffee, Fett, Milch, **Schokolade** |

*Tab. 9: Arzneimittelbild von Carcinosinum (Fortsetzung)*

**Hypericum perforatum – Johanniskraut**

In der traditionellen Naturheilkunde ist Johanniskraut als Nerven-, und Verletzungsmittel von alters her bekannt und hochgeschätzt. So findet es beispielsweise als ölige Zubereitung bei Verletzungen und Verbrennungen der Haut auch heute noch nach vielfacher Selbstherstellung bei den Menschen Anwendung. Die Indikationen der homöopathischen Arznei Hypericum sind Verletzungen von nervenreichem Gewebe. Insbesondere solche, die sensible Nerven betreffen. So zählen Stich-, und Bissverletzungen, Neuralgien sowie Beschwerden, die durch Sturz z. B. auf den Steiß entstanden sind, zu seinem Einsatzgebiet. Weniger bekannt dürfte die Wirkung von Hypericum bei Beschwerden sein, die durch Impfungen resp. Impfgifte oder auch **Erregertoxine** wie bspw. das **Tetanustoxin** ausgelöst wurden. Sollten Patienten entsprechend dem Arzneimittelbild „ähnliche" Symptome aufweisen, ist sicherlich auch Hypericum ein Mittel, an das gedacht werden kann.

| Aus dem Arzneimittelbild von Hypericum | |
|---|---|
| **Nervensystem & Psyche** | |
| • Nervöse Erregung<br>• Sieht Gespenster<br>• Schlafstörungen<br>• Nervöse Depression nach Schock<br>• Melancholie nach Kopfverletzung<br>• Psychische Folgen von Verletzungen, Schreck oder Schock (vgl. Aconitum)<br>• Gefühl, als ob man hoch in die Luft gehoben wäre und Angst hat, aus dieser Höhe herunterzufallen | • Paralytische Zustände<br>• Starrer Blick<br>• Taubheits-, und Kribbelgefühle in Händen und Füßen<br>• Starkes Empfinden von Schmerz<br>• Überscharfes Gehör und Geruchssinn<br>• Phantomschmerz<br>• Kopf wie vergrößert<br>• Schwindel mit Schwächegefühl |
| **Verdauung** | |
| • Trockener Mund<br>• Hitzegefühl<br>• Alte Geschwüre des Mundes | • Obstipation/Diarrhoe<br>• Bitteres Aufstoßen<br>• Übelkeit & Brechreiz |
| **Verletzungen** | |
| • Stichwunden<br>• Bissverletzungen<br>• Infizierte Wunden<br>• Ulzerationen von Wunden<br>• Schmerzen nach Verletzungen, Injektionen, Punktionen, Operationen<br>• Schmerzen im Nervenverlauf<br>• Neuralgien<br>• Spasmen und Krampfneigung nach Verletzung (Tetanus) | • Stauchungen der Wirbelsäule<br>• Gehirnerschütterung<br>• **Kopfverletzungen**<br>• HWS-Distorsion<br>• Schleudertrauma<br>• Nackensteife<br>• Rückenmarkserschütterung<br>• Alte Narben, die wieder aufbrechen (mögl. Entgiftungsversuch) |
| **Haut & Schleimhäute** | |
| • Insektenstiche, -bisse<br>• Schorf am Ohr<br>• Heiße Ohren<br>• Juckende, beißende Exantheme | • Nesselsucht<br>• Faulige **Geschwüre** – beginnen wund – bilden harte, gelbe Krusten mit heftigem Jucken |
| **Entgiftungsaspekt** | |
| • Entsprechende Beschwerden nach Impfung | • Soll gg. das Tetanustoxin und andere Errregertoxine wirken |

*Tab. 10: Arzneimittelbild von Hypericum*

**Kalium Jodatum – Kaliumjodid**

Inzwischen auch als Ergänzungsmittel aus der Reihe der Schüßler-Salze ist Kalium Jodatum als Heilmittel bei gestörter Schilddrüsenfunktion bekannt. Für Kent ist es: *„ein sehr tiefwirkendes Mittel. Es affiziert die Drüsengewebe und das Periost ganz nach der Art der Syphilis und produziert katarrhalische Entzündungen. Es ist nahe verwandt mit Mercurius; (...) ihre Wirkungen sind so ähnlich, dass Kalium jodatum als Antidot zu Mercurius angesprochen werden kann." (Kent 1958, S. 460)*[18].

Boericke beschreibt Kalium Jodatum in Urtinktur als Heilmittel für berufliche Teeverkoster, die an Husten leiden – seiner Erfahrung gemäß soll das Mittel in der Lage sein den viel konsumierten Tee zu antidotieren *(vgl. Boericke 1994, S. 753)*[19]. Außerdem soll es bei Strahlungsvergiftung zur Anwendung kommen.

| **Aus dem Arzneimittelbild von Kalium Jodatum** | |
|---|---|
| **Nervensystem & Psyche** | |
| • Allgemeine Empfindlichkeit<br>• Depression<br>• Schwermütigkeit<br>• Reizbarkeit<br>• Geschwätzigkeit<br>• Angst | • Ruhelosigkeit, Nervosität<br>• Schreckhaftigkeit<br>• empfindlich gegen Lärm<br>• Kleinigkeiten scheinen unerträglich<br>• Psychische Härte |
| **Haut & Schleimhäute** | |
| • Viele Beschwerden der Nase<br>• Ozaena<br>• Gelbgrüne Sekretionen<br>• Schnupfen mit Nebenhöhlenbeteiligung | • Rachen-, Kehlkopfentzündung<br>• Sekrete aus Geschwüren, Bronchien, Uterus, Nase, Augen, Ohren – übelriechend |
| **Schmerz** | |
| • Nach Verletzung lange Schmerzhaftigkeit<br>• Schmerz, der tief in den Knochen (Syph.) empfunden wird<br>• Gesichtsneuralgie | • Kopfschmerz – chronisch, beidseitig – Schmerz durch die Parietalknochen; Schmerz durch den ganzen Kopf ziehend, wie von Messerstichen oder Nägeln verursacht |
| **Entgiftungsaspekt** | |
| • Quecksilber-Vergiftung | • Strahlenbelastung |

*Tab. 11: Arzneimittelbild von Kalium Jodatum*

19 Boericke, W. Handbuch der homöopathischen Materia medica. Quellenorientierte Neuübersetzung. Haug Verlag 1994

**Lachesis – Lachesis muta – Gift der Buschmeisterschlange**
Das homöopathische Arzneimittel Lachesis zeigt in der Prüfung vielfältige Vergiftungssymptome, eben auch solche, wie sie durch den Schlangenbiss selbst hervorgerufen werden können. Lachesis hat zudem einen ausgeprägten Bezug zu Vergiftungszuständen anderer Genese und kann bei Übereinstimmung der Symptomatik bspw. auch bei Alkoholismus u. Betrunkenheit sowie dem Delirium Tremens zur Anwendung kommen. Nicht nur Schlangenbisse, auch (giftige) Bisse anderer Tiere, infizierte Wunden durch Bisse und Insektenstiche umfassen sein Einsatzgebiet – die typische Lachesis–Symptomatik vorausgesetzt. Im Arzneimittelbild zeigt sich Übererregung und Überempfindlichkeit auf vielen Ebenen. Lachesis affiziert sowohl das Nervensystem und die Psyche als auch das Blut (es wirkt blutzersetzend), das Herz-Kreislauf-System und das Hormonsystem. Kongestionen, Wallungen und Hypertonie zählen zu den ganz typischen Lachesis-Symptomen. Kent bezeichnete es darüber hinaus als Mittel für syphilitische Zustände und Diphterie *(vgl. Kent 1958, S. 498 f.)*[18]. Für Murphy ist es ebenfalls ein Heilmittel bei *„Diphterie und anderen schleichenden Krankheitsformen, wenn der Organismus* **durch und durch vergiftet** *ist und dabei starke Erschöpfungszustände vorherrschen (vgl. Murphy, S. 1154)*[15] *und passend für „Personen, die mit Quecksilber überdosiert wurden und für syphilitische Beschwerden" (Murphy*[15]*, S. 1162)*;* Gerade die ausgeprägte Symptomatik des Nervensystems und die psychischen Symptome von Lachesis können auch im Sinne einer Quecksilber-Belastung interpretiert werden, wo sich oft typisch die Wechselhaftigkeit der Symptomatik zeigt wie Hitze-Kälte-Gefühle, Wallungen, Depression-Manie etc. Die Neigung zu ovariellen Zysten kann als Versuch des Körpers gewertet werden, Schadstoffe abzukapseln und sich damit zu entlasten.

* Gemäß der Miasmenlehre ist Mercurius solubilis Hahn. das homöopathische Hauptmittel für das syphilitische Miasma – im Umkehrschluss kann Quecksilber in grober Form oder hohen Dosen Erkrankungen und Beschwerden des syphilitischen Miasmas auslösen.

| Aus dem Arzneimittelbild von Lachesis | |
|---|---|
| **Nervensystem & Psyche** | |
| • Nervöse Übererregbarkeit<br>• innere Unruhe<br>• Schlafstörungen<br>• Depression – Manie – manische Depression<br>• Epilepsie, Apoplex (li.)<br>• Alkoholismus, Rauschzustände, Delirium tremens | • Empfindlichkeit auf Druck und Berührung<br>• Taubheitsgefühle in Händen und Fingerspitzen<br>• „schläft sich in die Verschlimmerung hinein" z. B. bei Kopfschmerz<br>• Lichtempfindlichkeit, Farbensehen<br>• Entzündungen der Augen |
| **Schmerz** | |
| • Kopfschmerz frontal Migräne – auch supraorbital<br>• Neuralgie des Gesichts – linksseitiger Tinnitus | • Schmerzen der Kieferknochen |
| **Atemtrakt** | |
| • Heuschnupfen mit starken Niesanfällen<br>• Erstickungsgefühle – muss das Fenster öffnen und tief atmen<br>• verträgt nichts Enges an Hals und Körper. „Alles um die Kehle belästigt" (Nash, S. 88)[20]. | • Halsentzündungen – beginnen oftmals links |
| **Verdauungstrakt** | |
| • Leberleiden, Ikterus<br>• Geschwüre | • Aphten<br>• Speichelfluss |
| **Kongestionen** | |
| • Herzklopfen, nervöse Herzbeschwerden, Kongestionen<br>• Hitzewallungen – insbesondere des Gesichtes sowie Schweißausbrüche | • Rotes Gesicht, Kopfkongestion |
| **Weibliche Geschlechtsorgane** | |
| • Bezug zum linken Ovar: linkes Ovar angeschwollen<br>• Tumoren der Ovarien<br>• Wechsel zwischen Frösteln und Hitzewallungen | • Kopfschmerz wenn die Mens. nachlässt<br>• (Absonderungen verbessern die Beschwerden) |

*Tab. 12: Arzneimittelbild von Lachesis*

20 Nash, E. B. Leitsymptome in der homöopathischen Therapie. 19. Auflage. Haug-Verlag 1996

**Malandrinum – NOSODE – Pferdemauke**

Die Nosode Malandrinum wird aus den Krusten von „the grease“ beim Pferd hergestellt, der sogenannten „Pferdemauke“. Sie soll ein sehr effektives Mittel v. a. nach Pockenimpfung darstellen. Allen beschreibt die Nosode Malandrinum als eines *„der besten Mittel bei Impffolgen“ (Allen 2016, S. 274)*[17] und bezieht sich hierbei auf die therapeutische Erfahrung seines Kollegen Taylor: *„in einem Fall, in dem ich Malandrinum 30 als Pockenprophylaxe einsetzte, heilte es sehr hartnäckige* **Aphten**“ *(a. a. O. s. 276)*[11]. Nach Phatak *„beseitigt sie die Überreste* **kanzeröser Infiltrate**“ *(vgl. Phatak S. 398)*[21] und *„Clarke heilte mit diesem Mittel Fälle von ungesunder, trockener, rauer Haut, die jahrelang* **nach einer Impfung gegen Pocken, Masern und Impetigo** *zurückgeblieben war. (...) Malandrinum wurde auf der Grundlage von Schlussfolgerungen mit großem Erfolg bei üblen Folgen von Impfungen eingesetzt.“ (Murphy, S. 1283)*[15]. Burnett nennt als Indikationen für die Gabe von Malandrinum: *„untere Körperhälfte, fettige Haut und fettiges Exanthem. Langsame Eiterung, nie fertig, sobald eine ausheilt, erscheint eine andere (zit. nach Murphy, a. a. O., S. 1284)*[15], was als starker Versuch des Organismus, die durch die Impfung zugeführten problematischen Stoffe, auszuscheiden, gewertet werden kann.

21 Phatak, S. R. Homöopathische Arzneimittellehre. 2. Auflage. Elsevier 2004

| Aus dem Arzneimittelbild von Malandrinum | |
|---|---|
| **Allgemeines** | |
| • Schwäche-, und Abgeschlagenheitsgefühl<br>• Frösteln<br>• TRIAS: Stirnkopfschmerz, Schwindel, Rückenschmerzen | • Männliches Kind spielt dauernd mit seinen Geschlechtsteilen |
| **Nervensystem & Psyche** | |
| • Benommenheit<br>• Verwirrung<br>• Melancholie<br>• Konzentrationsschwierigkeiten: *„große Schwierigkeiten zu erinnern, was gerade gelesen wurde" (Allen S. 274)*[17]<br>• Angst vor jeder geistigen Anstrengung<br>• Schwindel<br>• Träume von Streit und Unannehmlichkeiten<br>• Unruhiger Schlaf | • Kopfschmerz<br>• Stirn-, und Hinterhauptskopfschmerz<br>• Rücken & Extremitäten<br>• Nackensteifigkeit<br>• Rückenschmerz mit Zerschlagenheit<br>• Starker Schmerz quer über das Sakrum<br>• Wundheitsschmerzen der Glieder, der Gelenke<br>• Sensibilitätsstörungen<br>• Füße schlafen ein |
| **Haut & Schleimhäute** | |
| • *„Pocken und Masern" (Murphy S. 1283)*[14]<br>• Furunkel<br>• Pustula maligna<br>• Aphten<br>• Viele ölige Schuppen<br>• Dicke, grüne Krustenbildung<br>• Eitrige Verkrustungen an der Streckseite der Unterarme<br>• Kleine, düstere rote Flecken an den Beinen<br>• Impetigo, welches den Hinterkopf bedeckt | • Trockene, schuppige, rissige Haut v. a. an Händen und Füßen<br>• Rhagaden an Händen und Füßen v. a. durch Kälte, kaltes Wetter begünstigt<br>• Rhagaden der Hände und Fußsohlen<br>• Petechien an den Oberschenkeln<br>• Eitrige oder gelblich-grünliche Absonderungen aus den Ohren<br>• Erbrechen, gallig, mit Übelkeit<br>• Faulige und/oder gelbliche Diarrhoe; dunkelbraune, schwarze Diarrhoe<br>• Fußschweiß mit Verwesungsgeruch |
| **Entgiftungsaspekt** | |
| • Bei Beschwerden, die sich nach Impfungen (insbes. Pocken, Masern) entwickelt haben | • Bei o. g. „Ausscheidungsversuchen" der Haut und Schleimhaut |

*Tab. 13: Arzneimittelbild von Malandrinum*

**Medorrhinum – Gonorrhoe NOSODE**

Neben Thuja ist die Nosode Medorrhinum das Haupt-Therapeutikum des sykotischen Miasmas, welches mit der Infektionskrankheit Gonorrhoe vergesellschaftet ist. Die Nosode wird aus Absonderungen und Sekreten, die bei der Erkrankung entstehen, hergestellt. Wie bei der Gabe von Nosoden nicht unüblich, wird auch die homöopathische Mittelwahl von Medorrhinum nicht nur anhand der exakten Übereinstimmung der individuellen Symptomatik stattfinden. Vielmehr kann sie sich an übergeordneten Symptomenkomplexen orientieren, die auf eine Manifestation des sykotischen Miasmas hinweisen wie bspw. rezidivierende Beschwerden/Entzündungen (!) des Urogenitalsystems oder eine durchgemachte Gonorrhoe in der Vorgeschichte (auch in der Anamnese der Vorfahren!). Als typische Eigenheit im psychischen Bereich einer sykotischen Belastung finden wir die Angst davor, dass eigene Schwächen offenkundig werden könnten und man sich „entblößen" muss. Diese Sorge ist bei Medorrhinum stark ausgeprägt. Möglicherweise von diesen Sorgen und Ängsten mitausgelöst, ist die Fähigkeit, Dinge vorausahnen zu können, den sprichwörtlichen „sechsten" Sinn entwickelt zu haben – möglicherweise aus der Vorsicht heraus, „erkannt" zu werden. Sankaran schreibt hierzu: *„Er hat eine Vorahnung, ein Vorgefühl. Eine unerklärliche innere Wahrnehmung. Er prophezeit unangenehme Geschehnisse. Er neigt dazu, in seine eigenen Gedanken versunken und geistesabwesend zu sein. (...) In ebendieser intellektuellen Verfassung, in diesem Traumzustand findet er dann, dass ihm vertraute Dinge wie fremd und unvertraut aussehen. (...) Er verliert im Gespräch den Faden. (Sankaran 2014, S. 144)*[14].

| Aus dem Arzneimittelbild von Medorrhinum | |
|---|---|
| **Allgemeines** | |
| • Wärme-, und/oder Kälteempfindlichkeit<br>• Erkältungsneigung | • Tendenz zur Entzündung<br>• Wucherungen, Warzen, Tumoren<br>• Empfindung von Hitze, Kälte, Brennen |
| **Nervensystem & Psyche** | |
| • Schwere Beeinträchtigungen des Nervensystems<br>• Kopfschmerz, Migräne, Neuralgien<br>• Depressives Gemüt, Melancholie, Suizidalität, weint viel<br>• Manische Depression, starke Stimmungsschwankungen<br>• Schizophrenie, Paranoia möglich<br>• Multiple Sklerose<br>• M. Alzheimer<br>• Epilepsie, klonische Krämpfe<br>• Zittern am ganzen Körper, innerliches Beben<br>• Starke Reizbarkeit<br>• Kritiksucht, Arroganz<br>• grob, unsensibel<br>• Innere Unruhe, immer in Eile | • Konzentrationsschwierigkeiten, „kann sich nichts merken"<br>• Vergisst, was er sagen wollte<br>• Aggressivität abwechselnd mit Sanftheit<br>• Wechselt von einem Extrem ins Andere<br>• Extrovertiert & vital – introvertiert & erschöpft<br>• Neigt zu Exzessen<br>• Angst, verrückt zu werden<br>• Starke Angst-, und Panikattacken<br>• Gewissenhaftigkeit, Gewissensangst<br>• Empfindlich gegen Tadel<br>• Erwartungsspannung vor Ereignissen<br>• Schlaflosigkeit<br>• Hellsichtige Träume<br>• Erahnt Vorkommnisse |
| **Rücken & Extremitäten** | |
| • Steifheit der Glieder, des Nackens<br>• Schmerz der Wirbelsäule (der ganzen Länge nach, wie wund)<br>• Rheumatische Beschwerden, Arthritis<br>• Schmerzen „wie zerbrochen", als wären die Knochen verrenkt | • Unruhe der Beine<br>• „Ungeschicklichkeit": Gefühl, als habe er die Herrschaft über die Gelenke verloren; Gelenke knicken leicht um<br>• Ödeme der Füße |
| **Entgiftungsaspekt** | |
| • Sykotische-miasmatische Belastung | |

▶

*Tab. 14: Arzneimittelbild von Medorrhinum*

| Aus dem Arzneimittelbild von Medorrhinum | |
|---|---|
| **Haut & Schleimhäute** | |
| • Vielfältige Allergien seit Gonorrhoe<br>• Heuschnupfen<br>• chron. Sinusitis<br>• Nasenpolypen<br>• Vollständiger Geruchs-, und Geschmacksverlust<br>• Aphten, wund – im Mund<br>• Esssüchtig – appetitlos<br>• Heißhunger, starker Durst<br>• Bauchschmerz, Gallekolik<br>• Obstipation, lehmartiger Stuhl<br>• Fettige Gesichtshaut (Thuja!)<br>• Ganzkörperbehaarung<br>• Kälte der Haut – dennoch wird sie gerne zugedeckt | • Trockene Haut und Schleimhäute, Schuppen<br>• Gelbe, kupferfarbene Flecke der Haut<br>• Tiefrote Hautflecke, Leberflecke, Vitiligo<br>• (nervöses) Jucken der Haut – ohne Ekzem<br>• Neurodermitis<br>• „Geschwüre am Ohrringloch" (nach Phatak)[21] zit. in Sankaran 2014, S. 146[14]<br>• Nackenschweiß, Schweiß im Schlaf<br>• Hitzewallungen, Frost-, Schauder<br>• Empfindliche Fußsohlen, Wundheit, kann kaum darauf gehen (vgl. Thuja) |
| **Urogenitaltrakt** | |
| • Dysmenorrhoe<br>• Hypermenorrhoe<br>• Häufige Mens – alle 2–3 Wochen<br>• Sykotisch begründete Infertilität<br>• Herpes Genitalis<br>• Kondylome<br>• Vaginalpilz<br>• Fluor vaginalis – stark riechend<br>• Tumoren der Ovarien | • Uterus myomatosus<br>• Starkes Jucken der Genitalien<br>• Rezid. Zystits, Nephritis<br>• Blasenschwäche<br>• Ständiger Harndrang<br>• Typisch: Empfindung, als ob ein Tropfen in der Harnröhre zurückbliebe<br>• Prostatahypertrophie |

*Tab. 14: Arzneimittelbild von Medorrhinum (Fortsetzung)*

**Mercurius solubilis Hahnemanni – Quecksilber**

Mercurius solubilis Hahn. ist neben der Nosode Syphillinum/Luesinum sowie dem Metall Aurum ein äußerst bedeutendes Heilmittel all jener Erkrankungen, die syphilitischer Natur sind bzw. auf syphilitischer Grundlage entstanden sind. Im Laufe einer Entgiftungskur kann sich immer wieder ein expliziter Mercurius-Zustand zeigen; dies natürlich v. a. bei Personen, die bereits mit belastenden Dosen der Substanz in Kontakt gekommen sind, wie dies bei ehem. Amalgamträgern öfters der Fall ist. Hahnemann selbst schrieb bereits hierzu: *„So entstehen fast unheilbare Quecksilber-Siechthümer durch anhaltend gebrauchte, angreifende, allöopathisch in großen Gaben gegen die Syphilis verordnete Quecksilber-Mittel, da doch, (...) eine oder etliche Gaben eines milden, aber wirksamen Quecksilber-Mittels, die ganze venerische Krankheit sammt dem Schanker in wenigen Tagen gewiß gründlich geheilt haben würden" (Hahnemann 2011, S. 255)*[12]. Im Verlauf der klassischen Entgiftungskur mit der Stütze von Leber – Nieren – Lymphe kann in diesen Fällen Mercurius begleitend verabreicht werden – sofern die Symptomatik mit dem Mittelbild gut übereinstimmt*. Quecksilber ist ein Schwermetall und bringt schwere, z. T. zerstörerische Krankheitsbilder hervor, bei denen es um die Zersetzung der Gewebe geht: *„es wandelt gesunde Zellen in heruntergekommene, entzündete und nekrotische Trümmerhaufen um, zersetzt das Blut, erzeugt tiefgreifende Anämie. Läsionen, ähnlich wie bei Syphilis. (...). Häufig angezeigt im Zweitstadium der Syphilis, wenn febrile Anämie, rheumaartige Schmerzen und Ulzerationen bestehen." (Murphy 2014, S. 1342)*[15]. Auch im psychischen Bereich finden wir schwerwiegendere und tiefgreifendere Störungen mit der Tendenz zur Persönlichkeitsveränderung. Äußerst typisch für Mercurius sol. ist zudem seine Schweißneigung. Nash beschreibt hierzu: *„Sie* (die Schweiße, U. H.) *sind sehr profus und verschaffen keine Linderung, wie es die Schweiße der entzündlichen Krankheiten gewöhnlich tun, sondern im Gegenteil, die Beschwerden nehmen mit dem Schweiß zu. (...) Er kann fast bei jeder Krankheit gefunden werden: bei Halsschmerz, Bronchitis, (...) Abszessen, Rheumatismus (...) und bei vielen anderen. Kurz: in jeder Krankheit, bei welcher dieses profuse und beständige Schwitzen vorhanden ist, ist Mercurius das erste Mittel, an welches man zu denken hat (Nash, S. 25)*[20]. Kent bemerkte zu Mercurius: *„zwei Konstitutionen brauchen dieses Mittel: die syphilitische und die rheumatische bzw. gichtische" (Kent 1958, S. 541)*[18].

* Keinesfalls darf „einfach so" bei Quecksilber-Belastung Mercurius sol. homöopathisch verabreicht werden.

**Aus dem Arzneimittelbild von Mercurius solub.**

**Allgemeines**

- Folgen von Quecksilberbelastung
- Folgen von Impfungen
- Knochen, Drüsen und Haut sind betroffen
- Abmagerung
- Zersetzung der Gewebe, Neigung zur Bildung von Ulcera mit Verhärtungstendenzen
- Wechselnde Symptomatik
- Empfindsamkeit auf seelischer und körperlicher Ebene
- Reichliche, oft wund machende Absonderungen:
- Schweiße, Schnupfen, Speichel
- Der Mercur-Pat. „riecht"

**Nervensystem & Psyche**

- Mentale Instabilität mit wechselnden Gemütszuständen
- Möchte aufgrund Labilität einen Wechsel im Leben: Reisen, andere Arbeit
- Manie - Depression, Melancholie mit Suizidalität
- Starke Unruhe, hastiges Reden
- Angst
- Misstrauen, Argwohn
- Wahnideen
- Ärger, Wut, Aggression mit Hydrophobie
- Wird leicht handgreiflich
- Kein Mitgefühl
- Schwaches Gedächtnis, Konzentrationsschwierigkeiten, Imbezillität
- Gleichgültigkeit
- Hypersensibilität des Sensoriums: Kann keine Zugluft, kein Licht, weder Hitze noch Kälte gut ertragen
- Zittern d. Glieder
- M. Parkinson
- Neuralgien des Gesichtes
- Schwitzt während der Schmerzen
- Kopfschmerz und Migräne mit Spannungsgefühl der Kopfhaut
- Chronischer rheumatischer Kopfschmerz durch Unterdrückung e. Ekzems (vgl. Kent 1958, S. 540)[18]

**Rücken & Extremitäten**

- Rheumatismus
- Konvulsionen der Extremitäten
- Knochenschmerzen (Syph.)
- Gefühl „wie zerbrochen/wie verrenkt"
- Rücken „wie geprellt"
- Abszess d. Gelenke
- eiskalte Akren

*Tab. 15: Arzneimittelbild von Mercurius solub.*

| Aus dem Arzneimittelbild von Mercurius solub. | |
|---|---|
| **Haut & Schleimhäute** | |
| • Häufig feuchte Haut<br>• Juckende Haut<br>• „Sekrete sind wässrig, dünn, schleimig, scharf, brennend, faulig oder dick, grünlich gelb" (Murphy, S. 1342)[15]<br>• Die Sekrete riechen faulig<br>• Ekzeme vielerlei Ausprägung – oft nässend<br>• Profuse Schweiße, übelriechend<br>• Schweiß lindert nicht; Beschwerden nehmen mit dem Schweiß sogar zu<br>• Chron. Eiterungen | • Erkältungsneigung<br>• Chron. Sinusitis<br>• Augenerkrankungen mit starkem Tränenfluss sobald Erkältungen sich in den Augen festsetzen (vgl. Kent 1958 S. 541)[18]<br>• Fließschnupfen reichlich<br>• Atemnot b. Husten/Niesen<br>• Asthma, Emphysem<br>• Starker Speichelfluss (!)<br>• Beschwerden der Geschlechtsorgane: beiderlei Geschlechts |
| **Magen-Darm-Trakt** | |
| • Zunge mit Zahneindrücken<br>• Zittern der Zunge beim Herausstrecken<br>• Wunde Stellen im Mund, Aphten, Stomatitis<br>• Zahnfleisch verschwollen, schwammig, geschwürig, evtl. sogar blutend<br>• Mund ist feucht mit typischem Speichelfluss | • Übler, fauliger Mundgeruch<br>• Zähneknirschen<br>• Gastrische, biliöse Beschwerden<br>• Dysenterie<br>• Stuhl schleimig evtl. blutig – auch eitrig<br>• Obstipation<br>• Colitis ulcerosa |

*Tab. 15: Arzneimittelbild von Mercurius solub. (Fortsetzung)*

**Nux vomica – Brechnuss**

Diese homöopathische Arznei gilt als Heilmittel des überforderten, gestressten und gereizten Zeitgenossen. Menschen, die geistig angestrengt arbeiten, eine hauptsächlich sitzende Lebensweise pflegen und die zudem viele Genussmittel konsumieren benötigen häufig dieses Mittel. Gerade der gesteigerte Konsum von Kaffee, Tabak, Alkohol, aber auch Beruhigungsmitteln kann nahezu als führend für die Mittelwahl von Nux vomica gelten. Allen beschreibt Nux vomica als Arznei bei der *„Neigung zu Streitsucht, Boshaftigkeit, Gehässigkeit;"* die Patienten werden als *„nervös und schwermütig". (Allen 2005, S. 490)*[22] beschrieben. *„Der Nux vomica Patient durchläuft alle Stadien vom unerschöpflichen Arbeiter, der nichts aufschiebt, bis zur Erschöpfung mit Gedächtnisschwäche als Folge seines intensiven Lebenswandels mit toxischen Belastungen. Im Erschöpfungszustand kann er sich schwer ausdrücken aufgrund von Wortfindungsstörungen. Sein Selbstvertrauen sinkt, er wird deshalb peinlich genau" (Ebd., S. 492)*[22].

Rauschzustände, wie sie bei Alkohol-, oder Drogenabhängigkeit auftreten gehören zudem zum Einsatzgebiet dieses Mittels. In der homöopathischen Fachliteratur finden sich sogar Hinweise auf Nux-Vomica-Verordnungen zur Entwöhnung bei Alkoholkrankheit (Tyler)[11]. Auch Vergiftungen, die durch andere Toxine wie bspw. Kohlenmonoxid ausgelöst wurden, zählen zum Einsatzgebiet von Nux vomica, vor allem, wenn ein „berauschtes, nebliges" Gefühl im Kopf besteht. Es wird bei Allen *„als bestes Mittel bei Narkosefolgen" erwähnt (Allen 2005, S. 493)*[22].

22 Allen, H.C. Leitsymptome homöopathischer Arzneimittel. 4. Auflage. Urban & Fischer Verlag 2005

| **Aus dem Arzneimittelbild von Nux vomica** | |
|---|---|
| **Nervensystem & Psyche** | |
| • Patient mit „Eigenheiten", Sturheit<br>• Mürrische, gereizte Stimmung<br>• Ärgerlichkeit, Jähzorn<br>• „ungemütlicher" Zeitgenosse<br>• Cholerisches Temperament – dieser Mensch kann „aus der Haut fahren" und „sehr ungemütlich" werden<br>• Auch depressives Gemüt möglich, Weinerlichkeit<br>• Nervosität | • Überempfindlichkeit auf Reize: Licht-, Geräusch-, Geruchs-, und Geräuschempfindlichkeit, Wind<br>• Beschwerden durch geistige Überarbeitung<br>• Angst vor Armut<br>• Erschöpfung nach Phasen harter Arbeit<br>• Schlafstörungen |
| **Kopf** | |
| • Schwindel, Ohnmachtsneigung<br>• Kopfschmerzen, Migräne<br>• neuralgiforme Kopfschmerzen | • „toxische Kopfschmerzen durch Drogen, Alkohol, Kopfschmerz nach Arzneien" (Murphy S. 1470)[15] |
| **Haut und Schleimhäute** | |
| • Saure Schweiße | • Schnupfen – nachts trocken aber tagsüber fließend |
| **Verdauungssystem** | |
| • Obstipationskopfschmerz (mangelnde Ausscheidung und Entgiftung)<br>• Obstipation – auch wechselnd mit Durchfall oder schleimigen Absonderungen, oft hilfreich bei Menschen, die häufig Abführmittel genommen haben oder davon abhängig sind<br>• Krampfartige Magen-Darm-Beschwerden | • Magendruck, bitteres Aufstoßen, Sodbrennen<br>• aufgetriebenes Abdomen<br>• Übelkeit, Erbrechen<br>• Appetit auf stark gewürzte, scharfe Speisen, auf Kaffee, Hochprozentiges etc.<br>• Leber-Galle-Beschwerden |
| **Sonstiges** | |
| • Rückenschmerzen, Lumbago, Muskelschmerzen, schmerzhafte Wadenkrämpfe | |

*Tab. 16: Arzneimittelbild von Nux vomica*

**Okoubaka – Rinde des Okoubaka-Baumes**
Das homöopathische Arzneimittel aus der Rinde des Okoubaka-Baumes stellt ein Entgiftungsmittel par éxcellence dar. Es wirkt auf Haut und Schleimhäute (v. a. des Verdauungstraktes) und unterstützt über diesen Weg die Stabilisierung des Immunsystems, gerade dann, wenn es durch Infektionen geschwächt worden ist. Allen beschreibt als Okoubaka-Indikationen: *„mangelnde Erholung nach Grippe: Kopfschmerzen, Herzstechen, Konzentrationsschwäche, Ermüdbarkeit, Appetitlosigkeit; noch Toxoplasmoseinfektion, auch weit zurückliegend. Lange Erholungszeit nach Kinderkrankheiten oder wenn ein Exanthem nicht richtig herausgekommen ist. Patienten, die früher eine Tropenkrankheit (Malaria) gehabt haben und noch immer wiederkehrende Beschwerden, egal welcher Art, haben." (Allen 2005, S. 495)*[22].

| Aus dem Arzneimittelbild von Okoubaka | |
|---|---|
| **Allgemein** | |
| • Wird bei Intoxikationen durch Infekte oder verdorbene Lebensmittel eingesetzt<br>• Wirkt auf den Magen-Darm-Trakt, das Leber-Galle-System, die Pankreas | • Stützt das Immunsystem<br>• Zur Regeneration nach Infektionen<br>• Bei Allergien & Heuschnupfen, Ekzemen |
| **Verdauungssystem** | |
| • Dyspepsie<br>• Roemheld-Syndrom<br>• Unverträglichkeit von Speisen, Nahrungsmittelintoleranz<br>• Bei Nahrungsumstellung auf Reisen o. ä. – Reisedurchfall<br>• Restbeschwerden im Magen-Darm-Trakt oder Leber-Galle-Pankreas-Bereich. | • Nach Infektionen z. B. Ruhr oder<br>• Salmonellose oder Pankreasschwäche nach infektiöser Hepatitis (vgl. Allen 2005, S. 495)[22].<br>• Magen-Darm-Beschwerden nach Antibiose (wird oft begleitend verordnet)<br>• Soll die Darmflora stabilisieren |

*Tab. 17: Arzneimittelbild von Okoubaka*

**Phosphorus – Phosphor**

Als homöopathische Arznei kommt Phosphorus vor allem als Heilmittel bei Reizungs-, Entzündungs-, und Degenerationszuständen der serösen Häute und Schleimhäute in Betracht. Es besteht eine allgemeine Tendenz zu zehrenden, schwächenden Erkrankungen (Anämie, Erschöpfung). Entzündliche Erkrankungen des Nervensystems mit Lähmungen sowie nekrotisierende Knochenerkrankungen sind wichtige Einsatzgebiete der Arznei. Die Leber kann zu fettigen Veränderungen, aber auch zur Zirrhose tendieren. Boericke schreibt zum Wirkungsbereich von Phosphorus: *„Phosphor erzeugt das Bild eines Katabolismus. Er verursacht eine gelbe Atrophie der Leber und eine subakute Hepatitis" (Boericke 1994, S. 597)*[19].

Interessant scheint im Zusammenhang zwischen Leber und psychischem Wohlbefinden, dass die Leber* neben dem Gehirn eines derjenigen Organe darstellt, welche viel Phosphor enthalten. Dr. Otto Hauswirth, der sich intensiv mit der Wirkung chemischer bzw. pharmakologischer Stoffe auf das Vegetativum beschäftigt hat, schrieb hierzu 1953: *„Bei Depression, zeitlich konform mit der Tiefe der endogenen Verstimmung, zeigt sich vermehrt Ausscheidung von Phosphor* (S-)**. *Württemberg, das im Boden ein Phosphordefizit aufweist, ist besonders reich an Einwohnern, die an Depressionen leiden." (Hauswirth 1953, S. 131)*[23]. Auf der psychischen Ebene sticht beim Arzneimittelbild von Phosphorus tatsächlich eine Neigung zu depressivem Gemüt und eine große sensitive Empfindlichkeit heraus: der Patient ist empfindsam gegen viele äußere Eindrücke wie schwache Gerüche, leichte Berührung oder leiseste Geräusche – er/sie kann über eine Empfindsamkeit für die Atmosphäre und sogar hellseherische Fähigkeiten verfügen. Sankaran beschreibt: *„der Phosphorus-Patient fühlt sich im Wesentlichen ungeliebt und unbeachtet, worauf er damit reagiert, dass er liebenswürdig, freundlich und warmherzig ist, hoffend, dass Liebe und Sorge erwidert werden. Er muss den Gefühlen seiner Mitmenschen gegenüber empfindsam sein, um ihre Zuneigung zu gewinnen" (Sankaran 2014, S. 173)*[14].

* Naturheilkundlich wird die Leber bei psychischen Verstimmungen häufig mit in die Behandlung mit einbezogen.

** Er ordnete chemische Verbindungen ihrer steigernden/hemmenden Wirkung auf Sympathikuns/Parasympathikus zu. S- bedeutet entsprechend dieser Kategorisierung: sympathikolytische Wirkung.

23 Hauswirth, O. Vegetative Konstitutionstherapie. Springer 1953

Phosphorus ist eine bedeutende Arznei des tuberkulinen Miasmas. Boericke empfiehlt sie bei entsprechenden Beschwerden, wenn diese durch übermäßigen Jod- und/oder Salzgebrauch aufgetreten sind (*Boericke 1994, S. 597*)[19]; Phosphorus soll Übelkeit und Erbrechen, welche nach Äther oder Chloroform-Gaben aufgetreten sind, antidotieren (*vgl. Murphy 2014, S. 1584*)[15]. Bei Kent finden wir des Weiteren die Erwähnung von Phosphorus als Heilmittel bei Alkoholismus (*Kent 1958, S. 611*)[18].

| **Aus dem Arzneimittelbild von Phosphorus** | |
|---|---|
| **Allgemeines** | |
| • Große Empfindlichkeit<br>• Sensibilität<br>• Auch das Gegenteil kann eintreten: Unterempfindlichkeit, Gleichgültigkeit v. a. gegen die Angehörigen (vgl. Sepia)<br>• Fettige Degeneration diverser Organe (Herz, Nieren, Leber) | • Blutungsneigung, die kleinste Verletzung blutet stark, Hypermenorrhoe, Nasenbluten<br>• Brennende Beschwerden<br>• Plötzliche Entkräftung<br>• Kälte verschlechtert<br>• Nachtschweiß, riecht nach Schwefel und Knoblauch |
| **Nervensystem & Psyche** | |
| • „hört die Flöhe husten"<br>• Hypersensitivität<br>• Empfindlich gegen Geräusche, Berührung, Licht, Kälte<br>• Depression<br>• Traurigkeit<br>• Hysterie<br>• Ängstlichkeit<br>• Angst, die aus dem Magen zu kommen scheint | • Furcht vor Gewittern<br>• Reizbarkeit mit Erregungszuständen<br>• Müdigkeit, Schwäche, Erschöpfung<br>• Großes Ruhebedürfnis<br>• Muskelzittern<br>• Muskelzucken<br>• Herzklopfen<br>• Lähmung mit Ameisenlaufen<br>• Stolpern, unsicherer Gang<br>• Neuralgische Schmerzen |
| **Verdauungstrakt** | |
| • Mundvolles Aufstoßen von Nahrung<br>• Brennende Magenschmerzen<br>• Magengeschwüre | • Besserung von Magenschmerz durch kaltes Wasser<br>• Diabetes |

*Tab. 18: Arzneimittelbild von Phosphorus*

| Aus dem Arzneimittelbild von Phosphorus | |
|---|---|
| **Kopf** | |
| • Periodischer Kopfschmerz<br>• Kopfweh durch geistige Anstrengung<br>• Heftiger Kopfschmerz mit Hungergefühlen<br>• Kopfschmerz als ob jemand an den Haaren zöge (kann während Kopfschmerz die Haare nicht zusammenbinden) | • Neuralgien des Kopfes<br>• Hitze des Gesichts und/oder Vorderkopfes<br>• Manchmal: Kälte des Hinterkopfes<br>• Meningitis |
| **Rücken & Extremitäten** | |
| • Steifheitsgefühle: Nacken, zwischen den Schulterblättern<br>• Viele Rückenbeschwerden<br>• Hitzegefühle im Bereich der Wirbelsäule<br>• Steißbeinschmerz | • Lähmung/lähmungsartige Schwäche mit Zittern und Taubheit der Glieder<br>• Nach Kent: angezeigt bei Multipler Sklerose mit Schwäche & Zittern der Glieder (Kent 1958, S.617)[18]<br>• Akute Entzündung der Knie-, und Hüftgelenke |
| **Verdauungstrakt** | |
| • Empfindlichkeit des Leibes<br>• Typisch: Gurgeln im Bauch<br>• Diarrhoe: stinkend, gelb, wässrig, fleischwasserartig, unwillkürlich (Hydrantenstuhl, Cholera) | • Chron. Obstipation<br>• Wechsel von Diarrhoe & Obstipation v. a. bei Älteren<br>• Polypen des Mastdarms<br>• Hämorrhoiden |
| **Sonstiges** | |
| • Kehlkopfentzündung, Heiserkeit<br>• Brustschmerzen | • Brustbeklemmung<br>• Pneumonie |

*Tab. 18: Arzneimittelbild von Phosphorus (Fortsetzung)*

**Platinum metallicum – Platinum – Platin**

Die homöopathische Arznei Platinum kommt vielfach bei gynäkologischen Beschwerden zum Einsatz, daher wird sie oft auch als Frauenmittel bezeichnet, was jedoch nicht heißen soll, dass sie ausschließlich bei Frauen eingesetzt werden könnte oder sollte, sondern regulär nach dem Ähnlichkeitsprinzip zu wählen ist. Was bei Platinum sofort ins Auge sticht, ist ein gestörtes Verhältnis für Größenverhältnisse mit oftmals seelischem Überlegenheitsgefühl sowie der ausgeprägte **Wechsel** zwischen körperlicher und seelisch-geistiger Symptomatik. Es stellt ein Heilmittel für vielfältige Störungen der Menstruation sowie Uteruserkrankungen dar und kommt bei psychischen Erkrankungen wie Erotomanie, Hysterie oder Persönlichkeitsstörungen zum Einsatz. Hervorstechend zeigt sich die Symptomatik des Nervensystems (s. u.) und die Indikation bei Vergiftungen durch Blei: *„Ein sonderbares Symptom, das man normalerweise mit Plumbum assoziiert, ist bei Platinum ebenfalls zu finden: ein ziehender Schmerz im Nabel, wie von einer Schnur, die den Nabel einwärts zu ziehen scheint. Kent kommentiert: „diese Schmerzen erinnern sehr an diejenigen von Plumbum, in der Tat ist Platinum schon oft erfolgreich gegen Bleikoliken eingesetzt worden" (Tyler 2008, S. 759)*[11].

| Aus dem Arzneimittelbild von Platinum metallicum | |
|---|---|
| **Allgemeines** | |
| • Allgemeine Wechselhaftigkeit der Symptomatik | • Symptome entwickeln sich oft nach Kränkung, Vergewaltigung, Missbrauch, Blutverlust, Bleivergiftung |
| **Nervensystem & Psyche** | |
| • Starke Stimmungsschwankungen<br>• Traurigkeit<br>• Lachen im falschen Moment<br>• Gestörtes Gefühl für Proportionen<br>• Gegenstände wirken klein oder sehen klein aus<br>• Geistesabwesend<br>• Wahnideen<br>• Erotomanie, liebeskrank<br>• Größenwahn, herablassend, tadelsüchtig, Stolz, hochmütiges Wesen, verachtet andere | • Megalomanie<br>• Taubheitsgefühle, Lähmung, Missempfindungen, Anästhesie<br>• Überempfindlichkeit<br>• Kleinigkeiten lösen großen Ärger und Verdruss aus<br>• Schmerzen nehmen allmählich zu und ab<br>• Betäubende Schmerzen, Spasmen<br>• Wechsel zwischen körperlicher und seelischer Symptomatik |
| **Kopf** | |
| • Kopfschmerz, der langsam stärker wird | • Taubes Gefühl im Vorderkopf<br>• Schwindel – auch mit Bewusstlosigkeit |
| **Verdauungstrakt** | |
| • Heißhunger<br>• Übelkeit mit Angst & Schwäche<br>• „Gaumen fühlt sich wie verlängert" an<br>• Zunge „wie verbrüht" | • Kolik durch Bleivergiftung<br>• Obstipation nach Bleivergiftung – oftmals sehr hartnäckig<br>• Stuhl wie verbrannt<br>• Würmer (Milieu!) |
| **Weibliche Genitalien** | |
| • Ovariitis, Tumoren der Ovarien<br>• Diverse Menstruationsstörungen: Hypo-, Hypermenorrhoe, Metrorrhagie, schwarzer Blutfluss | • Dysmenorrhoe<br>• Hitzewallungen i. Wechsel mit Frösteln |
| **Entgiftungsaspekt** | |
| • „Ein Antidot gegen Bleivergiftung" (Murphy 2014, S. 1628)[15] | |

*Tab. 19: Arzneimittelbild von Platinum metallicum*

**Plumbum metallicum – Blei**

Die Arznei kommt auf der körperlichen Ebene bei diversen sklerotischen Zuständen, wie sie gerade im Zusammenhang mit Alterungsprozessen vorkommen, sowie häufig bei (degenerativen) neurologischen Erkrankungen zum Einsatz. Auf der psychischen Ebene finden sich depressive Zustände auch mit suizidaler Neigung, aber auch Wahnvorstellungen: *„Wahnidee, dass er Schlösser und Paläste sehe" oder „Wahnidee er sei von Soldaten verfolgt" (Sankaran 2014, S. 181)*[14]. Plumbum metallicum ist dem syphilitischen Miasma zugeordnet.

Mit Plumbum metallicum haben wir geradezu ein Paradebeispiel des homöopathischen Wirkprinzips vor uns: so zeigen sich in der Arzneimittelprüfung viele der typischen Bleivergiftungssymptome. Bekannte homöopathische Ärzte berichteten in ihren Schriften von der antidotierenden Wirkung der homöopathischen Arznei Plumbum bei Bleivergiftung und deren Folgen. **Wenn die Symptome ähnlich sind und gut übereinstimmen,** soll hier betont werden. Dieser Grundsatz ist sehr bedeutend für einen Heilerfolg*. Plumbum metallicum findet weiterhin Erwähnung als Heilmittel für die Folgen von unterdrückten Hautausschlägen, Cadmium oder Aluminiumvergiftung *(vgl. Murphy 2014, S. 1633)*[15].

Allgemein sollte bei Vergiftungserscheinungen, welche durch gefährliche Schwermetalle ausgelöst wurden, keine alleinige Gabe der potenzierten Substanz empfohlen werden (selbst dann nicht, wenn dieses mit dem hom. Mittelbild gut übereinstimmt). Hier sollte vorab unbedingt eine gut gewählte Basisentgiftung resp. Organstärkung vorgeschaltet werden bzw. es gelten all jene Hinweise, die unter der Rubrik „Entgiftung bei Schwermetallbelastung" aufgeführt sind.

* Umgekehrt gilt dasselbe: Plumbum met. kann bei ähnlichem/passendem Arzneimittelbild das richtige Heilmittel sein, auch wenn KEINE manifeste Bleivergiftung besteht.

| Aus dem Arzneimittelbild von Plumbum metallicum | |
|---|---|
| **Allgemeines** | |
| • Sklerotische Zustände | • Blut, Verdauung und Nervensystem sind bevorzugte Angriffspunkte |
| **Nervensystem & Psyche** | |
| • Delirante, komatöse Zustände<br>• Depression, Niedergeschlagenheit<br>• Verlangsamtes Denken, Denk-, und Konzentrationsstörungen<br>• Wahnvorstellungen: Verfolgungswahn, fühlt sich angegriffen<br>• Hat Angst, vergiftet zu werden (!)*<br>• „Bleilähmung" v. a. der Streckmuskulatur d. Arme<br>• Lähmung mit vorangehendem Schmerz – oft mit Hyperästhesie o. Anästhesie, z.B. Fallhand<br>• Neuralgie, Neuritis z. B. Ischialgie | • Nervendegeneration<br>• Multiple Sklerose<br>• Progressiver Muskelschwund<br>• Erkrankungen des peripheren Nervensystems<br>• Fehlender Patellarsehnenreflex<br>• Schmerzen in atrophierten Extremitäten<br>• Spasmen<br>• Kopfschmerz, als ob eine Kugel aufsteigt<br>• Schlaflosigkeit nachts – schläft ein beim Reden |
| **Verdauungstrakt** | |
| • Verschwollenes Zahnfleisch<br>• Aphten<br>• Stinkende Mundgeschwüre<br>• Typisch für Plumbum: blaue Linien am Zahnfleischrand<br>• Obstipation | • Kolik<br>• Dysphagie<br>• Globus hystericus<br>• Magenschmerz<br>• Fäkales Aufstoßen |
| **Sinnesorgane** | |
| • Optikusneuritis<br>• Glaukom | • Plötzlicher Verlust des Sehens<br>• Tinnitus |
| **Sonstiges** | |
| • Chron. Nephritis<br>• Blasenlähmung<br>• Gefühle von Verengung und Einziehung | • Überempfindliche Haut<br>• Trockene Geschwüre<br>• Verhärtung der Mammae<br>• Herzschwäche mit Konstriktionsgefühl |

*Tab. 20: Arzneimittelbild von Plumbum metallicum*

* Es ist nicht selten zu beobachten, dass bei entsprechendem körperlichem Zustand gerade vor denjenigen Erkrankungen und Vorkommnissen Angst besteht, die gewissermaßen schon eingetroffen sind: vgl. Krebsangst beim carcinogenen Miasma.

**Psorinum – Krätzenosode**

*„Psorinum hat enge Beziehungen zu Sulfur. Der Patient scheut sich davor, gewaschen zu werden. Die Haut, besonders die des Gesichts, sieht schmutzig aus, auch wenn sie sauber gewaschen ist", (Kent 1958, S. 633)*[18], so führt James Tyler Kent in seinen gesammelten Vorlesungen in das Arzneimittel Psorinum ein. Tatsächlich finden wir diese und weitere Ähnlichkeiten der beiden Arzneimittelbilder, da Psorinum die Nosode der Psora und Sulfur deren mineralisches Hauptmittel ist. Darüber hinaus soll an dieser Stelle erwähnt werden, dass sowohl Psorinum als auch Sulfur laut Sankaran ebenfalls als Heilmittel für das Lepra-Miasma gelten – wo die Hautausschläge sowie das Gefühl der Verarmung und des Nicht-Dazugehörens maßgebliche Mitteldetails darstellen.

Hauptsächlich finden wir bei der Nosode Psorinum viele Haut und Schleimhautsymptome. Herausragend ist seine Beziehung zu den Atemwegen, chronischem Schnupfen und hier insbesondere zum Heuschnupfen. Abermals sei Kent hier mit einem wichtigen Zitat erwähnt: *„(...) der Patient muss ständig das Taschentuch gebrauchen und dauernd die Nase ausschneuzen, ohne dass anfangs Nasensekretion besteht oder Erleichterung eintritt. Dieser Zustand ist so ausgeprägt, dass manche ihn für ein das ganze Jahr über anhaltendes Heufieber halten. Jedenfalls ist er mit Heufieber eng verwandt. (...) ein Ausdruck von Psora, die einmal im Jahr zum Ausbruch kommt" (Kent 1958, S. 634)*[18].

| Aus dem Arzneimittelbild von Psorinum | |
|---|---|
| **Allgemeines** | |
| • Hauptmittel des psorischen Miasmas<br>• Allgemeine Schwäche, allgemein verminderte Funktionen | • Massive Überempfindlichkeit gegen Kälte |
| **Nervensystem & Psyche** | |
| • Traurigkeit, Weinerlichkeit<br>• Fixe Ideen – von diesen wird sogar in der Nacht geträumt<br>• Angst | • Sorge um die Gesundheit, davor, nicht mehr gesund zu werden<br>• Ist überzeugt, zu verarmen – obwohl gut situiert<br>• Nervöse Gereiztheit |
| **Haut & Schleimhäute** | |
| • viele Hautsymptome<br>• ekzematöse Hautausschläge<br>• Jucken – mit und ohne Hautausschlag<br>• Muss sich stark kratzen – Einrisse und Striemen auf der Haut aufgrund von Kratzen | • Kälte der Kopfhaut – trägt im Sommer eine warme Mütze (vgl. Sil.)<br>• Chron. Rhinitis, Heuschnupfen |

*Tab. 21: Arzneimittelbild von Psorinum*

**Silicea – Kieselerde – Kieselsäure – Quarz**

Silicea stellt sowohl ein bedeutendes biochemisches Heilmittel nach Dr. Schüßler, als auch eine bedeutende Arznei in der klassischen Homöopathie dar. In der biochemischen Anwendung ist Silicea hauptsächlich als Mittel bei Rheumatismus und Eiterungen bekannt. Diese Haupt-Anwendungssymptome entsprechen natürlich ebenfalls dem homöopathischen Arzneimittelbild*. Darüber hinaus ist Silicea ein homöopathisches Heilmittel, welches gezielt zur Unterstützung der körpereigenen Entgiftung eingesetzt werden kann. So wird in der homöopathischen Fachliteratur vielfach als Präparat zur Therapie der Folgen von (Pocken-)impfungen erwähnt *(vgl. Boericke 1994, S. 698[19] oder Phatak 2004, S. 565[21])*. Durch seine bekannte entschlackende Wirkung auf Mesenchym und Bindegewebe wird dies gut erklärbar. Gerne wird es daher auch mit Präparaten zur Nierentherapie kombiniert. Silicea ist sowohl ein tiefgreifend als auch ein langsam wirkendes Mittel. Es wird als „das chronische Pulsatilla“ bezeichnet. Miasmatisch kann es sowohl der Sykosis als auch der Carcinogenie zugeordnet werden.

**Aus dem Arzneimittelbild von Silicea**

**Allgemeines**

- Schlechter Ernährungszustand der Gewebe durch ungenügende Assimilation
- Empfindlichkeit auf allen Ebenen: gegen Reize wie Lärm, Licht (insbes. Tageslicht), nervale Reize
- Unverträglichkeit von Alkohol
- Periodische Erkrankungen
- Impfschäden
- Eiterungen, Abszesse
- Kälteempfinden, allg. Frösteligkeit, erträgt nicht den geringsten Luftzug
- Kalte Hände und Füße
- Erkältungsneigung
- Kälteempfinden in erkrankten Körperteilen
- Geistige & körperliche Erschöpfung

**Nervensystem & Psyche**

- Empfindsamkeit, Dünnhäutigkeit
- Nervöse Schwäche
- Innere Unruhe & Ungeduld
- Nervöse Erregung, Manie
- Abneigung gegen Nadeln oder im Gegenteil: fixe Idee: zählt sie
- Seelisch-geistige Erschöpfung
- Fixe Ideen
- Schlechtes Selbstvertrauen – aber hoher Anspruch an sich selbst
- „gewissenhaft in Kleinigkeiten“
- Erwartungsspannung vor Prüfungen
- Nachgiebig, ängstlich – Angst vor Misserfolg
- Aber auch: Sturheit, Starrköpfigkeit
- Nervenkrämpfe nach Impfung
- Epilepsie
- Gehirn & Wirbelsäule ertragen keine Erschütterungen

*Tab. 22: Arzneimittelbild von Silicea*

* Da ja auch Schüßler Salze homöopathische Arzneimittel sind.

| Aus dem Arzneimittelbild von Silicea | |
|---|---|
| **Kopf** | |
| • Migräne<br>• Neuralgien des Gesichts, Kopf, Augen, Kieferknochen: bohren, ziehen, reißen, stechen<br>• Kopfschmerz durch Fasten, Luftzug, Kälte<br>• Chron. Kopfschmerz seit einer Erkrankung | • Starker Schweiß am Kopf, bis in den Nacken<br>• Besser durch Kopfbedeckung, warmes Einhüllen des Kopfes<br>• Muss den Kopf bedecken, sonst erkältet er sich<br>• Schwindel |
| **Haut & Schleimhäute** | |
| • Akne<br>• Windpockenartiger Ausschlag an der Brust<br>• Empfindung, als läge ein Haar auf der Zunge<br>• Haut tendiert zu Eiterungen, Abszessen, Fisteln, Panaritium<br>• Folgen von unterdrücktem Fußschweiß<br>• Bringt unterdrückte Absonderungen wieder hervor – treibt Fremdkörper aus (Splitterverletzungen) | • Verhärtete Tumoren<br>• Warzen (syk.)<br>• Persistierende Erkältung<br>• Schnupfen, Erkältung nach Haareschneiden<br>• Husten, Pharyngitis mit Auswurf wie schrotkugelartig<br>• Chron. Sinusitis, Otitis<br>• Asthma nach Pockenimpfung |
| **Rücken & Extremitäten** | |
| • Empfindliche Wirbelsäule<br>• Schwäche in Kreuz und Wirbelsäule – schnelles verrenken, verheben<br>• Steißbeinschmerz<br>• Schmerz in den Kieferknochen<br>• Knochenerkrankung der Wirbelsäule | • Ischialgie, Hüftschmerz<br>• Rheumatismus<br>• Beschwerden insbes. nach Zugluft<br>• Starke Steifheit der Glieder, des Nackens<br>• Schwäche der (Sprung-) gelenke |
| **Urogenitaltrakt** | |
| • Blutiger Urin, unwillkürlicher Abgang<br>• Bettnässen<br>• Gonorrhoe | • Harte carc. Knoten der Brust<br>• Hypermenorrhoe mit Eiseskälte des Körpers |
| **Entgiftungsaspekt** | |
| • Nach Impfungen<br>• Bei Impfschäden<br>• Bereinigt mesenchymale Belastungen: lässt Eiter abfließen | • Fördert die Austreibung von Fremdkörpern aus den Geweben |

*Tab. 22: Arzneimittelbild von Silicea (Fortsetzung)*

**Sulphur – Schwefel**

Der Schwefel gilt in der Homöopathie als umfassend wirkendes Mittel und wird oftmals als Polychrest bezeichnet. Sulfur stellt neben der Nosode Psorinum DAS Haupt-Heilmittel des psorischen Miasmas dar und zeigt in der Arzneimittelprüfung viele Hautsymptome des Miasmas. Über die Mittelwahl nach dem bekannten Ähnlichkeitsprinzip hinaus, ist es auch möglich, diese homöopathische Arznei als sog. „Zwischenmittel" zu verordnen, um die Reaktionsfähigkeit des erkrankten Organismus anzufachen, wenn andere – gut gewählte – Mittel nicht anschlagen bzw. nicht die gewünschte Wirkung zeigen. Zumindest wird es häufig als stark resorbierendes Mittel bezeichnet, welches auch nach akuten Erkrankungen zur Anwendung kommt, die nicht völlig ausheilen wollen. Murphy schreibt hierzu: *„Hahnemann fand in Sulfur das homöopathische Gegenstück der eigentümlichen konstitutionellen Schwäche, die dazu neigt, sich in krätzeartigen Hautausschlägen zu manifestieren und die er als Psora bezeichnete. Sulphur ist das Hauptmittel der antipsorischen Arzneien. Es ist diese Eigenschaft von Sulphur, die konstitutionellen Reizstoffe auf die Oberfläche zu leiten, die es zum wichtigsten Antipsorikum Hahnemanns macht. (...) Das* **psorische Gift** *kann bei einer Erkrankung vorhanden und aktiv sein und infolgedessen können scheinbar gut gewählte Arzneien nicht wirken" (Murphy 2014, S. 1974)*[15] Darüber hinaus stellt Sulfur ebenfalls ein Hauptmittel des leprominösen Miasmas dar; dieses zeigt sich wie dessen Haupterkrankung Lepra eben auch durch typische Ekzeme sowie das Gefühl des Erkrankten ausgestoßen zu sein oder nicht dazu zu gehören.

Die Sulfur-Symptomatik ist sehr vielschichtig und umfangreich – so sind überaus viele Symptome aus den Prüfungen bekannt; im folgenden finden Sie daher eine zusammengefasste Übersicht.

| Aus dem Arzneimittelbild von Sulfur | |
|---|---|
| **Allgemeines** | |
| • Brennende & juckende Beschwerden<br>• Rötung von Körperöffnungen<br>• Heißer Kopf & kalte Füße | • Stehen ist sehr unangenehm<br>• Brennende Füße, streckt diese nachts unter der Bettdecke hervor |
| **Nervensystem & Psyche** | |
| • Reizbarkeit, Niedergeschlagenheit<br>• Eigensinnigkeit<br>• „durch den geringsten Ratschlag stark niedergeschlagen"<br>• Besorgt über Kleinigkeiten, Sorge & Angst um andere | • Angst zu Verarmen, zerstört zu werden, der Schande preisgegeben zu werden<br>• Schlafstörungen, Schlaflosigkeit<br>• Alkoholismus<br>• Kopfschmerz, Migräne<br>• Migräne nach dem Schlafen |
| **Haut & Schleimhäute** | |
| • Ekzeme, Krätze<br>• juckende Ausschläge<br>• wunde Haut | • Plethora durch unterdrückte Hautausschläge<br>• Hitzewallungen |
| **Verdauungstrakt** | |
| • Verdauungssystem | • Völliger Appetitverlust oder Gefräßigkeit |
| **Sonstiges** | |
| • Rheumatische Beschwerden<br>• Sehstörungen | • Augenbeschwerden mit Jucken & Brennen, Entzündungen |
| **Entgiftungsaspekt** | |
| • wenn Beschwerden bestehen, die sich durch Impfungen verschlechtert haben<br>• bei Beschwerden, die durch Metalle entstanden sind. (vgl. Murphy, S. 1976)[15]<br>• wenn Alkohol auslösend war | • nach der Unterdrückung von Hautausschlägen<br>• als Zwischenmittel im Laufe einer homöopathischen Therapie<br>• als Mittel zur Therapie des psorischen Miasmas |

*Tab. 23: Arzneimittelbild von Sulfur*

**Kasuistik I:** 43 jährige Patientin, die nach einer Serie von Venofer-Infusionen aufgrund schwerer Eisenmangelanämie (Ferritinwert: 5) typische Sulfur-Symptome entwickelte: Kopfschmerz, sehr auffallend: ständiger Juckreiz bei trockener Haut – besonders nachts; Schwitzen, Hitzewallungen und hochroter Kopf; die Symptomatik wurde sowohl jeweils direkt nach den Infusionen sowie auch in den folgenden Wochen/Monaten immer wieder aufflammend beobachtet – jedoch vom behandelnden Arzt als Wechseljahresbeschwerden interpretiert; Sulfur als Potenzakkord verabreicht brachte sofortige Besserung bei „nur" 2 mal 4 gtt./ Tag, was für Potenzakkorde eine relativ niedrige Gabe darstellt.

**Kasuistik II:** 48 jährige Patientin, Schlafstörungen, Ekzem in der Mitte der Brust mit Wundheit und Juckreiz. Z. N. Hochdosistherapie von Cortison und Novalgin nach Bandscheibenvorfall. Hormonelle Dysbalance: Gestagen, Östrogen vermindert. Häufig besorgt um Angehörige, viele Pflichten; Individuelle Basisentgiftung sowie die Gaben von Sulfur C12 täglich 1 Gabe besserte den Zustand – auch das Ekzem deutlich;

**Syphilinum – Luesinum – Syphiliserreger homöopathisch aufbereitet**

Die Nosode Syphilinum zählt zu den tiefwirkenden Arzneien der Homöopathie. Entsprechend der Miasmenlehre(n) entspricht die Syphilinie schweren, (gewebs)zerstörerenden Krankheitsbildern und steht in der miasmatischen Einordnung nahe bei der Carcinogenie. Syphilinum/Luesinum ist bei diversen schweren Erkrankungen und Syndromen angezeigt, die auf das syphilitische Miasma mit der Tendenz zu Gewebszerfall und Erkrankungen des Nervensystems und der Psyche hinweisen (vgl. Neurolues) sowie natürlich bei allen dem Arzneimittelbild entsprechenden Beschwerden.

Bei Kent finden wir für den Einsatz folgenden wertvollen Hinweis: *„häufig entsteht der Verdacht von latenter Syphilis, wenn nach Sulfur in Hochpotenzen schwerwiegende Verschlimmerungen eintreten. Sulfur in Tiefpotenzen hat keine derartigen Folgen. Falls solche langwierigen Verschlimmerungen eintreten, sollte man immer Syphilinum in Betracht ziehen. Es besteht häufig latente Syphilis, wo man es am wenigsten erwartet. Die Nosode sollte nur in Hochpotenzen verordnet werden (Kent 1958, S. 754)*[18].

## Aus dem Arzneimittelbild von Syphilinum

### Allgemeines

- große Erschöpfung und Schwäche
- typisch ist die nächtliche Verschlimmerung der Beschwerden: „von Sonnenuntergang bis Sonnenaufgang ist die Zeit der heftigsten Beschwerden" (Kent 1958, S. 754)[17]
- Beschwerden stoppen bei Tagesanbruch
- Beschwerden werden als unerträglich empfunden

### Nervensystem & Psyche

- Verlust von Konzentration & Gedächtnis
- Gefühl, verrückt zu werden
- Depression
- Tiefe Verzweiflung
- Ärger, Reizbarkeit
- Unmenschliche Härte
- Will keinen Trost
- Große Angst vor der Nacht (wo sich die Beschwerden verschlimmern)
- Ruhelosigkeit, Schlaflosigkeit
- Angst, vor Ansteckung, Waschzwang, wäscht sich ständig die Hände
- Verlangt nach Alkohol, Alkoholismus
- Unerträglichkeit der Beschwerden – lieber will er/sie sterben
- Heftige Schmerzen
- Starke, betäubende Kopfschmerzen
- Tief im Kopf/Gehirn empfundener Kopfschmerz
- „geradliniger" Kopfschmerz z. B. von Schläfe zu Schläfe oder vom Auge nach hinten (vgl. Boericke 1994, S.739)[19]
- Neuralgien, neuralgiformer Kopfschmerz – dadurch Schlaflosigkeit – um 16 Uhr beginnend
- Schwindel beim Sehen nach Oben
- Epilepsie
- Hemiplegie
- M. Parkinson
- Demenz

### Haut & Schleimhäute

- Verschwollene, fleckige Haut
- Kupferfarbene Ekzeme
- Krustige Haut
- Ichthyosis
- Ulcera an verschiedenen Körperteilen: Mund, Genitalien
- Abszesse, rezidivierend
- Chronische Hautausschläge & Rheumatismus (Boericke 1994, S. 738)[19]
- Übler Hautgeruch
- Starker Juckreiz wie durch Ungeziefer
- Nächtlicher Schweiß
- Starke, schmerzhafte Leukorrhoe

### Atemwege

- Aphonie
- Ozeana
- Asthma
- Husten, „hart"

*Tab. 24: Arzneimittelbild von Syphilinum*

**Aus dem Arzneimittelbild von Syphilinum**

**Verdauungstrakt**

- Kaum Appetit
- Abneigung gg. Fleisch (!)
- Speichelfluss (läuft im Schlaf/Liegen aus dem Mund); vgl. Merc.
- Kariöse Zähne, deformierte Zähne
- Geschwüre im Mund, Magenulcera
- Übelkeit, Erbrechen
- Sodbrennen
- Fissuren d. Anus
- Obstipation, Diarrhoe
- Starkes Verlangen nach Alkohol

**Augen**

- Ophtalmie der Neugeborenen
- Photophobie, Tränenfluss
- Opticusatrophie
- Strabismus, Lähmung der Augenmuskeln

**Rücken & Extremitäten**

- Muskulatur knotig verhärtet
- Steißbeinschmerz
- Knochenschmerzen: Steiß, Schienbein
- Stärkste Empfindsamkeit v. Periost und Schädelknochen
- Knochen wund, kariös, verformt;
- Schmerz der Fußsohlen
- Rheumatismus der Schulter (M. Deltoideus)
- Ischialgie

*Tab. 24: Arzneimittelbild von Syphilinum (Fortsetzung)*

**Thuja – Thuja occidentalis – Lebensbaum**
Hahnemann selbst führte Thuja in den homöopathischen Arzneimittelschatz ein; er hatte diese Arznei ausgiebig geprüft. Nach seinem Dafürhalten war Thuja DAS Heilmittel des sykotischen Miasmas, so wie für ihn Sulfur bspw. das Heilmittel des psorischen Miasmas war*. Hierzu schreibt er in seiner Arzneimittellehre: *„dass der Lebensbaumsaft in jenem scheußlichen Übel von unreinem Beischlaf, den Feigwarzen, (...) spezifisch helfen müsse, und die Erfahrung zeigt auch, dass er das einzige helfende Mittel darin ist (Hahnemann 2015, S. 2452)*[24]. Zu den Hauptwirkungsbereichen von Thuja occidentalis zählen Haut und Schleimhäute, die Drüsen sowie Nervensystem und Psyche. Hervorstechend zeigen sich dabei Symptome des Atemtraktes, des Magen-Darm-Traktes sowie des Urogenitalbereiches. Außerordentlich typisch für das Mittel sind warzenartige Auswüchse, schwammige Wucherungen, Polypen und Lipome. Auch Exantheme, vornehmlich solche, die nach Impfungen entstanden sind, sprechen für den Einsatz von Thuja: *„Burnett zitierte einen Fall von Impfexanthem bei einem Säugling, das aufgetreten war, nachdem sich die Mutter, die ihn stillte, gegen Pocken hatte impfen lassen (Murphy 2014, S. 2063")*[15]. Kent berichtete diesbezüglich: *„Thuja ist ein stark wirkendes Mittel, wenn Tiergifte, z. B. Schlangenbisse, oder Pocken und Impfschäden in der Anamnese eine Rolle spielen" (Kent 1958, S. 765)*[18]. Darüber hinaus wurde Thuja von Bönninghausen bei einer Pockenepidemie sowohl vorbeugend als auch heilend eingesetzt *(vgl. Murphy 2014, S. 2062)*[15]. Durchaus beachtenswert bei Thuja ist das seelische Befinden. Wir haben es hier mit Menschen zu tun, die versuchen „den schönen Schein" aufrecht zu erhalten und sich symbolisch oder sogar im „echten Leben" hinter einer hohen Thujahecke „verschanzen", damit nichts vermeintlich Unrechtes oder Schamhaftes, nach außen an die Öffentlichkeit dringen kann; sie haben Angst vor Fremden und haben hohe moralische Ansprüche an sich, die sich bis zu fanatischen Ideen ausweiten können.

* Er kannte damals die Nosoden noch nicht.

24 Hahnemann, S. Hahnemanns Arzneimittellehre. Gesammelte Arzneimittelprüfungen in drei Bänden. 3. Auflage. Narayana 2015

| Aus dem Arzneimittelbild von Thuja | |
|---|---|
| **Nervensystem & Psyche** | |
| • Introvertiertheit<br>• Macht aus allem ein Geheimnis<br>• Verwirrung, Konzentrationsstörungen<br>• Gereiztheit<br>• Eifersucht<br>• Depression, Neurosen<br>• Weinen bei Musikhören<br>• Gefühl der inneren Schwäche, Gefühl von Zerbrechlichkeit – kann sich steigern bis zur Wahnidee aus Glas zu sein<br>• Zwanghaftigkeit, fixe Ideen und Verhaltensweisen – kann sich bis zu fanatischen, auch religiös-fanatischen Einstellungen steigern | • Verachtet sich selbst, Abneigung gegen das Leben<br>• Furcht vor Infektionen & Ansteckung<br>• Furcht vor Dingen, von denen er glaubt, sie würden schaden (vgl. Sankaran 2014, S. 219)[14] wie Allergene, Luftzug<br>• Schlaflosigkeit<br>• Zuckungen im Schlaf<br>• Träume vom Fallen |
| **Extremitäten** | |
| • Rückenschmerzen insbes. beim Aufstehen nach langem Sitzen<br>• Sykotische Schmerzen; Reißen in Muskulatur und Gelenken | • Fersenschmerz, Achillodynie |
| **Haut & Schleimhäute** | |
| • Chron. Sinusitis, Rhinitis mit gelb-grünem Schleim<br>• Polypen der Nase<br>• Nasenmuschelhyperplasie<br>• Asthma bes. bei geimpften Kindern<br>• Schweiß – stark riechend<br>• Öliger Schweiß, fettige Gesichtshaut<br>• Muttermale, Warzen, Hautpolypen, Naevi | • Herpes, Herpes Zoster<br>• Trockene Haut<br>• Haut mit braunen Flecken<br>• Wucherungen, schwammige Tumore<br>• Varizen des Mundes<br>• Ungewöhnliche Körperbehaarung wie an den Ohrmuscheln, am Fingermittelglied, zusammenwachsende Augenbrauen |
| **Urogenitaltrakt** | |
| • Urethritis, Harnwegsinfekte, geteilter Harnstrahl<br>• Gonorrhoe<br>• Auswüchse an den Genitalien | • Hodenverhärtung<br>• Prostatahyperplasie<br>• Leukorrhoe<br>• Schmerz im linken Ovar, linke Leiste |

▶

*Tab. 25: Arzneimittelbild von Thuja*

| Aus dem Arzneimittelbild von Thuja | |
|---|---|
| **Verdauungstrakt** | |
| • Zunge wie verbrannt<br>• Varizen an Zunge und Mund<br>• Bläschen an der Zunge<br>• Aphten u. Geschwüre im Mund | • Schleimerbrechen<br>• Blähungen<br>• Ranziges Aufstoßen nach Fettem |

*Tab. 25: Arzneimittelbild von Thuja (Fortsetzung)*

**Tuberkulinum – Tuberculinum bovinum**

Die Nosode Tuberkulinum bov. ist neben Phosphorus das Hauptmittel zur homöopathischen Therapie des tuberkulinen Miasmas. Sie wird aus tuberkulösen Lymphdrüsen von Rindern hergestellt. Auf die Differenzierung der diversen Tuberkulinum-Arten und ihre teils unterschiedlichen Arzneimittelbilder sei an dieser Stelle verwiesen (Bacillinum, Tub. Av. etc.). Als wesentliche Symptomatik zeigen sich Beschwerden der Atmungsorgane mit Erkältungsneigung wie chron. Bronchitiden, Pneumonie oder auch Asthma. Die Patienten zeigen eine Tendenz zu chronischen Kopfschmerzen sowie Erschöpfungs-, und Auszehrungszuständen. Murphy schreibt hierzu: *„Tuberculinum greift Gemüt, Lunge, Kopf, Hinterkopf, Drüsen und Kehlkopf an. Wenn die Symptome andauernd wechseln und gut gewählte Mittel nicht wirken. Rückfälle von Erkrankungen. Der Patient ist immer müde, Bewegung ruft starke Ermüdung hervor" (Murphy 2014, S. 2090)*[15]. Weiterhin typisch für Tuberculinum ist der schlechte Schlaf, Nachtschweiße sowie Unruhe auf der psychischen Ebene mit einem dauerhaften Verlangen nach Veränderungen (Reisen, Einrichtung etc.).

| Aus dem Arzneimittelbild von Tuberculinum | |
|---|---|
| **Allgemeines** | |
| • Chronizität von Beschwerden<br>• Erschöpfung<br>• nachlassende Vitalität<br>• Spürt jeden Wetterwechsel | • Kräfteverfall, Gewichtsverlust<br>• Knochenschmerzen<br>• Schmerz in Ohren und Zähnen |
| **Nervensystem & Psyche** | |
| • Schwindel<br>• Kopfschmerzneigung (periodisch)<br>• Kopf schmerzt wie von einem Eisenband um den Kopf<br>• Tiefer, heftiger Kopfschmerz<br>• Stiche durch den Kopf hindurch empfunden – von einem Punkt zum anderen<br>• Meningitis<br>• Rücken-, Nackenschmerzen (starke Spannungsgefühle)<br>• Neurasthenie<br>• Ruhelosigkeit, Unruhe, Nervosität<br>• Wechselhafte Stimmungen<br>• Tiefe Gefühle der Unzufriedenheit, des Unerfüllt-Seins | • Verwirrung<br>• Wutausbrüche<br>• Schnell erregt/aufgeregt<br>• Wunsch nach Veränderung<br>• Empfindlichkeit gegenüber Musik<br>• Hyperaktive Kinder<br>• Kinder sind sehr intelligent, kann die nötige Ruhe für das Lernen nicht aufbringen (Getriebenheit, Unruhe)<br>• Möchte gerne Reisen<br>• Romantische Gefühle<br>• Verliebt sich schnell<br>• Angst vor Tieren – Abneigung gegen Hunde & Katzen |
| **Haut & Schleimhäute** | |
| • „altes Aussehen"<br>• Kribbeln der Haut, Ameisenlaufen<br>• Chron. Ekzem<br>• „gegerbte Haut"<br>• Juckreiz beim Entkleiden | • Schweißneigung<br>• Nachtschweiße<br>• Klebrige Schweiße<br>• Gefühl von feuchter Kleidung am Rücken |
| **Atemwege** | |
| • Erkältungsneigung<br>• Pneumonie nach Grippe<br>• Husten mit Schweiß und Gewichtsverlust | • Erstickungsgefühle<br>• Verlangen nach kalter Luft – aber schlechter durch Zugluft |
| **Verdauungstrakt** | |
| • Ständig Hunger<br>• Flaues Gefühl im Magen<br>• Aufstoßen, Völlegefühl | • Starke Gier auf eiskalte Milch (!)*<br>• Obstipation/Diarrhoe wechseln sich ab |

*Tab. 26: Arzneimittelbild von Tuberculinum*

* Konsum roher Milch erkrankter Kühe gilt als möglicher Übertragungs-, und Infektionsweg für Tbc.

**X-Ray – Röntgenstrahlen**

Die homöopathische Arznei wird durch die Bestrahlung einer Flasche reinen Alkohols mit Röntgenstrahlen hergestellt. Dem homöopathischen Prinzip entsprechend ist das Homöopathikum u. a. auch das entsprechende Heilmittel von Zuständen, die durch (häufige) Röntgenbestrahlung ausgelöst wurden. Schon Wilhelm Conrad Röntgen selbst soll erwähnt haben, dass die *„wiederholte Einwirkung von Röntgenstrahlen Hauterkrankungen hervorruft, denen oftmals Krebs folgt. Es kommt zu Veränderungen im Blut, im Lymphsystem und im Knochenmark" (zit. in Murphy, S. 2170)*[15]. Es kommt nach seinem Dafürhalten daher *„für Krebspatienten, die einer Bestrahlung mit Röntgenstrahlen, Kobalt, unterzogen werden. Für Patienten, die mit Immunsupupressiva und Chemotherapie gegen Tumoren behandelt werden. (a. a. O.).* als Heilmittel infrage.

| **Aus dem Arzneimittelbild von X-Ray** | |
|---|---|
| **Allgemeines** | |
| • Schwäche-, und Erschöpfungszustände<br>• Chron. Ermüdung | • Krankheitsgefühl<br>• Starke Schweißneigung |
| **Nervensystem & Psyche** | |
| • Mag keine Gesellschaft<br>• Traurigkeit<br>• Reizbarkeit<br>• Konzentrations-, und Gedächtnisschwäche | • „Verlangen, jemanden zu töten, besonders vor den und während der Mens" (a. a. O.) |
| **Kopf** | |
| • Stechende Kopfschmerzen an diversen Stellen<br>• Schmerz und Druck im Scheitel<br>• Neuralgischer Kopfschmerz<br>• Schmerz im Oberkiefer, dumpf | • Nackensteifigkeit<br>• Tinnitus, pfeifendes Gefühl im linken Ohr<br>• Dumpfes Hörgefühl |
| **Blut** | |
| • Anämie<br>• Leukämie, Leukopenie<br>• Hämorrhagien<br>• Thrombozytopenie | • „hilfreich für Mangelsyndromen bestimmter Stoffe im Blut" (Murphy, S. 2170)[15] |

*Tab. 27: Arzneimittelbild von X-Ray*

| Aus dem Arzneimittelbild von X-Ray | |
|---|---|
| **Haut & Schleimhäute** | |
| • Verbrennungen, die schlecht heilen<br>• Dermatitis – Strahlendermatitis<br>• Haut verfärbt, blass<br>• Rotes Ekzem, glatt, rechte Gesichtshälfte<br>• Ekzem, linke Stirn | • Verschleimung, grau-grüner Schleim im Rachen<br>• Morgendliche Hustenanfälle mit grünem Sputum<br>• Stockschnupfen, Nasenverstopfung |
| **Verdauungstrakt** | |
| • Starker Durst<br>• Übelkeit<br>• Erbrechen mit starkem Schwitzen<br>• Abneigung gegen Fleisch<br>• Kaum Appetit | • Starke Blähungen<br>• Koliken im linken unteren Abdomen – zur Hüfte ziehend<br>• Stuhldrang vergeblich |
| **Rücken & Extremitäten** | |
| • Generalisierte Gliederschmerzen<br>• Ischialgie rechts<br>• Schmerz der re. Hüfte, der das rechte Bein hinunterzieht<br>• Einschlafen der unteren Beinteile<br>• Rheumatische Schmerzen der Glieder | • „die ganze Wirbelsäule schmerzt" (Allen 2016, S. 483)[17].<br>• Knirschen der Gelenke, bes. der Schultern<br>• „Stromgefühl" der Extremitäten<br>• Lahmes, steifes Gefühl im Rücken |

*Tab. 27: Arzneimittelbild von X-Ray (Fortsetzung)*

Über die o. g. ausführlicheren Arzneimittelbilder hinaus, fasst folgende Tabelle wichtige Arzneien zusammen, die als **Hauptindikationen Vergiftungserschelnungen** aufweisen. Sie verweist auf weitere **therapeutische Optionen**, die bei diversen Verschlackungs-, und Vergiftungssymptomen noch bestehen. Auf die weiterführende Literatur zur **exakten Mittelwahl** sei verwiesen.

| Homöopathische Arznei | Indikation in Bezug auf die Entgiftung |
|---|---|
| Carboneum oxygenisatum – Kohlenmonoxid | Kohlenmonoxidvergiftung |
| Carboneum sulphuratum – Schwefelkohlenstoff | Bleivergiftung, Kohlegasvergiftung (Murphy 2014, S. 488)[15] |
| Ferrum metallicum | Überdosierung von Eisenpräparaten, Eisenvergiftung – letztlich führen v. a. schlecht resorbierbare Eisenpräpate zu Belastungen – auch wenn Personen über eisenhaltiges Wasser zuviel davon aufnehmen – falls sie dieses gar nicht benötigen |
| Oxygenium – Sauerstoff | Influenza, Keuchhusten, Krebs, Morphiumvergiftung, Strychninvergiftung (Murphy 2014, S. 1523)[15] |
| Palladium | Heilmittel bei verletztem Stolz (M. Tyler)[11] „Wenn seelische Gifte wirken" |
| Petroleum | Bleivergiftung |
| Platinum muriaticum Platintetrachlorid | Missbrauch von Quecksilber |
| Plutonium nitricum | Strahlungsvergiftung, Leukämie, Krebserkrankungen, schwere Ermüdung, AIDS |

*Tab. 28: Weitere homöopathische Einzelmittel mit Entgiftungsindikation*

**Mit klassischer Homöopathie entgiften?**

Die klassische Homöopathie ist nicht unbedingt als Lehre bekannt, in der es explizit um das Thema Entgiftung und Entschlackung geht. In mancher Fachliteratur zur klassischen Homöopathie spricht man sich explizit dagegen aus. Die Mittelwahl des Spezifikums soll anhand der exakten Symptomatik erfolgen, etwaige Reaktionen gelten häufig als „Heilreaktion" und werden als Zeichen für die gute Mittelwahl gewertet.

Dieses Buch fußt auf der Grundannahme, dass der erkrankte Organismus in vielen Fällen zu Anfang einer naturheilkundlichen Therapie nicht unbedingt in der Lage ist, die gezielten Heilreize eines homöopathischen Arzneimittels direkt und ohne Reaktionen verarbeiten zu können. „Verschlimmerungen" und das Auftreten bestimmter Symptome in bestimmter Reihenfolge sind nicht immer anhand bestimmter überlieferter Regeln zu bewerten, sondern könnten möglicherweise auch Zeichen von Verschlackungs-, und Vergiftungszuständen sein; Zeichen dafür, dass der erkrankte Organismus nicht genügend Kräfte mobilisieren kann, um den homöopathischen Heilreiz (der umso gezielter, exakter und auch „schärfer" wirkt, je höher die Potenz gewählt wurde) zu verarbeiten und mit einer gesundenden Reaktion zu beantworten – möglicherweise liegen anfangs neben Toxinen zudem auch Defizite an Mineralien-, und Spurenelementen vor!

Daher sollte anfänglich die naturheilkundliche Therapie mit der Stabilisierung des Organismus, mit der Stärkung geschwächter (Entgiftungs-)organe respektive einer Basisentgiftung beginnen; die homöopathische Einzel-Arznei folgt oft erst zu einem späteren Zeitpunkt.

Es sind jedoch die Ausnahmen, die die Regel bestätigen. Zu Anfang der Therapie wird, wie besprochen, meist keine Einzelarznei verabreicht, *es ist jedoch möglich*! So kann ein Patient nach Schadstoffexposition starke Nux vomica, Sulfur oder Carbo veg. – Symptome zeigen, um nur einige wenige zu nennen – in diesen Fällen würden diese homöopathischen Einzelmittel selbstverständlich auch zur Anwendung kommen – gerade auch weil diese Substanzen in der klassischen Homöopathie Entgiftungsmittel darstellen und die bei Beschwerden eingesetzt werden, welche durch Schadstoff*-Exposition entstanden sind.

* Zur Definition von Schadstoffen/Noxen sei auf die einführenden Kapitel verwiesen. Jeder Stoff kann eine Noxe darstellen; das beste Beispiel ist der vielgeliebte Kaffee. Je nach Typus, Dosierung etc. können typische Symptome provoziert werden, die dem homöopathischen Arzneimittelbild Coffea entsprechen.

## 3.2 Komplexmittelhomöopathie und Spagyrik

Wie bereits der Name deutlich ausdrückt, handelt es sich bei Präparaten der komplexhomöopathischen Richtung um homöopathische Arzneimittel, für deren Herstellung verschiedene homöopathische Einzelmittel verwendet worden sind, deren jeweilige Wirkungsspektren sich ähneln. Meist kommen die Ausgangssubstanzen für die Herstellung der Komplexpräparate in verschiedenen tiefen Potenzen zur Anwendung. Die Wirkung zielt dabei jeweils auf ein bestimmtes Organsystem, einen Funktionskreis oder ein Erkrankungstendenz des Organismus ab und kann durchaus aus den Arzneimittelbildern der verwendeten Einzelsubstanzen abgeleitet werden. So kennen wir Komplexpräparate „für die Leber", „für die Nieren", zur hormonellen Regulation, „gegen Husten" usw. Bei manchen Präparaten ist für geübte Therapeuten bereits über den Namen der Wirkungsbezug ersichtlich (z. B. **Hepa**plex Steierl oder **Re**lix spag Peka) – Leider mussten viele Hersteller in den letzten Jahren eine Namensänderung ihrer Präparate vornehmen, die nur noch wenig Bezug zum Wirkungsspektrum der Arznei vorzuweisen hat. Wir lesen dann im Beipackzettel „Arzneimittel der homöopathischen Therapierichtung und ohne Angabe einer Indikation", was in der Praxis durchaus einen erhöhten Beratungsaufwand nach sich gezogen hat. Homöopathisch versierte Therapeuten können aus der jeweiligen Zusammensetzung gut Rückschlüsse auf den Wirkungsbezug des Arzneimittels ziehen.

**Geschichtliches**

Der Arzt Arthur Lutze, der seinerzeit in Köthen eine homöopathische Klinik betrieb, beschrieb in seinem Lehrbuch der Homöopathie bereits im Jahre 1860 die Anwendung von zwei homöopathischen Mitteln – er nannte sie **Doppelmittel.** Von seinem von ihm geschätzten Kollegen Doktor Julius Aegidi wurde diese Methode ca. 28 Jahre zuvor begründet und angewendet und sodann 1833 Samuel Hahnemann unterbreitet. Lutze beschreibt die Anwendung der Doppelmittel folgendermaßen: *„wie bei akuten Krankheiten oftmals zwei Mittel im Wechsel gegeben werden müssen, wenn beide angezeigt sind, so kann man auch bei einem chronischen Leiden, bei welchem durch ein Mittel nicht alle Symptome gedeckt werden, sondern zwei Arzneien auf der Waage liegen, deren jede ziemlich gleiche Berechtigung hat, zuerst gegeben zu werden, so kann man, sage ich, diese beiden Arzneien zusammen geben (...)" (Lutze 1860 S. XXI)*[25]. Gleichzeitig warnt Lutze jedoch ebenso **vor jeder willkürlichen Gabe zweier Mittel, wenn diese nicht homöopathisch passend sei** (ebd. S. XXII f.)[25]. Er veröffentlichte im genannten Werk einen Brief Hahnemanns an Doktor Aegidi von 1833, indem Hahnemann sich dahingehend äußert, einer gut gewählten Gabe zweier Arzneien zur selben Zeit durchaus offen und äußerst positiv gegenüber zu stehen: *„ich freue mich sehr, dass Sie auf einen so glücklichen Gedanken gekommen sind, ihn aber in der nothwendigen Einschränkung gehalten haben: „dass nur in dem Falle zwei Arzneisubstanzen zugleich eingegeben werden sollten, wenn beide gleich homöopathisch dem Fall angemessen scheinen, nur jede von einer andern Seite." Dann ist das Verfahren so vollkommen unserer Kunst gemäß, dass nichts dagegen einzuwenden ist, vielmehr, dass man der Homöopathik zu Ihrem Funde Glück wünschen muss" (...). Ich glaube auch, dass beide Mittel zu gleicher Zeit gegeben werden sollten – so wie ich zu gleicher Zeit Sulphur und Calcaria gebe, wenn ich Hepar Sulph eingebe oder riechen* lasse – oder Schwefel und Quecksilber, wenn ich Zinnober eingebe oder riechen lasse" (Hahnemann, in: Ebd. S. XXV)*[25] Sehr interessant mutet in diesem Zusammenhang tatsächlich der Gedanke an, dass ja jedes (biochemische-homöopathische) Mineralsalz oder jede Substanz, die tatsächlich aus zwei Ausgangssubstanzen entstanden ist, gewissermaßen auch immer ein Doppelmittel darstellt, welches die Wirkungsspektren zweier Substanzen/Elemente in sich trägt!

25 Lutze, A. Lehrbuch der Homöopathie. Cöthen 1860

* Das Riechen an der Arznei stellt eine intensive Mittelgabe dar und sollte daher nur ganz kurz erfolgen.

Die gleichzeitige Anwendung mehrerer homöopathischer Einzelmittel sowie im weiteren Verlauf die Entwicklung der ersten Komplexpräparate werden dem „Lehmpastor" Emanuel Felke (1856–1926) zugeschrieben. Er arbeitete neben der Homöopathie auch mit Phytotherapie, Luft-, Wasser-, und Lehmanwendungen sowie der Antlitz-, und Irisdiagnostik. Aufgrund des immensen Zulaufes war es ihm zeitlich kaum noch möglich, exakte Einzelmittelwahl mittels Repertorisation zu betreiben, was wohl mit ein Grund für ihn gewesen sein mag, homöopathische Mittel in Kombination zu verordnen *(vgl. Stutz 2011, S. 245)*[26].

Sowohl bei der Herstellung komplexhomöopathischer Präparate als auch spagyrischer Heilmittel kommt es also immer „auf die Mischung" an! Gemeinsam ist beiden Präparategruppen, dass durch das Mischen verschiedener homöopathischer Einzelarzneien* jeweils ein neues Arzneimittel entsteht und – wie beschrieben einzelne Substanzen Verwendung finden, die einen gemeinsamen Wirkungsbezug aufweisen. Eine Besonderheit stellen dabei die diversen – teils umfangreichen – Herstellungsprozesse der Spagyrik dar. So werden die verwendeten Heilpflanzen vorab bspw. mazeriert und/ oder verascht mit dem Ziel, potenziell schädliche Substanzen in einen unschädlichen Zustand zu überführen, damit im Laufe des Herstellungsprozesses die reine Heilkraft der Pflanze zur vollen Entfaltung kommen kann. Erst danach erfolgen weitere Verarbeitungs-, und/oder Potenzierungsschritte. Dieses Grundprinzip geht auf den berühmten Arzt Paracelsus zurück, der in allen Dingen sowohl Ungutes und potenziell Schädigendes als auch Positives und Heilendes erkannte. Paracelsus ist darüber hinaus ein weiteres allumfassendes Grundverständnis zu verdanken, das sich teilweise in spagyrischen Präparaten wieder findet: **die Zuordnung der Organe zu den Gestirnen gemäß dem Prinzip: „wie das Gestirn, so der Mensch"**. So wird bspw. das Herz der Sonne und dem Metall Gold zugeordnet (Gold ist Bestandteil der Solunate Nr. 5 – ehem. Cordiak, Nr. 17) oder die Nieren dem Planeten Venus und dem Kupfer (Kupfer ist Bestandteil des Solunates Nr. 16 – ehem. Renalin). Teilweise blicken die unterschiedlichen Arzneimittelhersteller auf eine sehr lange Tradition zurück und stellen ihre Arzneimittel auf Basis alter überlieferter Rezepturen her.

26 Stutz, E. Tief sind die Wurzeln der Homöopathie. Zeitschrift Naturheilpraxis mit Naturmedizin. 2011; 64(3): 245-247.

* In der Regel in unterschiedlichen Tiefpotenzen. Meist werden die Einzelmittel über die letzte Stufe gemeinsam potenziert, was gewissermaßen ein „neues Mittel" entstehen lässt. Anders stellt sich dies bei den Pentarkanen (DHU) dar, bei denen dieser Schritt unterbleibt.

Die Auswahl spagyrischer Komplexpräparate orientiert sich in aller Regel daher an den gestörten zugrundeliegenden organischen Grundfunktionen. Diese können mit diversen diagnostischen Methoden ermittelt werden, die jedem naturheilkundlich Tätigen zur Verfügung stehen. Wählt man rein homöopathische Komplexpräparate kann die Mittelwahl idealerweise konstitutionell passend gemäß den entsprechenden einzelnen Inhaltsstoffen erfolgen.

## 3.3 Die Biochemie nach Dr. Schüßler

Die Therapie mit den Mineralsalzen nach Dr. Schüßler, auch Biochemie nach Dr. Schüßler genannt, zielt darauf ab, über die erfolgreiche Regulation des gestörten Mineralienhaushaltes eine Heilung zu erreichen. Der Begründer dieses Heilverfahrens, Doktor Wilhelm Heinrich Schüßler (1821–1898) arbeitete zunächst viele Jahre als Arzt für Homöopathie; beeinflusst von den Lehren Moleschotts und Virchows gelangte er zu der Überzeugung, dass eine Störung des Mineralienhaushaltes auf zellulärer Ebene als Ursache vieler Erkrankungen zu betrachten sei. So zitiert er diesbezüglich Moleschott: *„in seinem Kreislauf des Lebens sagt Moleschott: ‚der Bau und die Lebensfähigkeit der Organe sind durch die nothwendigen Mengen der anorganischen Bestandtheile bedingt. (...) darin ist es begründet, dass die in den letzten Jahren erwachte Würdigung des Verhältnisses der anorganischen Stoffe zu den einzelnen Theilen des Körpers, (...) der Landwirtschaft und der Heilkunde eine glänzende Zukunft verspricht. (...) Ohne leimgebende Grundlage kein wahrer Knochen, ebenso wenig ein wahrer Knochen ohne Knochenerde, ein Knorpel ohne Knorpelsalz, oder Blut ohne Eisen, Speichel ohne Chlor-Kalium.' (...) Die obigen Worte haben mich veranlasst, eine biochemische Therapie zu gründen" (Schüßler 1925, S. 3)*[27]. Schüßler betrachtete mit Virchow die biochemisch veränderte und somit krankhaft veränderte Körperzelle ursächlich für das Krankheitsgeschehen *(vgl. Schüßler 1925, S. 7)*[27]. Er verwendete für seine neue biochemische Heilmethode zwölf körpereigene Mineralsalze in homöopathisch aufbereiteter Form. Als Ausgangssubstanzen für die Herstellung der biochemischen homöopathischen Arzneimittel dienten ihm jene zwölf Substanzen, die er als Bau-, und Funktionsmittel des Organismus definiert hatte.

27 Schüßler, W. H. Eine abgekürzte Therapie. Anleitung zur biochemischen Behandlung der Krankheiten. 53. Auflage. Schulzesche Hof-Buchdruckerei 1925

### 3.3.1 Schüßler Salze: Homöopathische Arzneimittel

Bei den Schüßler Salzen handelt es sich um homöopathische Arzneimittel, da sie gemäß den Vorschriften des Homöopathischen Arzneibuches (HAB) hergestellt worden sind. Entsprechend sind sie verdünnt und verrieben bzw. verschüttelt. Schüßler verwendete zunächst tiefe C-Potenzen für seine Therapiemethode. Später haben sich die sogenannten „Regelpotenzen" (D6 und D12) eingebürgert. Die Schüßler Salze sind sowohl in Tablettenform* als auch in Tropfen- und Globuliform erhältlich. Die Überzeugung der biochemischen Heilmethode ist es, dass mit der Gabe der Heilmittel der körpereigene Mineralienhaushalt reguliert wird und die Gesundheit auf diesem Wege wiederhergestellt werden kann. Diesen Umstand kennt man jedoch auch in der klassischen Homöopathie. Auch dort werden bestimmte Substanzen aus dem Mineralienreich bekanntermaßen zur Regulation und Verbesserung der Nutrition verwendet. Doktor Schüßler vertrat die Überzeugung, dass jeder, der mit seinen Mitteln arbeite, in Wirklichkeit Biochemie und nicht Homöopathie betreibe, wie folgendes Zitat verdeutlicht: *„Wer von kleinen Gaben reden hört, denkt gewöhnlich sofort an Homöopathie; mein Heilverfahren ist aber kein homöopathisches, denn es gründet sich nicht auf das Aehnlichkeitsprinzip, sondern auf die physiologisch-chemischen Vorgänge, welche im menschlichen Organismus sich vollziehen. Durch mein Heilverfahren werden Störungen, welche in der Bewegung der Moleküle der anorganischen Stoffe des menschlichen Organismus entstanden sind, mittels homogener Stoffe direkt ausgeglichen, während die Homöopathie ihre Heilzwecke mittels heterogener Stoffe indirekt erreicht." (Schüßler 1925, S. 4)*[27]. Hierzu ist außerdem anzumerken, dass die Homöopathie ja teilweise auch die Mineralsalze aus der Biochemie in ihren Heilmittelschatz aufgenommen hat. So haben manche pharmazeutischen Hersteller ein und dieselbe Substanz und Potenz sowohl in ihrem Schüßler Salz Sortiment als auch in ihrer Homöopathie-Linie vertreten.

* Die laut Vorschrift immer Laktose enthalten müssen.

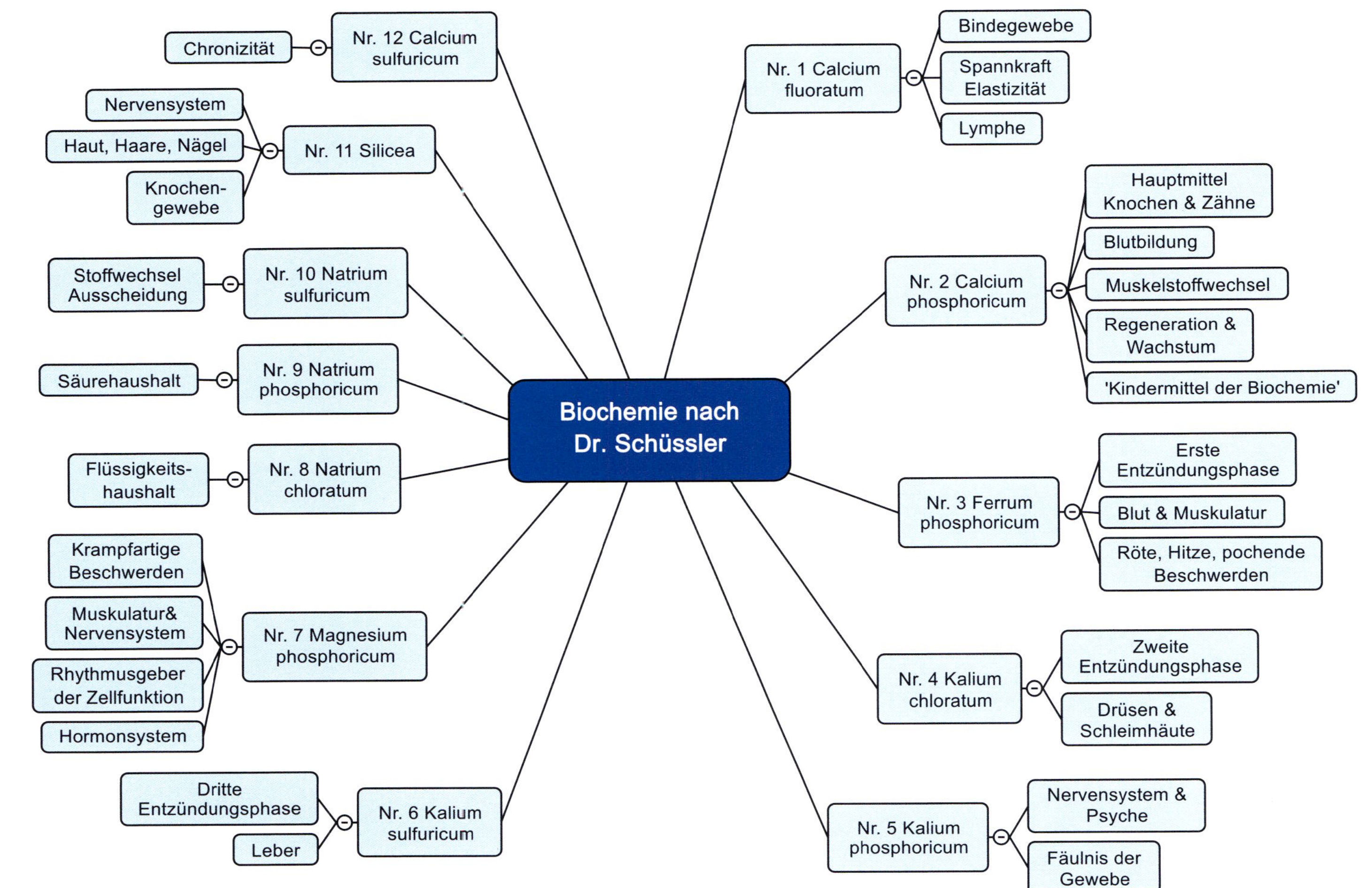


*Abb. 8: Übersicht Biochemie nach Dr. Schüßler*

### 3.3.2 Reizverarbeitung – gesunde Zelle – kranke Zelle

Schüßlers Verständnis zufolge verbraucht eine Körperzelle dann Mineralsalze, wenn sie Reize, insbes. aber pathogene Reize zu verarbeiten hat. Er schreibt hierzu in seinem Grundlagenwerk „eine abgekürzte Therapie": *„wenn ein pathogener Reiz eine Zelle berührt, so wird ihre Funktion dadurch anfangs verstärkt, weil sie sich bemüht, den Reiz abzustoßen. Verliert sie in der Folge dieser Thätigkeit einen Theil ihrer mineralischen Funktionsmittel, so ist sie pathogen verändert" (Ebd.).* Sind nun die entsprechenden Mineralien auf zellulärer Ebene „verbraucht" worden, gelangen sie in einem gesunden Organismus anschließend gewissermaßen „von selbst" wieder an die entsprechen Stellen: *„eine solche Deckung kann spontan, d. h. durch das Heilbestreben der Natur sich vollziehen, indem aus den Zwischenräumen der Zellen die erforderlichen Stoffe in die Zellen eintreten"* so Dr. Schüßler weiter (Ebd.). Läuft dieser Vorgang jedoch nun nicht mehr regelrecht ab, ist Hilfe in molekularer Form durch die Gabe mineralischer Funktionsmittel (der Schüßler Salze)[27] notwendig: *„die Moleküle treten durch das Epithelium der Mund-, und Schlundhöhle in das Blut und diffundieren nach allen Richtungen. Diejenigen Moleküle, welche in den Krankheitsherd gelangen, vollziehen daselbst eine lebhafte Molekularbewegung, in welche gleichartige Stoffe aus der Nachbarschaft treten. Diese Stoffe gelangen in die pathogen veränderten Zellen, und somit kommt eine Heilung zu Stande. Die in integrum restituierten Zellen sind dann wieder im Stande, sich selbstthäthig zu bewegen und auf solche Weise Fremdartiges, überhaupt flüssiges, also auch Exsudate, wenn solche vorhanden sind, abzustoßen (Ebd. f.).* Wir können in diesem Zusammenhang davon ausgehen, dass durch die Gabe der benötigten Mineralstoffe die Zellen zudem in die Lage versetzt werden, belastende Gift-, und Schadstoffe zu verarbeiten resp. auszuscheiden.

### 3.3.3 Mit Schüßler Salzen entgiften

Dem Wirkprinzip der Biochemie entsprechend kann durch die gezielte Durchführung der Regulation des Mineralienhaushaltes mit Schüßler Salzen selbstverständlich auch ganz wunderbar eine Entgiftung des Organismus erfolgen. Ähnlich wie in der Homöopathie gibt es gerade auch in der Mineralstofftherapie bestimmte Salze, die zur Körperentschlackung, Entgiftung und Entsäuerung besonders häufig infrage kommen und zu diesem Zweck besonders häufig eingesetzt werden – zum Teil wurde diese Funktion bereits von Schüßler selbst beschrieben. Betrachtet man im biochemischen Sinne den bereits dargelegten Umgang der Körperzelle mit krankmachenden Reizen, können wir davon ausgehen, dass gerade Schadstoffe einen nicht zu unterschätzenden pathogenen Reiz darstellen, mit dem unser Organismus in der Folge sehr „zu kämpfen" hat. Durch den

Kampf der Körperzelle mit dem Schadstoff können Ungleichgewichte bzw. Defizite des Mineralienhaushaltes entstehen, die der Organismus aus eigener Kraft nicht mehr regulieren kann. Die Störung auf zellulärer Ebene zieht in der Folge meist beträchtliche Störungen des Befindens und Erkrankungen nach sich.

Für die Entgiftung mit Schüßler Salzen gelten dieselben Regeln wie bei der Therapie anderer Erkrankungen: der entsprechende Mineralienbedarf muss zunächst exakt diagnostiziert werden. Entsprechend der Schüßler'schen Lehre sollte der Organismus immer all jene Salze erhalten, die er tatsächlich aktuell benötigt und deren Bedarfs(-stärke) mittels Anamnese sowie Antlitz-, und/oder Zungendiagnose ermittelt worden ist. Auf die entsprechende Fachliteratur zu diesen Themen sei an dieser Stelle verwiesen.

### 3.3.4 Die Anwendung der Schüßler Salze

Die biochemischen Heilmittel gibt es inzwischen in allen gebräuchlichen Darreichungsformen. Am bekanntesten sind sie sicherlich als Tabletten – diese enthalten Laktose und meist Tablettierungshilfsstoffe wie Kartoffel-, oder Weizenstärke. Übrigens ist es eine wissenschaftlich nicht haltbare Mähr, dass die Laktose nach Auflösung im Wasser nach unten absinken würde, so dass man die biochemische Lösung „oben abtrinken" könne ohne Laktose aufzunehmen. Dies wurde im Labor stichhaltig geprüft.* Als Globuli auf Rohrzuckerbasis sowie in Tropfenform sind die Mittel von diversen Herstellern inzwischen ebenso erhältlich wie Salben oder Lotionen. Auf die Hinweise in der Packungsbeilage z. B. welche Darreichungsformen sich für Allergiker, Alkoholkranke oder Kinder eignen, ist jeweils zu achten.

Grundsätzlich haben sich folgende Gabengrößen & Dosierungen in der Praxis bewährt. Diese beruhen auf Schüßlers Grundsatz: „*Die Dosis eines zu biochemischem Zwecke verordneten Salzes darf eher zu klein als zu groß sein. Ist sie zu klein, so führt die Wiederholung derselben zum Ziele; ist sie zu groß, wo wird der beabsichtigte Zweck ganz verfehlt (Schüßler 1925, S. 12)*[27]. Weiter führt er aus „*In akuten Fällen nehme man stündlich oder zweistündlich, in chronischen drei bis viermal täglich ein erbsengroßes Quantum von der Verreibung, entweder trocken oder in einem Teelöffel voll Wasser gelöst. Ein Milligramm Stoff soll durchschnittlich 16 Trillionen Moleküle enthalten, demnach enthält die 6. Decimal-Verreibung deren ungefähr sechzehn Billionen. Diese Summe ist mehr als hinreichend, um Molekularbewegungsstörungen in den Geweben auszugleichen" (Ebd.).*

* Meist vertragen jedoch auch Personen, die an einer Laktoseunverträglichkeit leiden, kleine Mengen an Laktose, wie sie bspw. bei einer Tagesdosis von 4–6 Tabletten zustande kommt, immer noch gut. Wer an einer Laktoseunverträglichkeit leidet kann idealerweise natürlich auch auf Globuli auf Rohrzuckerbasis oder alkoholische Lösungen zurückgreifen.

Eine Gabe entspricht dabei jeweils 5–7 Glob. oder 5–7 Tropfen oder 1 Tbl. Mit Eintritt der Besserung sind die Gaben entsprechend homöopathischer Richtlinien zu reduzieren.

Die Dosen können sich auch für geübte Diagnostiker an den Antlitzzeichen orientieren – entsprechend wird bei starken Antlitzzeichen 3–4 mal täglich eine Gabe als notwendig erachtet; bei leichteren Zeichen kann 1 Gabe/Tag durchaus genügen; Auch hier kann in Anlehnung an die Irisdiagnostik je nach Typus und Konstitution die Gabengröße und Dosis angepasst werden.

### 3.3.5 Biochemische Präparate zur Entgiftung und ihre Bedarfszeichen

**Nr. 1 Calcium Fluoratum – Calciumfluorid – Flußspat – Regelpotenz D12**
Fluorcalcium findet sich in Zahnschmelz und Periost, der Muskulatur, in Bändern und Sehnen sowie der oberen Hautschicht. Dabei benötigen vor allem die elastischen Bindegewebsfasern dieses Mineralsalz. Calcium Fluoratum zeigt somit eine ausgleichende Wirkung auf Elastizität und Spannkraft. Störungen des Fluorcalcium-Haushaltes können einerseits zu Verhärtungen, andererseits zu Erschlaffungen von Geweben führen. Es hat außerdem eine starke Wirkung auf Gefäßwände, aber auch Drüsen und Lymphknoten. Schüßler schreibt zu seinem Wirkungsspektrum: „*Eine Störung in der Bewegung seiner Moleküle mit konsekutivem Verlust hat zur Folge: 1.) ein hartes, höckeriges Exsudat auf der Oberfläche eines Knochens; 2.) eine Erschlaffung elastischer Fasern; daher Gefäßerweiterungen, Hämorrhoidalknoten; Erschlaffung und Lageveränderungen des Uterus, Erschlaffung der Bauchdecken, Hängebauch; mangelnde Nachwehen oder auch Gebärmutterblutungen; (Schüßler 1925, S. 21)*[27].

**Nr. 1 Entgiftungsaspekt & Zeichen des Bedarfs**
Calcium Fluoratum kann den Organismus beim Abbau und der Resorption knöcheriger und bindegewebiger Wucherungen und Verwachsungen unterstützen: „*es zerteilt Knochenwucherungen, osteoplastische Sarkome sowie Exostosen (...) beseitigt die Neigung zu Schwartenbildung und Verwachsungen [und resorbiert diese] nach Operationen" Phatak 2004, 134)*[21]. Gerne wird es so auch beim belastenden Fersensporn als Resorptionsmittel eingesetzt. Bei Kent finden wir Hinweise auf Verwendung dieses Mittels bei Fibromen und knotigen Verhärtungen der Brust sowie adenoide Wucherungen mit grünem Ausfluss aus der Nase. Zudem hat er es bei gichtisch-rheumatischen Beschwerden angewendet, bevorzugt in jenen Fällen, in denen Rhus tox. versagt hatte *(vgl. hierzu Kent 1958, S. 264)*[18]. **Antlitzdiagnostisch** zeigt sich ein Bedarf an diesem Salz durch Würfelfalten an den Augenlidern – meist am inneren unteren Augenwinkel beginnend. Diese können mit einer rötlich-braunen oder schwärzlichen Tönung „un-

terlegt" sein. Auch eine auf mangelnder Elastizität beruhende Faltenbildung kann für den Bedarf an Calcium Fluoratum hinweisend sein.

**Nr. 3 Ferrum Phosphoricum – Eisenphosphat – Regelpotenz D12**
In den Muskelzellen an Myoglobin, in den Erythrozyten an Hämoglobin gebunden, ist Ferrum Phosphoricum für den Sauerstofftransport zu den Körperzellen unabdingbar notwendig. Es ist wichtig für das Immunsystem und dient entsprechend der Schüßler'schen Lehre als DAS Mineralsalz, der ersten Immunantwort. Doktor Schüßler verabreichte das Immunsalz Nr. 3 Ferrum Phosphoricum daher regelmäßig bei akuten Erkrankungen, Entzündungen oder Verletzungen, bei hellroten Blutungen oder wenn es zu pochenden Beschwerden und anderen typischen Entzündungszeichen wie Rötung, Überwärmung (und/oder Fieber) und Anschwellung der Entzündungsstelle gekommen war. Er erklärte den zugrundeliegenden biochemischen Vorgang folgendermaßen: *„wenn die in Muskelzellen enthaltenen Eisenmoleküle durch einen fremdartigen Reiz (bspw. einen Erreger, U. H.) eine Bewegungsstörung erlitten haben, so erschlaffen die betr. Zellen. Betrifft eine solche Affektion die Ringfasern der Blutgefäße, so erweitern sich diese; demzufolge vermehrt sich ihr Blutinhalt. Ein solcher Zustand wird Reizungshyperämie genannt. Eine Reizungshyperämie bildet das erste Stadium der Entzündungen" (Schüßler 1925, S. 14)*[27]. Weiterhin wird Nr. 3 Ferrum Phosphoricum begleitend zur Therapie des Eisenmangels (mit und ohne Anämie) sowie bei migräneartigen Kopfschmerzen therapeutisch eingesetzt, insbesondere dann, wenn es sich dabei um typisch pochende Beschwerden mit heißem Gesicht handelt.

**Nr. 3 Entgiftungsaspekte & Zeichen des Bedarfs**
Über das bereits gesagte hinaus ist zum Thema Entgiftung interessant zu wissen, was Schüßler zur Wirkung des Eisenphosphates weiterhin ausgeführt hat: *„Sind die betr. Zellen durch die Wirkung des therapeutisch angewandten Eisens (Eisenphosphates) auf ihren Normalzustand zurückgeführt worden, so sind sie befähigt, die Erreger der Hyperämie abzustoßen, welche alsdann von den Lymphgefäßen behufs Elimination aus dem Organismus aufgenommen werden." (a. a. O.).* Schüßlers Ferrum Phosphoricum ist demnach also auch zur Entgiftung bei akuten Infektionen und zur unterstützenden Therapie zur Ausleitung der Erregertoxine geeignet. Bedenkt man zudem, dass gerade bei Schwermetallintoxikationen wie bspw. der Cadmiumvergiftung die Eisenspiegel oftmals vermindert sind – also das Gleichgewicht zwischen GUTEN, für den Organismus notwendigen Stoffen und solchen, die den Organismus BELASTEN – aus dem Gleichgewicht geraten kann, stellt dieser Umstand eine wesentliche Basis für eine effektive naturheilkundliche Therapiestrategie dar. Dem homöopathischen Prinzip entsprechend, wonach die Verabreichung einer (zu) großen Menge von prinzipiell positiven Substanzen auch Belastungen für den Organismus darstellen können, empfiehlt Murphy Ferrum Phosphoricum bspw. zur Ent-

giftung nach der Gabe von Eisenpräparaten *(vgl. Murphy 2014)*[15].* Es kann zudem eine notwendig gewordene Eisensubstitutionstherapie auch in ihrer Verträglichkeit für den Patienten maßgeblich optimieren. Dieses Salz kann ebenfalls eine (begleitende)** naturheilkundliche Therapie bei CO-Vergiftung darstellen, da es in diesem Fall von großer Bedeutung ist, die Sauerstoffversorgung der Gewebe wieder zu normalisieren, nachdem sich das Kohlenmonoxid an die Erythrozyten angebunden und das $O_2$ verdrängt hatte.

**Anzeichen** für einen Bedarf an Nr. 3 Ferrum Phosphoricum ist im **Akutfall** die starke Rötung von Gesicht und Ohren, die mit einem Hitzegefühl verbunden ist. Auch entzündliche Hauterscheinungen sind möglich. Es kommt zu pochenden Beschwerden. In **chronischen** Fällen zeigt sich hingegen das Gesicht oftmals blass. Typisches Antlitzzeichen sind dann die sogenannten „Ferrumschatten": dies sind besonders am inneren Augenwinkel-Nasenwurzel-Bereich auftretende bräunlich-schwärzliche Schattierungen. Selbst im chronischen Zustand, wenn bereits Eisenmangelzustände vorliegen, vermischt sich oft das Bild: das Gesicht ist blass und zeigt bläulich-schwärzliche Ferrum-Schatten; bei Anstrengung oder Aufregung kommt es trotzdem schnell zu Blutfüllezuständen mit hochrotem Kopf, heißen Wangen und Ohren. Diese zeitweise auftretenden Rötungen führen häufig dazu, dass man therapeutisch fälschlicherweise nicht an eine Anämie oder einen Eisenbedarf denkt.

### Nr. 4 Kalium Chloratum – Kaliumchlorid – Regelpotenz D6

Das Mineralsalz Kalium Chloratum kommt in nahezu allen Körperzellen vor und ist nach der Schüßler'schen Lehre das Heilsalz der zweiten Erkrankungs-, bzw. Entzündungsphase. Es wird für den *„organischen Aufbau von Faserstoffen" (Hickethier 1925, S. 51)*[28] benötigt und wurde von Hickethier als wichtiges Blut-, und Entgiftungsmittel bezeichnet. *(vgl. a.a.O. S. 52)*[28] Es kommt häufig bei Erkrankungen der Schleimhäute und Drüsen zum Einsatz wie beispielsweise bei Schnupfen, Sinusitis, Husten und Bronchitis sowie Magen-, und Darmschleimhautentzündungen. Es unterstützt die gesunde Funktion unserer Verdauungsdrüsen und ist im Speziellen nützlich, wenn fette und gewürzte Speisen nicht mehr gut vertragen werden. Doktor Schüßler beschreibt außerdem den Einsatz dieses Mittels bei Drüsenschwellungen, harten Lymphdrüsengeschwülsten und Ekzemen, wenn die Erscheinungen durch Impfungen ausgelöst worden sind.

---

* Die Gabe von großmolekularem Eisen wurde von Schüßler abgelehnt. Dennoch kann diese m.E. nötig werden bei großen Blutverlusten und stark erniedrigten Ferritin-Werten. Auf eine gute Bioverfügbarkeit sowie eine verträgliche Dosis sollte dabei jedoch unbedingt geachtet werden.

** Schulmedizinisch wird bei leichteren bis mittelschweren Fällen lediglich Sauerstoff verabreicht und symptomatisch z. B. mit Schmerzmitteln therapiert. Im Anschluss an die Akutversorgung kann zur Verbesserung der O2-Versorgung ideal mit Ferrum Phosphoricum gearbeitet werden.

28 Hickethier, K. Lehrbuch der Biochemie. Biochemie Verlag 1925

**Nr. 4 Entgiftungsaspekte & Zeichen des Bedarfs**

Patienten mit Vergiftungssymptomen benötigen gerade dieses Mineralsalz erfahrungsgemäß recht häufig. Betrachtet man die Fülle möglicher Vergiftungserscheinungen – speziell diejenigen der Amalgamvergiftung oder die Symptome bei den Folgen diverser Impfungen, sehen wir typischerweise immer wieder Probleme der Schleimhäute oder gestörte Drüsenfunktionen.

Diesbezüglich kommen häufig folgende Beschwerden vor: chron. Rhinitis, Sinusitis, Nasenmuschelhyperplasien und Polypenbildungen sowie chronische Magen-, und Darmschleimhautbelastungen.

Hier sollte von naturheilkundlicher Seite verstärkt auf den Bedarf an Nr. 4 Kalium Chloratum geachtet werden. Hickethier schreibt hierzu: *„Die Tilgung von Fremdstoffen ist eine der wichtigsten Aufgaben der Drüsen. Zur Lösung dieser Aufgaben sind verschiedene Salze je nach Art der Fremdstoffe erforderlich. Die* **Impfgifte und verschiedene andere Arzneien werden durch Kalium Chloratum getilgt**“. *(Hickethier 1925, S. 52)*[28].

**Anzeichen** für einen gestörten Kalium Chloratum-Haushalt sind eine weiß oder weißlich-grau belegte Zunge, weißliche Aphten und Soor, Schnupfen oder Auswurf, der weißlich-weißgraue Absonderungen zutage fördert, schwer löslicher Stockschnupfen oder Leukorrhoe. Die genannten Sekrete können als Entlastungsversuch des Organismus gewertet werden. Im Gesicht zeigt sich meist darüber hinaus eine milchig weiße Färbung. Diese beginnt häufig am Unterlid, kann sich jedoch über das ganze Gesicht, bei starkem Bedarf auch auf größere Körperflächen ausweiten (Alabasterstatue).

**Kasuistik:** Patientin, 52 Jahre alt. Seit frühester Jugend litt sie unter Migräneattacken und hatte sich daher vielfältiger – auch naturheilkundlicher – Behandlungen unterzogen. Jedoch persistierte die Symptomatik bis dato. Begleitend traten immer wieder die für Migräne so typischen Verdauungsbeschwerden mit Übelkeit und Erbrechen und Lichtempfindlichkeit auf. Nach der Schüßler'schen Antlitzdiagnostik war ein überaus deutlicher Bedarf an Nr. 4 Kalium Chloratum festzustellen, was ihr sodann verordnet wurde. In der Folge besserten sich sowohl die Häufigkeit der Attacken als auch die Heftigkeit der Beschwerden. Nach ca. 3 Monaten berichtete die Patienten von kaum mehr nennenswerten Beschwerden. Auffallend war in diesem Fall, dass tatsächlich Migräne in so heftiger Ausprägung durch die Gabe nur eines Schüßler Salzes eine so deutliche Besserung nach sich zog.

**Nr. 5 Kalium Phosphoricum – Kaliumphosphat – Regelpotenz D6**
Kaliumphosphat ist im Organismus sowohl in den Gehirn-, und Nervenzellen, als auch in Muskelzellen, im Blut sowie im Interzellularbereich enthalten. Liegt ein gestörter Kalium Phosphoricum Haushalt vor, kann sich dies in folgenden seelisch-geistigen Symptomen äußern: Störungen von Gedächtnisfunktion und Konzentration, seelische Verstimmungszustände wie Neigung zum Weinen, Müdigkeit, Niedergeschlagenheit, Schreckhaftigkeit, Ängstlichkeit und Schüchternheit. Körperliche Beschwerden, die nervös bedingt sind und durch Stress oder Aufregung ausgelöst werden können, gehören ebenfalls unter den Wirkungskreis dieses Mittels wie Schmerzzustände, Asthma, nervöse Herzbeschwerden, nervöse Krampfzustände, muskuläre Überbeanspruchung, lähmungsartig empfundene Schmerzen, Lähmungen, sowie nervös bedingte Schwäche-, und Erschöpfungszustände.

**Nr. 5 Entgiftungsaspekte & Zeichen des Bedarfs**
Nr. 5 Kalium Phosphoricum hat nach den Erkenntnisse Schüßlers eine ausgezeichnete Wirkung auf Erkrankungen, bei denen eine Fäulnis der Gewebe zugrunde liegt, wie zum Beispiel Fäulniszustände im Bereich des Darmes und länger bestehende, nicht abheilende jauchige, brandige Wunden. Hickethier bezeichnete Nr. 5 Kalium Phosphoricum als das *„eigentliche Antisepticon* (der Biochemie, U. H.), *welches den Gewebszerfall verhüte". Er formuliert hierzu: „Gewisse luftförmige Gifte, wie auch einige flüssige oder dampfförmige Gifte gelangen in der Regel durch Atmung ins Blut. (...) Zu ihrer Sättigung ist Kalium Phosphoricum nötig. Dadurch werden die Gifte zu unschädlichen und ausscheidbaren Stoffen verwandelt (...) (Hickethier 1925, S. 50)*[28]. Wenn die Belastung mit Schadstoffen schon lange Zeit besteht und unbehandelt geblieben ist – sowie evtl. durch die Gabe aller möglichen Isopathika wie Cortison, Antibiotika etc. noch höher geworden ist, neigen Wunden oftmals dazu, nicht mehr abzuheilen* und laufend Sekrete abzugeben – was gewissermaßen als Versuch gewertet werden kann, sich der Schadstoffe doch noch auf diese Weise entledigen zu können. Sind die Sekrete jedoch bereits von jauchigem Character und riechen sehr schlecht, ist Nr. 5 Kalium Phosphoricum zur Unterstützung der Abheilung und zur Gewebsentgiftung empfehlenswert.

Als **Anzeichen** für einen Kalium Phosphoricum-Bedarf **im Gesicht** wird eine aschgrauefahle Tönung der Haut gewertet. Der Patient wirkt dadurch regelrecht kränklich und kann einen ungewaschenen Eindruck machen. Besonders häufig ist dieser Farbton in der Mund-Kinn-Region sowie an den Schläfen sowie auch an den äußeren Augenwinkeln zu

* Siehe auch Nr. 9

finden. In extremen Fällen erscheint er um das ganze Auge herum oder im ganzen Gesicht. Möglich sind bei Kalium Phosphoricum Bedarf auch eingefallene Schläfen. Wenn man einen Stift oder ein Lineal an die Schläfen hält, wird die „Eingefallenheit" an der Stelle und das „fehlende" Gewebe am besten ersichtlich.

**Nr. 6 Kalium Sulfuricum – Kaliumsulfat – Regelpotenz D6**

Kalium Sulfuricum ist notwendig für eine gesunde Leberfunktion. Die Leber entgiftet körpereigene und körperfremde Substanzen, bildet u. a. Stoffe für die Immunabwehr sowie die Galleflüssigkeit. Leberfunktionsstörungen aufgrund einer Störung des Kaliumsulfat-Haushaltes* können sich zum Beispiel durch wandernde Kopf- und Gliederschmerzen – auch rheumatischer Natur – Augenerkrankungen sowie psychischen Befindlichkeitsstörungen wie Müdigkeit, Schwäche-, Mattigkeits-, und Schweregefühl, Herzklopfen, Traurigkeit oder gar deprimierten Gemütsaffekten zeigen.** Bedenkt man, dass in der TCM die Sehnen der Leber zugeordnet werden, wird die Bedeutung dieses Mittels auch bei rheumatischen und fibromyalgischen Beschwerden besonders deutlich.

Sollten sich Erkrankungen nicht bessern und lange andauern, wird dies biochemisch ebenfalls mit der Nr. 6 Kalium Sulfuricum therapiert, da dieses Mittel nach Schüßler das explizite Heilmittel für die dritte Phase von Entzündungen darstellt. Gerade schon länger bestehende Haut-, und Schleimhauterkrankungen mit den typischen Sekreten (s. u.) wie bspw. chron. Sinusitiden gehören unter den Wirkungsbereich dieses Mittels.

**Nr. 6 Entgiftungsaspekte & Zeichen des Bedarfs an Kalium Sulfuricum**

Dieses Schüßler Salz dient vorrangig zur Unterstützung der Leber und deren Entgiftungsleistung. Es unterstützt sie dabei, Entzündungen, die in die dritte Phase übergegangen sind und bereits längere Zeit andauern, zum Abschluss zu bringen. Möglicherweise findet durch die Anregung des Leberstoffwechsels auch immunologisch eine Aktivierung statt, da die Leber ja auch Immunglobuline bildet.

Ein Kalium Sulfuricum Bedarf zeigt sich **antlitzdiagnostisch** entweder durch eine starke gelbliche Abschuppung der Haut oder gelblich-ockerfarbene Sekrete der Schleimhäute. Auch die Gesichtshaut kann gelblich-ockerfarbene Tönungen aufweisen, typischerweise verlaufen diese an der sogenannten A-Linie, die sich beginnend an der Nasenwurzel über die Nasenseiten bis zum äußeren Mundwinkel ziehen kann. Die Verfärbung ist bei einem sehr starken Bedarf des Organismus jedoch tatsächlich auch im ganzen Gesicht möglich.

* Oder wenn sich aufgrund der Schadstofflast eine Mineralstoffstörung des Kaliumsulfathaushaltes zeigt.

** Die Müdigkeit ist der Schmerz der Leber.

**Nr. 8 Natrium Chloratum – Natriumchlorid – Kochsalz – Regelpotenz D6**

Natriumchlorid ist in vielen Körperzellen enthalten, es ist an der Blutbildung beteiligt und allgemein notwendig zur Regulation des Flüssigkeitshaushaltes. Es muss jeweils in der Körperzelle enthalten sein, damit Wasser von dieser überhaupt aufgenommen werden kann. Fehlt der Zelle jedoch ein gewisses Maß an diesem Mineralsalz, kann es zu einem intrazellulären Trocknungszustand kommen – bei gleichzeitigem Übermaß an Flüssigkeit im Interzellularbereich. Diese Störung des Natriumchlorid-Gleichgewichtes zeigt sich oftmals durch **ein Zuviel als auch in ein Zuwenig** an Flüssigkeit in den verschiedenen Gewebsstrukturen mit folgender Symptomatik: wässriger Durchfall – schafkotartige Obstipation; wässriger Schnupfen – ausgetrocknete Nasenschleimhäute; tränende Augen (v. a. bei Wind) – trockenes Auge (Sicca-Syndrom); übermäßiger Speichelfluss – Mundtrockenheit; wichtig ist hierbei zu wissen, dass sich die genannten Symptome bei ein und derselben Person auch im Tagesverlauf durchaus abwechseln können und bei der üblichen Diagnostik oftmals keine typischen Resultate erzielt werden. Oftmals zeigt der Patient durch die Flüssigkeitsansammlungen bedingt ein aufgeschwemmtes Körpergewebe. Auch kann es bspw. durch intensiven grobstofflichen Salzgenuss zu Störungen der Blutbildung („Blutverwässerung“) und zu Kopfschmerzen kommen. Aktuelle Forschungen der Johns Hopkins University kommen zu dem Ergebnis, dass eine Einschränkung des Kochsalzgenusses die Kopfschmerzhäufigkeit von Patienten um über 30% zu senken vermag. Meist wird tatsächlich eher zu viel als zu wenig Salz konsumiert und es bleibt die Frage zu beantworten, wie es überhaupt zu einem Bedarf an Natrium Chloratum im Organismus kommen kann. Gerade der übermäßige Salzkonsum scheint auf zellulärer Ebene oftmals Gegenteiliges zu bewirken: Salz kann von der Zelle selbst nicht mehr aufgenommen werden. Im sprichwörtlichen Sinne dient das homöopathisch aufbereitete biochemische Natrium Chloratum in der Folge als „Türöffner“ und hilft der Zelle dabei, das so dringend benötigte Mineral wieder verstoffwechseln zu können. Kent hat sich hierzu folgendermaßen geäußert: *„Es gibt eine Natrium muriaticum Unterernährung, ein Hungern nach Salz, ähnlich wie bei Kindern ein Hungern nach Kalk, wenn sie ihn nur ungenügend ihrer Nahrung entnehmen können. Es ist eine erstaunliche Tatsache, dass nach Zufuhr von Salz oder Kalk in assimilierbarer Form die Kalk- und Salz Unterernährung bald verschwindet“ (Kent 1958, S. 570)*[18].

**Nr. 8 Entgiftungsaspekte & Zeichen des Bedarfs an Natrium Chloratum**
In Hickethiers Lehrbuch der Biochemie finden wir den Hinweis auf die Verwendung dieses Mineralsalzes zur Ausleitung insbesondere metallischer Arzneigifte *(vgl. Hickethier 1925, S. 52)*[28]. Auch haben Menschen, die vormals große Mengen an Salz konsumiert haben,* sich aus homöopathischer Sicht gewissermaßen eine „Salzvergiftung" zugezogen, die durch die verdünnte Gabe des Mineralsalzes mit reguliert werden kann. Es ist vielleicht eine Überlegung wert, sich zu fragen, ob die wässrig-salzigen Sekrete, die einen Bedarf an diesem Mineralsalz anzeigen, nicht auch als Entlastungsversuch von hohen grobstofflichen Salzgaben gewertet werden können.

Ein weiterer übermäßiger Salzkonsum sollte natürlich in der Folge reduziert werden. Hierbei ist im doppelten Sinne zu bedenken, dass es einerseits durch die Störung der Blutbildung zur Anämie kommen kann bzw. dass umgekehrt die Belastung mit metallischen Giftstoffen wiederum eine Anämie (auch Eisenmangel) auslösen kann. Natrium Chloratum wird in der klassischen Homöopathie zur Ausleitung bei Quecksilbervergiftung empfohlen *(vgl. Murphy 2014, S. 2269)*[15].

**Antlitzdiagnostisch** finden sich bei einem Bedarf an diesem Mineralsalz folgende Zeichen: Gesicht, welches aufgrund der Flüssigkeitsansammlung des Gewebes wässrig verquollen und aufgeschwemmt wirkt; diese Verquellung nimmt ihren Anfang oft in einer früher als „talergroß" bezeichneten Größe direkt neben den Wangen; wir sehen eine großporige und glänzende Gesichtshaut – vor allem an der Nase und dem Teil der Wangen, die an die Nase angrenzen; darüber hinaus kann bei starkem Bedarf eine glänzend-helle Linie direkt unter dem Unterlid erkennbar sein. Der einprägsame Begriff „Schneckenspur" beschreibt dieses Zeichen sehr passend. Hickethier schreibt hierzu: *„dieser Streifen verschwindet auch nicht durch das Waschen, sondern wird eher noch deutlicher erkennbar. In Richtung auf die äußeren Augenwinkel wird der Streifen oft breiter und erreicht in den Ecken die größte Ausdehnung" (Hickethier 1926, S. 48)*[29]. Der Streifen wird oft als gelatineartig beschrieben – auch kann auf anderen Gesichtsteilen ein Glanz entstehen, der wie Gelatine erscheint.

---

* Kann auch hinweisend auf eine Nieren/Nebennierenschwäche sein und nach großen Belastungsphasen auftreten.

29 Hickethier, K. Lehrbuch der Antlitz-Diagnostik. Der Schlüssel zur erfolgreichen Anwendung der Biochemie, Balneologie und Diätetik. Biochemie-Verlag. 2. Auflage 1926

## Nr. 9 Natrium Phosphoricum – Natriumphosphat – Regelpotenz D6

Dr. Schüßler beschreibt Natrium Phosphoricum als DAS biochemische Regulationsmittel für den Säurehaushalt des Organismus. Er schreibt: *„Durch zwei Faktoren, die Blutwärme und das phosphorsaure Natron, ist die Harnsäure im Blute gelöst."* (Ebd.) Er verordnete es sowohl Kindern, die an sauren Durchfällen litten, nachdem sie *„mit Milch und Zucker überfüttert worden" (Schüßler 1925, S. 20)*[27] waren, als auch Patienten, die erhöhte Harnsäurewerte aufwiesen und an Gicht aber auch an rheumatischen Beschwerden erkrankt waren. Die Nr. 9 Natrium Phosphoricum ist demzufolge maßgeblich zur Aufrechterhaltung des Säure-Basen-Gleichgewichtes und wirkt überdies auf den Fettstoffwechsel ein.

## Nr. 9 Entgiftungsaspekte & Zeichen des Bedarfs

Hinweisend auf einen Bedarf an diesem Mittel sind nach Dr. Schüßler Säureablagerungen an den Gelenken, Gichtknötchen sowie sauer riechende Absonderungen wie bspw. saures Erbrechen, saurer Schweiß, Urin oder Durchfall, der sauer riecht. Außerdem können eine fettige, glänzende Haut mit Mitesserbildung sowie honiggelbe, rahmartige Absonderungen hinweisend sein. Außerdem zeigt sich der Bedarf an Natrium Phosphoricum u. U. an schlecht heilenden Wunden* sowie brennend empfundenen Schmerzen wie Hexenschuss, Nackenschmerzen oder Nervenschmerzen allgemein. Auch hierbei wird der Zusammenhang zwischen Stoffwechselstörungen bzw. Störungen des Säure-Basen-Gleichgewichtes und körperlichen Beschwerden deutlich. Oftmals ist die Kombination von Nr. 9 Natrium Phosphoricum mit Nr. 11 Silicea zur Entschlackung und Entsäuerung sehr wichtig, da Natrium Phosphoricum die Säuren in Lösung hält und Silicea diese abtransportiert.

## Nr. 10 Natrium Sulfuricum – Natriumsulfat – Regelpotenz D6

Natrium Sulfuricum gilt unter den Schüßler Salzen als DAS Reinigungs-, Ausscheidungs-, und Stoffwechselsalz. Es entzieht nach Dr. Schüßlers Dafürhalten überalterten Zellen das Wasser, was nachfolgend zum Zelluntergang und zur Ausscheidung der entstehenden Zelltrümmer und Schlackenstoffe führt. Nr. 10 Natrium Sulfuricum fördert die Organfunktionen von Pankreas, Galle und Darm: *„Indem das Natriumsulphat die Epithelzellen der Gallengänge, der Pankreasgänge und des Darms reizt, bewirkt es die Absonderung der Sekrete der genannten Organe (Schüßler 1925, S. 22 ff.)*[27]. Darüber hinaus wird es bei Hydrämie, der Neigung zu Wassereinlagerungen und zur Anregung der Diurese eingesetzt: *„Infolge der durch Natriumsulphat angeregten Tätigkeit der Epithelzellen der Harnkanälchen tritt überschüssiges Wasser mit den darin gelösten resp. sulpendierten Produkten des Stoffwechsels in die Nieren, um als Harn durch den Weg der Harnleiter und der Blase den Organismus zu verlassen (a. a. O.)*[27].

* Bei jauchig-aashaften Sekreten, wenn bereits eine Gewebsfäulnis besteht, empfiehlt Dr. Schüßler die Nr. 5 Kalium Phosphoricum.

**Nr. 10 Entgiftungsaspekte & Zeichen des Bedarfs**

Aus all dem oben Genannten ergibt sich eine sehr hohe Bedeutung dieses Mittels für die Entgiftung des Organismus. Hinweisend für einen Bedarf an diesem Mineralsalz sind bspw. gelblich-grünlicher Durchfall (auch im Wechsel mit Obstipation), grünlich-gelblicher Schnupfen und ebensolche Tönungen des Gesichts. Natrium Sulfuricum wird in der klassischen Homöopathie zur Ausleitung bei Quecksilbervergiftung empfohlen *(vgl. Murphy 2014, S. 2269)*[15].

**Nr. 11 Silicea – Kieselsäure – Regelpotenz D12**

Silicea ist sowohl in Haut, Haaren und Nägeln als auch im Bindegewebe enthalten und für die Strukturerhaltung der genannten Gewebe notwendig. Es steigert die Fähigkeit Fremdkörper und Schadstoffe abzutransportieren. Dies und seine Beteiligung am Kollagenaufbau zeigen seine bedeutende Funktion für das System der Grundregulation.

Störungen des Silicea-Haushaltes können sich nach Doktor Schüßlers Erkenntnissen durch folgende Beschwerden und Erkrankungen zeigen: dünne, rissige, pergamentartige Haut, Haarausfall, brüchige Haare und Nägel und/oder Nägel, die sich in Schichten auflösen. Darüber hinaus kann eine allgemeine Bindegewebsschwäche bestehen. Bandscheiben-, und Knochenerkrankungen, Verhärtungen des Bindegewebes und knotige Verwachsungen können bei Silicea-Bedarf auftreten. Kommt es in Haut, Bindegewebe oder anderen Geweben zu Eiterungen, werden diese mit Silicea therapiert, da es dem Abfluss und der Resorption von Eiter förderlich ist.* Eine bedeutende Rolle kommt diesem Mittel darüber hinaus in Bezug auf das Nervensystem zu. Es kommt bei Menschen zur Anwendung, die allgemein eine große Empfindsamkeit gegen äußere Reize aufweisen. So kann bei Silicea Bedarf Geräusch-, und Lichtempfindlichkeit sowie eine große Empfindlichkeit gegen Kalte und Luftzug vorherrschen.

**Nr. 11 Entgiftungsaspekte & Zeichen des Bedarfs**

In diesem Zusammenhang ist es interessant zu wissen, dass von Dr. Schüßler v.a. Gicht & rheumatische Erkrankungen häufig mit Nr. 11 Silicea in Kombination mit Nr. 9 Natrium Phosphoricum therapiert wurden. Silicea diente ihm dabei als Motor zur Anregung der Entstauung und Entschlackung des Bindegewebes – Nr. 9 Natrium Phosphoricum soll Säuren in Lösung halten, damit diese mithilfe von Silicea abtransportiert werden können. In der klassisch homöopathischen Fachliteratur finden sich häufig Hinweise auf den Bedarf an Silicea, wenn sich Beschwerden zeigen, die als Folge von Impfungen auftreten.

* Kent beschreibt bei Eiterungen ebenfalls die Verwendung von Calcium Fluoratum (Kent 1958).

Silicea kommt zudem bei Nervenschmerzen und Nervenentzündungen sowie bei Kopfschmerzen als Heilmittel infrage. Vor allem dann, wenn die Schmerzen typischerweise im Nacken beginnen und sich über einer Schläfe oder an der Stirne festsetzen. Bei dieser Symptomatik kommt natürlich dem Aspekt der Entsäuerung oftmals eine zentrale Bedeutung zu. Diesbezüglich sei an dieser Stelle darauf hingewiesen, dass Beschwerden des Nervensystems auch auf Schadstoffbelastungen hinweisen können, häufig auch eine Säureanschoppung in bestimmten Gewebsstrukturen anzeigen. Gerade für Menschen, die die Tendenz zeigen, Säuren schlecht ausscheiden zu können (harnsaure Diathese), kann daher die Kombination Nr. 9 Natrium Phosphoricum PLUS Nr. 11 Silicea hilfreich sein. Dies evtl. kombiniert mit einem homöopathisch-spagyrischen Nierenpräparat oder auch der Nr. 10 Natrium Sulfuricum, wenn die entsprechenden Zeichen gegeben sind. Auch Silicea wird in der klassischen Homöopathie als Präparat bei Quecksilbervergiftung gelistet.

**Diagnostisch** kann sich ein Silicea-Bedarf einerseits natürlich an den o.g. Symptomen zeigen, andererseits findet sich eine typische Faltenbildung längs vor den Ohren, quer über die Stirn oder solarstrahlend am äußeren Augenwinkel (Krähenfüße); die Haut kann außerdem eine Art Politurglanz aufweisen, der nicht abwischbar ist. Typisch zeigt sich im Verhalten des Patienten oft eine ganz konkrete Angst vor Nadeln oder spitzen Gegenständen. Er/sie kann es kaum ertragen, wenn eine Schere oder ein Brieföffner auf ihn zeigt.

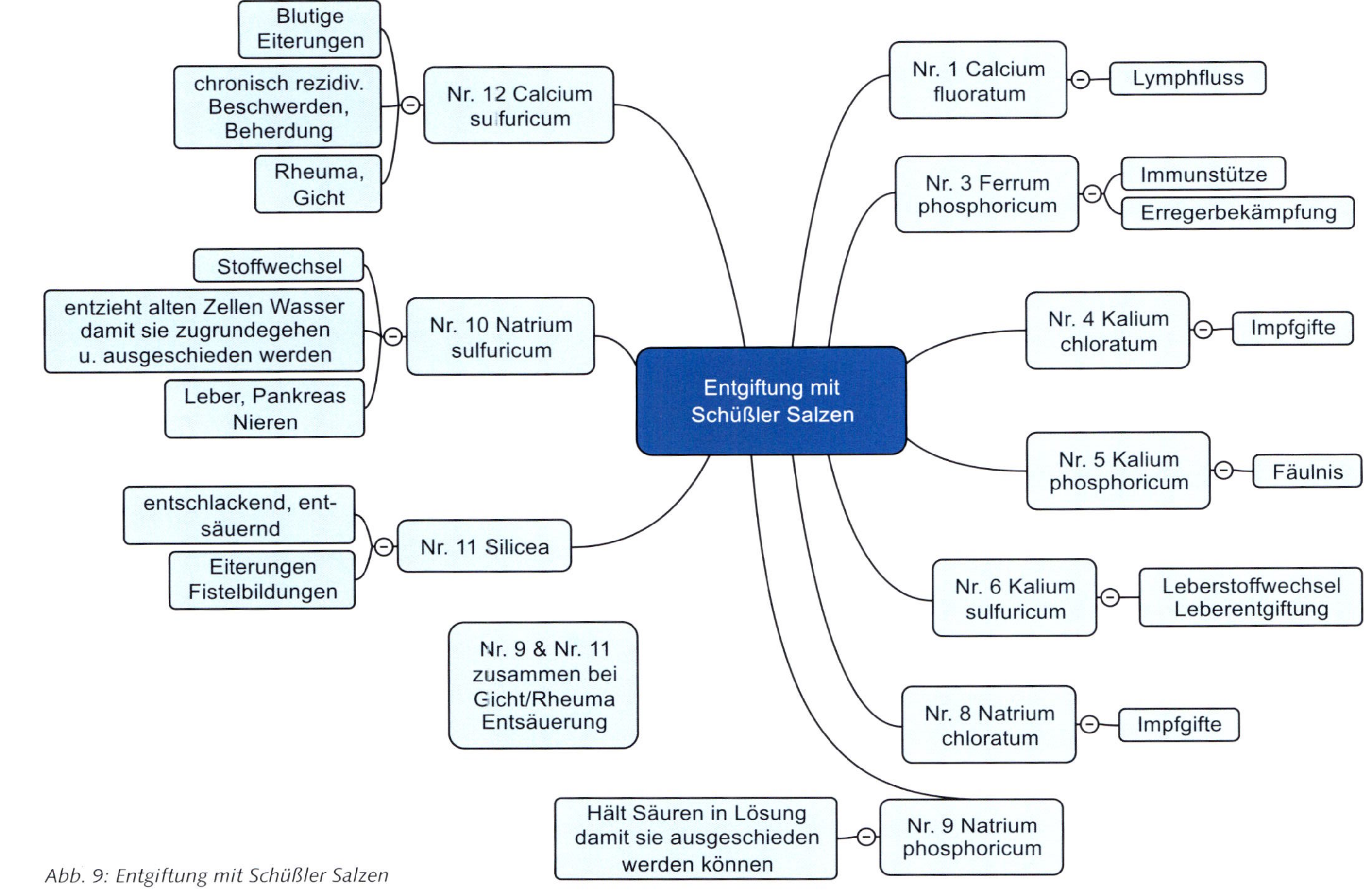


*Abb. 9: Entgiftung mit Schüßler Salzen*

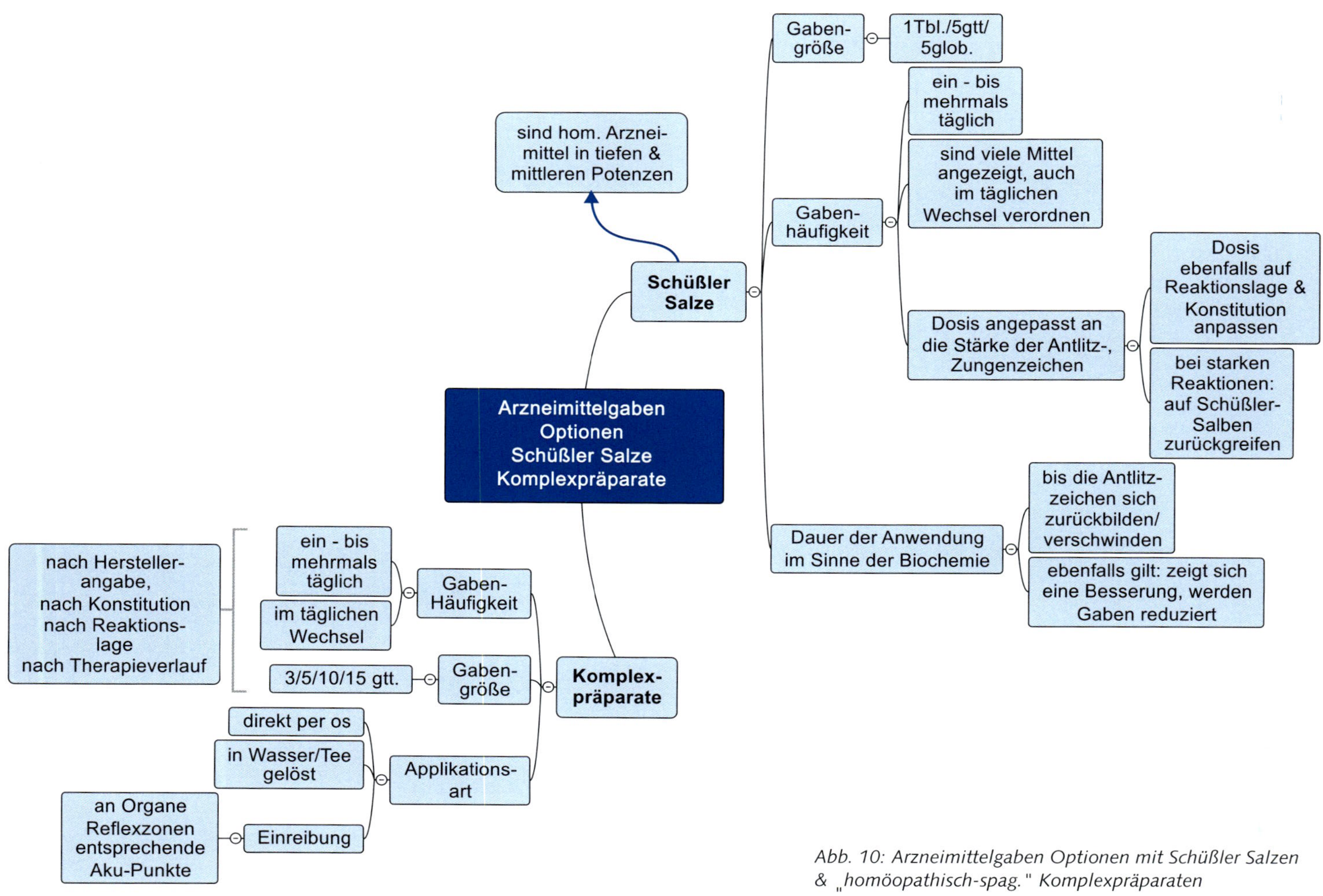


*Abb. 10: Arzneimittelgaben Optionen mit Schüßler Salzen & „homöopathisch-spag." Komplexpräparaten*

# 4. Entgiftung – konkrete Durchführung

Diverse Faktoren können dazu führen, dass sich Schadstoffe verschiedenster Art in unserem Organismus einlagern oder dass die Funktionsfähigkeit der für die Entgiftung wichtigen Organe geschwächt wird. Hier spielen sowohl Konstitution und Genetik, als auch Lebens-, und Ernährungsgewohnheiten sowie Vieles andere mit hinein. Herde können sich entwickeln, die neue, eigene Krankheitsdynamiken latent „am Laufen halten", ebenso wie Blockaden entstehen können, die eine Therapie der ursprünglichen Grunderkrankung verhindern. Die Entgiftung des Organismus ist ein komplexes Zusammenspiel vieler veränderlicher Faktoren. Täglich sind wir unterschiedlichsten Reizen und schädigenden Einflüssen (Noxen) ausgesetzt, mit denen sich unser Organismus auseinander zu setzen hat. Wir müssen diese Reize verarbeiten, und, um mit Paracelsus zu sprechen *„das Gute vom Schlechten Trennen"*, **Bekömmliches und Nährendes aufnehmen aber auch Überflüssiges und Schädliches ausscheiden.** Je nach Stabilität des Organsystems*, seiner Regelkreise sowie der Stoffwechsellage, aber auch je nach Art, Dauer oder Schwere der schädigenden Belastung, gelingt dies unserem Organismus mehr oder weniger gut. Gerade dann, wenn sich die Schadstofflast im Organismus erhöht hat, besteht häufig parallel auch ein Defizit an notwendigen Mineralien und Spurenelementen oder Vitaminen. Das Gleichgewicht hat sich zugunsten der Schadstoffe verschoben.

Die Durchführung von Entgiftungs-, und Entschlackungsmaßnahmen sollte daher nicht einseitig nur auf der Ausleitung von Schadstoffen basieren. Sie sollten vielmehr auf einen Ausgleich bestehender Ungleichgewichte abzielen: der Organismus muss von Schadstoffen entlastet werden – Mineralien und Vitamine hingegen werden dringend benötigt.

Als Basisentgiftung wird im Folgenden der komplexe Vorgang der Ausleitung schädigender Substanzen AUS dem Organismus bezeichnet werden – wobei – wie gesagt jeweils zudem auf die notwendige Regulation des Mineralienhaushaltes geachtet werden sollte.**

Eine Grundlagentherapie stellt dabei die Anregung der Funktion unserer „klassischen Entgiftungsorgane" Leber, Nieren und Lymphe dar. Dies kann erfahrungsgemäß sowohl mit spagyrischen Präparaten, Komplexhomöopathie und/oder Heilmitteln aus der Biochemie nach Dr. Schüßler erfolgen. Auch die Phytotherapie kann eingesetzt werden.

* Die vererbten Vorbelastungen sowie die Konstitution bedingen diese Stabilität maßgeblich.

** Häufig sind hierfür die biochemischen Heilsalze nach Dr. Schüßler anhand der Antlitzdiagnostik ausgewählt ideal. Zudem können – ja nach Lage des Falles – auch weitere Substitutionen notwendig werden.

Der Anregung des Lymphflusses kommt dabei eine besondere Bedeutung zu, da hierdurch Toxine aus den Depots mobilisiert und „in Umlauf" gebracht werden. Dieser „Flut" an auszuscheidenden Stoffen müssen die anderen Entgiftungsorgane nun gewissermaßen „gewachsen" sein, damit eine Ausleitungskur gelingen kann. Sind sie nicht funktions-, und regulationsfähig genug, um diese neue, zusätzliche Aufgabe bewältigen zu können, kann es zu unangenehmen Reaktionen kommen. Nicht ohne Grund hat der Körper gewisse Schlackenstoffe relativ „sicher" in Depots gelagert: eine laufende Überschwemmung unseres Organsystems mit Toxinen und Schlacken über Blut und Lymphsystem transportiert, könnte nicht ohne Folgen toleriert werden.

Aus diesem Grund sollte nicht pauschal und „einfach so drauflos' eine Entgiftungskur begonnen werden, es sei denn, es handelt sich lediglich um eine vorbeugende Maßnahme zur Gesunderhaltung z. B. im Frühjahr oder um sehr robuste Naturen. Erfahrungsgemäß wird dies jedoch selten nachgefragt, da meist erst ein Leiden in die Naturheilpraxis führt.

Der Patient sollte selbstverständlich über wichtige Maßnahmen informiert werden, mit denen er die Entgiftung wirkungsvoll unterstützen kann sowie darüber, welche Reaktionen möglich sind.

## 4.1 Der Entgiftung „den Weg bereiten"

In vielen Fällen sind die für die Entgiftung bedeutenden Organe nicht stabil und leistungsfähig genug und sollten daher vor der eigentlichen Basiskur zunächst in die Lage versetzt werden, ihre Entgiftungsarbeit wieder leisten zu können. Ein gezieltes Handeln, diagnostisch gestützt, steht daher in diesem Kontext an erster Stelle. Auch wenn oftmals die Blutwerte scheinbar keinen Krankheitswert haben,* lässt sich bei vielen Patienten über andere, alternative diagnostische Methoden eine Belastung von Leber, Darm und/oder Pankreas feststellen – und dies gar nicht selten schon bei Kindern! Je nach gewählter Diagnosemethode können sogar toxische Überlastungen oder Fäulniszustände der Gewebe erkannt werden.**

* Im Blut zeigen sich meist Werte, die den Normwerten entsprechen oder sich nur tendenziell in krankhafte Bereiche bewegen. Dies ist aufgrund des Bestrebens des Körpers nach Aufrechterhaltung funktionierender Abläufe = Homöostase zu erklären.

** Beispielsweise mit der klassischen Urinfunktionsdiagnostik. Über die Analyse von Haar oder Nägeln können Schwermetallbelastungen und damit in Zusammenhang stehende Mineralienmängel gefunden werden.

Die therapeutische Stabilisierung der Funktion des Leber-Galle-Systems und der Nieren sowie die Bindung von zirkulierenden Giftstoffen im Darm* sollte in diesen Fällen am Anfang der naturheilkundlichen Behandlung stehen und nicht etwa eine schematisierte Pauschalkur!

Startet man hingegen sofort ohne Grundlagendiagnostik und Organstabilisation und startet eine Ausleitung mittels einer Basisentgiftung, kann es bei entsprechender Vorbelastung durchaus zu unerwünschten Reaktionen kommen. Die bereits zirkulierenden Toxine sowie diejenigen, die zusätzlich aus den Depots mobilisiert werden, überfordern den geschwächten Organismus (Toxinflut) und können nicht zur Genüge ausgeleitet werden. Eine gelingende Entgiftungsleistung kann der Organismus nur dann erbringen, wenn die entsprechenden Organfunktionen stabil gegeben sind.

Grundsätzlich kann daher gelten: geschwächte Organe sollten erst gestärkt und stabilisiert werden, bevor die „eigentliche Entgiftung der Depots" (Lösen von Schlacken aus den Lagerstätten sowie deren Abtransport über die Lymphe) erfolgen kann. Die prägnante, traditionelle Formulierung: **Kraftwechsel vor Stoffwechsel** kann in diesem Kontext als Richtschnur für therapeutisches Handeln gelten.

Konkret kann dies bedeuten, dass über einen **gewissen Zeitraum nur wenige Organe/Organsysteme** gewissermaßen eine **Grundlagentherapie** erhalten, und zwar solange, bis sich diagnostisch ihre Funktionsfähigkeit wieder nachweisen lässt. Hierfür eignen sich insbesondere homöopathische oder spagyrische Komplexpräparate, die wiederum aus Einzelsubstanzen zusammengesetzt sind, die einen gemeinsamen Wirkungsbezug aufweisen. Auch aus der Reihe der Schüßler Salze können entsprechende Präparate infrage kommen; die Antlitz-, oder Zungendiagnose liefert hier entsprechende diagnostische Hinweise; Zudem sollte in der Vorbereitungsphase ein Ausgleich von Mineralien-, und Vitamindefiziten stattfinden und der Säure-Basen-Haushalt reguliert werden. Man könnte diese stabilisierende Art der Vorbehandlung als **VORKUR** oder als **„KLEINE Entgiftungskur"** bezeichnen: zirkulierende Toxine oder Toxine, die die Organe direkt belasten (z. B. Schwermetalle in den Nieren) werden bereits ausgeleitet – die Entschlackung der Depots erfolgt jedoch zu diesem Zeitpunkt noch nicht so stark – bzw. nur indirekt.

* Und/oder die Therapie eines Leaky Gut Syndroms.

Je nach Schwächegrad kann diese „Vorbehandlung“ und Stabilisierung der entsprechenden Organe längere Zeit dauern. Idealerweise kann der Therapeut/die Therapeutin die Mittel individuell auf das Beschwerdebild passend auswählen – die entsprechenden Präparate, die sich sowohl für die Vorkur als auch die Basisentgiftung eignen, sind in **Kapitel 5** (ab Seite 224) aufgeführt und ausführlicher beschrieben.

Sobald nun die Organe/-systeme stabil arbeiten und ihre Funktionen wieder voll erfüllen können, kann unter Hinzunahme eines Präparates für die Lymphe mit der eigentlichen Ausleitung begonnen werden. Es gibt natürlich auch Fälle, in denen es gerade die Lymphe ist, die gleich zu Beginn der Therapie (in entsprechender individueller Dosierung) mit in das Konzept eingebunden werden sollte – beispielsweise bei Ödemen, Ekzemen oder Ulcera. Es gilt auch hier: Keine Kur muss der anderen gleichen – der Patient und seine individuellen Befunde sind immer ausschlaggebend für die Wahl und die Dosierung der Heilmittel.

**Kasuistik:** Patient 47 J. mit Schadstoffbelastung; Ursächlich für den Praxisbesuch waren akute Schlaf-, und Sehstörungen. Zustand nach Hochdosis-Therapie mit Cortison. Anamnestisch Amalgamentfernung vor über zehn Jahren; ansonsten war der Patient bisher immer gesund gewesen und hatte viel Sport betrieben. Eine „pauschale“ Entgiftungskur – anderweitig verordnet – mit ALLEN MITTELN – inclusive Präparaten für die Aktivierung der Lymphe hatte zu einer akuten Verschlechterung sowie einer neurologischen Symptomatik geführt. In der Urinfunktionsdiagnostik zeigte sich der massivste messbare Grad der Autointoxikation, eine starke Darm-, Leber-, und Pankreasbelastung, die Leberwerte im Blut waren erhöht.

Die bisherige Entgiftungskur wurde zunächst ausgesetzt. Zunächst erfolgten Darm-, und Leberstütze mittels entsprechender Präparate sowie eine Stabilisierung des Nervensystems; Solunat Nr. 4 zur Beruhigung und Schlafförderung wurde ebenso verordnet wie Aconitum C12 für die akute Angstsymptomatk. Nach zwei Tagen konnte der Patient seit Langem endlich wieder schlafen und die Skleren waren nach ca. 10 Tagen nicht mehr gelblich verfärbt

Darüber hinaus können auch diejenigen Organe, die hier als „Helferorgane" bezeichnet werden, wie bspw. die Milz oder auch der Magen und die Pankreas* vorab sehr häufig eine individuelle Regenerationskur benötigen und deren Behandlung sollte in das individuelle Behandlungskonzept mit eingebunden werden. Ebenso zu berücksichtigen ist die Funktion der Schilddrüse und anderer Hormondrüsen sowie die des Herz-Kreislauf-Systems. So muss bspw. eine hypothyreote Stoffwechsellage ausgeglichen werden, sonst kann die Entgiftungsleistung nicht regelrecht ablaufen; ein Hypotonus hemmt ebenfalls diese Funktion, da die mangelnde Durchblutung auch eine Minderdurchblutung der Entgiftungsorgane nach sich zieht. An venöse Stasen sollte in diesem Zusammenhang ebenfalls gedacht werden: sind die Venenwände nicht mehr stabil bzw. elastisch genug und ist es bereits zu Varizen oder Hämorrhoiden gekommen, können sich in diesen Gebieten Gerinnsel und/oder ödematöse Schwellungen bilden, die behandlungsbedürftig sind.

Im Sinne der ganzheitlichen Betrachtungsweise hat ein geübter Therapeut natürlich immer alle Teile des Ganzen im Blick.

Gemäß dem Grundsatz: „Kraftwechsel vor Stoffwechsel" sollte keine Entgiftung erfolgen, solange sich der Organismus in einem Schwächezustand befindet, wie diese bspw. bei einer Anämie der Fall ist. Im Folgenden werden wesentliche Beispiele stellvertretend für viele angeführt werden, die in diesem Zusammenhang wesentlich zu berücksichtigen sind.

Letztlich geht es immer um einen AUSGLEICH. Um eine korrigierende Verschiebung vom KRANKEN und BELASTENDEN hin zum GESUNDEN. Ein Zuviel an schädigenden Substanzen muss vermindert, ein meist vorliegendes Defizit an notwendigen Substanzen muss ausgeglichen werden und die Regulationsfähigkeit des Organismus muss wieder hergestellt werden.

* Auf deren Therapie sei verwiesen.

### 4.1.1 (Entgiftungs-)Organe stabilisieren

Etwas plakativ könnte man fragen, welche Organe eigentlich den Entgiftungsorganen zuzurechnen sind. Sicherlich sind Leber, Nieren und das Lymphsystem dabei als Hauptakteure einzustufen. Aber was ist mit den anderen Verdauungsdrüsen? Mit dem Darm und der Haut? Mit dem venösen System oder dem Respirationstrakt?

Viele belastende Stoffe können über die Ausatemluft* oder mittels Sekretionen den Körper verlassen – somit sind für die gelingende Entschlackungsfunktion auch ein gesundes, kräftiges Atmungssystem resp. funktionierende Schleimhäute von Bedeutung. Ohne einen stabilen Mineralienhaushalt wird die Entgiftung ebenso wenig gelingen, wie ohne genügend Vitamine und sekundäre Pflanzenstoffe. Ist die Verdauungsleistung von Magen oder Pankreas geschwächt oder trinkt ein Patient zu wenig, können die bestgewählten Präparate zur Entgiftung ihre Wirkung nicht ideal entfalten, um nur wenige Beispiele anzuführen.

Die Liste ließe sich also durchaus fortsetzen. An dieser Stelle soll betont werden, wie wichtig es ihm Rahmen des großen Themas Entgiftung und Entschlackung ist, den Blick nicht einseitig NUR auf die „klassischen" Entgiftungsorgane zu richten – sondern ihn zu weiten und ALLE Eventualitäten, sprich alle weiteren Funktionen des Organismus in die Überlegungen miteinzubeziehen. Das Ganze kann nur so gut funktionieren, wie das schwächste Glied in der Kette es zulässt.

Naturheilkundliche Therapie ist nicht nur die Gabe eines Phytotherapeutikums anstatt seines „chemischen" Pendants. Sie sollte eine Ganzheitstherapie darstellen. Sie kann und darf wesentliche Organ-, und Gewebsfunktionen bzw. Regelkreise nicht außer Acht lassen, wenn sie erfolgreich sein will. Letztlich ist es das effektive Zusammenspiel vieler Funktionen auf das es in der Summe ankommt.

Den **LYMPHSTROM** anzuregen bedeutet gleichzeitig, die Ausscheidung von **Toxinen und Stoffwechselendprodukten aus dem Interstitium** anzuregen. Je nach Lage des Falles ist es jedoch u. U. wichtig, zunächst andere Organe zu therapieren oder eine gezielte Entsäuerung durchzuführen bevor man über eine Aktivierung des Lymphstroms zu viele Schlackenstoffe aus den Depots löst und „in Umlauf" bringt. Ein geschwächter Organismus resp. nicht voll funktionsfähige Entgiftungsorgane wären damit unter Umständen massiv überlastet – unerwünschte Symptome die unausweichliche Folge. Regen wir den

* Der Yoga geht davon aus, dass über 60% der Schlackenstoffe den Körper über die Ausatmung verlassen. Daher wird großer Wert auf Atemübungen (Pranayama) gelegt, die jedoch geübt und gekonnt sein wollen.

Lymphfluss mit entsprechenden Therapeutika an, entstauen und entschlacken wir den Zwischenzellbereich, Giftstoffe finden einen Abfluss, Stoffwechselendprodukte und Zelltrümmer können besser abgeleitet werden.

Die **EXTRAZELLULÄRE MATRIX (ECM)**, das sogenannte **„GRUNDSYSTEM"** ist eine den ganzen Organismus durchziehende funktionelle Einheit, welche aus Bindegewebszellen, Gefäßendigungen (Kapillaren), der vegetativ-nervalen Endformation und der extrazellulären Flüssigkeit besteht, an die **das Lymphsystem** sich direkt anschließt.

Von Pischinger wurde das Grundsystem *„als synergetisches System, bestehend aus der Bindegewebszelle, der Nervenendformation und der Kapillare mit dem gemeinsamen Wirkfeld der extrazellulären Flüssigkeit" (Pischinger 1980, S. 55)*[30] beschrieben.

*„Die Grundsubstanz durchzieht die Extrazellulärräume des gesamten Organismus, erreicht jede Zelle und reagiert stets einheitlich. (...)*

*Biochemisch bildet die Grundsubstanz ein Maschenwerk aus hochpolymeren Zucker-Protein-Komplexen, in denen die Proteoglykane überwiegen, gefolgt von Strukturglykoproteinen (Kollagen, Elastin, Fibronektin, Laminin u. a.).*

*Proteoglykane und Strukturproteine bilden ein* **Molekularsieb,** *durch das der gesamte Stoffwechsel von der Kapillare zur Zelle und umgekehrt* **hindurch muss** *(***Transitstrecke***). (Pischinger 1990, S. 19 f.)*[30].

Bedenkt man nun, dass von dieser Einheit unser ganzer Organismus durchzogen und über dieses System unser ganzer Organismus verbunden ist, wird deutlich, dass jegliche Art von Reizen, alle Noxen, jede Art von therapeutischem Eingriff, **jede Mittelgabe immer auch die Funktion der extrazellulären Matrix mit beeinflussen wird.**

Dies ist der Grund, warum in vorliegendem Buch nicht nur auf die klassische Entgiftung über Leber-Nieren und Lymphe eingegangen wird, sondern vielmehr weitere Organe und Organsysteme sowie die diesbezüglichen therapeutischen Optionen in den Focus gerückt werden.

30 Pischinger, A. Das System der Grundregulation: Grundlagen für eine ganzheitsbiologische Theorie der Medizin. 3. Auflage. Haug 1980

Traditionelle Diagnosemethoden wie bspw. die Antlitzdiagnostik nach Dr. Schüßler, die traditionelle Urinfunktionsdiagnostik oder die Irisdiagnostik können wertvolle Hinweise über den Zustand oder die jeweiligen Erkrankungstendenzen unseres Organismus und der Entgiftungsorgane liefern. Auch über die Reaktion der Reflexzonen z. B. des Ohres oder Beschwerden, die sich explizit im Meridianverlauf zeigen, lassen sich Rückschlüsse auf die jeweiligen Organfunktion ziehen – und das (fast) ganz ohne Apparate!

Die **NIEREN** scheiden alle wasserlöslichen Endprodukte unseres Stoffwechsels aus und haben eine wichtige Funktion bei der Aufrechterhaltung des Säure-Basen-Gleichgewichtes. Hier lagert der Organismus auch Schwermetalle ab, weshalb eine Schwermetallausleitung ohne langfristige Nierentherapie quasi unmöglich ist.

Neben Toxinen können auch andere schädigende Einflüsse (Noxen) und psychische Belastungen uns im wahrsten Sinne des Wortes „an die Nieren gehen" und unser Gleichgewicht empfindlich stören. Die TCM kennt im Zusammenhang mit einer gestörten Nierenfunktion bzw. -energie vor allem die Angst als hauptsächliche negative Emotion. Dort wird die Stabilisation der Nierenenergie bei den meisten chronischen Erkrankungen mit in die Therapie einbezogen, da man davon ausgeht, dass alle länger bestehenden Störungen letztlich auch die Nierenenergie schwächen

Eine **Entsäuerungstherapie** kann sowohl zur Vorbereitung auf die geplante eigentliche Entgiftungstherapie durchgeführt werden oder diese im weiteren Verlauf immer wieder begleiten. Wie ausgeführt, ist die Belastung des Organismus mit sauren Stoffwechselschlacken heutzutage besonders hoch, wodurch auch entzündliche Gewebsreaktionen begünstigt werden können. Gerade bei Menschen mit harnsaurer Diathese kann und sollte immer wieder im Verlaufe einer naturheilkundlichen Therapie der Entsäuerung besondere Beachtung geschenkt werden. Entsprechend geeignete Arzneien und Präparate zur Entsäuerungstherapie sind in Kapitel 5 (Präparateliste auf Seite 232) zusammengestellt. Es eignen sich zudem Arzneimittel für die Nieren oder Kräutermischungen zur Durchspülungstherapie (Goldrute, Brennnessel etc.). Eine Erhöhung der Trinkmenge sollte den Patienten angeraten werden. Diese Möglichkeiten können idealerweise mit einer Anregung des Schwitzens bspw. über Saunabesuche oder durch trockenes Schröpfen unterstützt werden.

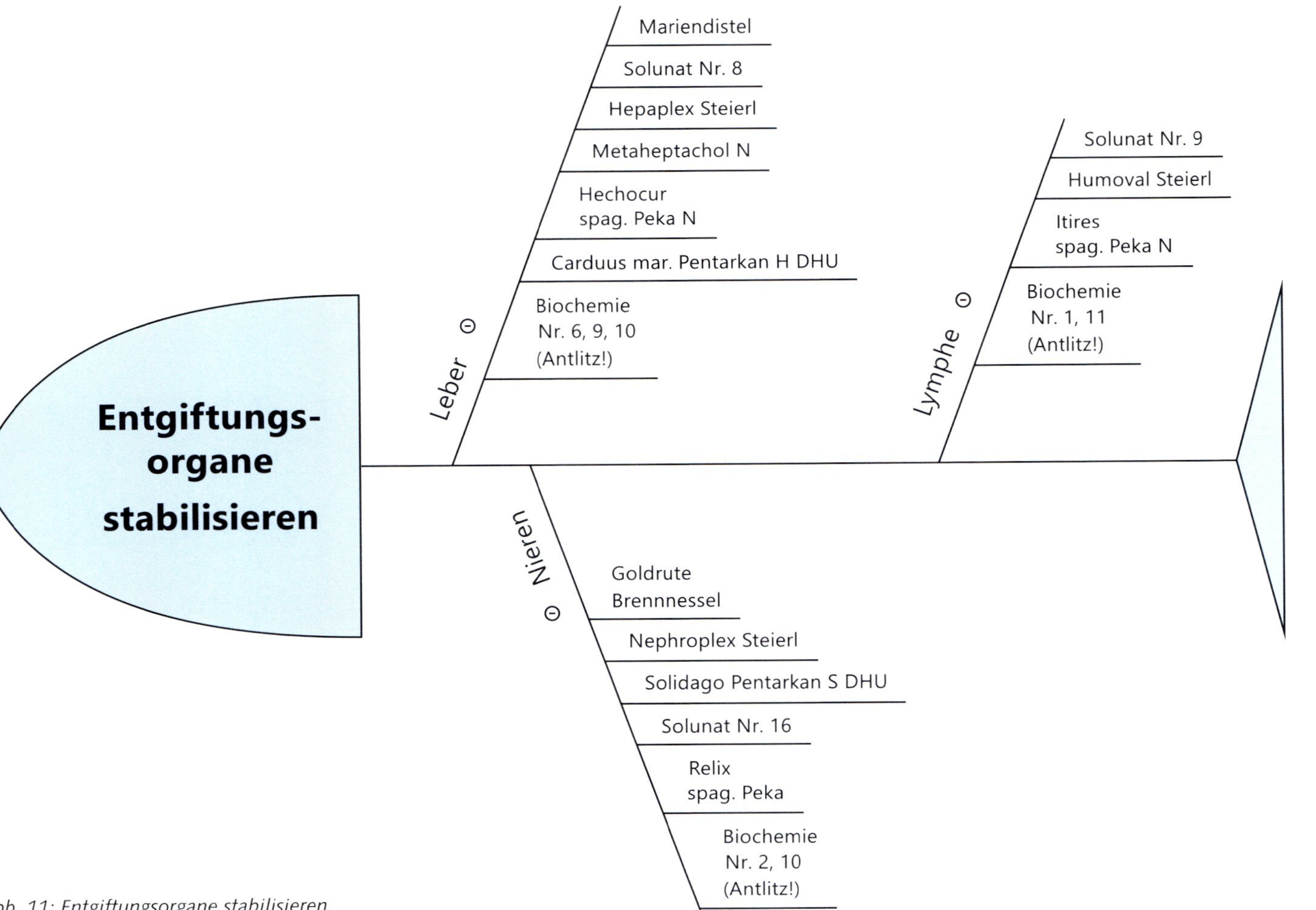


*Abb. 11: Entgiftungsorgane stabilisieren*

Die **LEBER** bringt als körpereigenes „Chemielabor" gerade im Zusammenhang mit der Entgiftung des Organismus täglich beachtenswerte Höchstleistungen. Sie stellt diesbezüglich den zentralen Dreh-, und Angelpunkt dar und ihre therapeutische Unterstützung sollte in jeder Entgiftungstherapie eine wesentliche Rolle spielen.

Die Leber ist sowohl in der Lage körpereigene als auch körperfremde Substanzen zu entgiften, d. h. zu metabolisieren und unschädlich zu machen.

Über den Prozess der sog. **Biotransformation** werden Toxine in der Leber enzymatisch verändert und ausscheidungsfähig gemacht. Fettlösliche, lipophile Substanzen werden dabei in wasserlösliche, hydrophilere Substanzen umgewandelt, was in der Folge ihre Ausscheidung über Nieren und Harnwege möglich macht.

Diese beachtliche Stoffwechselkraft ist gerade heutzutage von immenser Bedeutung, wo unsere Leber durch viele aus unterschiedlichsten Quellen zugeführte Schadstoffe immens in Bedrängnis gerät.

Eine Störung der Leberfunktion zeigt sich bei sehr vielen Patienten, die in der Naturheilpraxis vorstellig werden. Gar nicht selten sind auch Kinder betroffen, was man kaum glauben möchte. Kinder trinken noch keinen Alkohol und nehmen keine Drogen – aber sie sind reihenweise Mehrfachimpfungen unterzogen worden, haben schon häufig Antibiotika und andere Medikamente erhalten, ernähren sich vielfach alles andere als ideal und stehen bereits in ihren ersten Schuljahren unter großem emotionalem Leistungsdruck.

Der psychische Stress wirkt sich in nicht zu unterschätzender Weise eben auch auf die Leber aus und wenn jemandem die sprichwörtliche „Laus über die Leber" gelaufen ist, **können typische körperliche Symptome Hinweise auf eine Leberbelastung geben.** Diese Zusammenhänge sind sowohl in der europäischen Naturheilkunde als auch in der Traditionellen Chinesischen Medizin wohlbekannt. Neben der eigentlichen Lebertherapie empfiehlt es sich daher auch häufig, entspannungsfördernde Methoden durchzuführen oder Arzneimittel zu verordnen, die auch auf der psychischen Ebene wirksam sind.

In der geführten Anamnese kann der geübte Diagnostiker bereits Hinweise auf eine Mitbeteiligung des Leber-Galle-Systems erkennen: eine gereizte, unausgeglichene oder deprimierte Stimmungslage können ebenso hinweisend auf eine Leber-Galle-Störung sein, wie (rechtsseitige!) Kopfschmerzen, Schlafstörungen, Hautjucken, eine Gelbfärbung von Haut und Skleren oder die Unverträglichkeit von fettem Essen. Da der Leber zudem wichtige immunologische Funktionen zukommen*, können auch rezidivierende Infektionen auf eine geschwächte Leberleistung hinweisen.

Im Zusammenhang mit dem Thema Entgiftung und Stabilisierung ist es zunächst unerlässlich, dass **Toxine**, die den **DARM** erreichen, dort unbedingt **gebunden** und damit auch ausgeschieden werden können. Eine mögliche Rückvergiftung über den Pfortaderkreislauf kann auf diese Weise vermieden werden. Heilerden, Flohsamenschalen oder auch Chlorella-Algen bspw. leisten zu diesem Zweck sehr gute Dienste. In manchen Fällen zeigt sich bereits eine Besserung des Zustandes NUR durch diese recht einfache therapeutische Maßnahme** ohne die Gabe anderer Präparate.

Besteht bei Patienten ein sog. Leaky Gut Syndrom, sollte dessen Therapie eine Entgiftung unbedingt begleiten oder dieser am besten vornean gestellt werden: ist die **Darmbarriere** nicht stabil und durchlässig geworden, können unverdaute Nahrungsbestandteile und Toxine hindurchgelangen – evtl. sogar bis ins Blut. Dadurch kann der gesamte Organismus weiter belastet werden, Entzündungsprozesse und Immunreaktionen können die Folge sein. Einen Teil der Darmbarriere macht die Schleim-, oder Mucusschicht aus. Daher macht es in vielen Fällen durchaus Sinn, z. B. homöopathische und/oder biochemische Präparate einzusetzen, die eine gezielte Schleimhautwirkung aufweisen wie bspw. die Schüßler Salze Nr. 4 Kalium Chloratum, Nr. 6 Kalium Sulfuricum oder Nr. 8 Natrium Chloratum. An das Salz Nr. 2 Calcium Phosphoricum kann ebenfalls zur Erhaltung der Schleimhautbarriere gedacht werden (Antlitz-, Zungendiagnostik!). Darüber hinaus sollte das therapeutische Augenmerk auf der Besserung entzündlicher Gesten sowie der Regulation der gestörten Darmflora (z. B. mit Mutaflor*** oder Symbioflor**** liegen.

* Z. B. über die Kupfer'schen Sternzellen.

** Einnahmehinweise Chlorella pyrenoidosa bei Schwermetallintoxikation beachten.

*** enthält E.Coli Stamm Nissle

**** Bspw. Symbioflor 1 enthält Enterococcus faecalis-Bakterien

Im linken Oberbauch liegend führt die **MILZ** nicht selten ein etwas stiefmütterliches Dasein. Natürlich kennt man meist Anatomie und Physiologie des Organs - dennoch ist vielfach die Meinung verbreitet, dass es „ja auch ohne" ginge. Doch nicht so vom naturheilkundlichen Standpunkt aus betrachtet. Nicht selten ist es die Milz, die in ihrer immunologischen Funktion durch Toxine stark beeinträchtigt werden kann, wie die Ärzte Laborde und Risch bezüglich Impfungen ausführen: *„Man muss auch wissen, dass jede Impfung eine Milzschwellung hervorruft, die sich zurückbilden kann oder nicht. Auf jeden Fall greifen Impfungen ein sehr wichtiges Organ an (...). Eine gesunde Milz ist ein Schutz vor Krebs" (Laborde, Risch 2004, S. 451)*[8].

Spannender Weise findet in der planetarischen Zuordnung nach Paracelsus das Blei im Planeten Saturn und dem Organ Milz seine Entsprechung. Erkrankungen mit dieser Zuordnung zeigen Verhärtungstendenzen und Sklerosen und sind oft mit einer Immunschwäche verbunden. Aus diesem Blickwinkel heraus sollte bei einer Bleivergiftung immer auch an die Stütze der Milz sowie die Stabilisierung des Immunsystems gedacht werden. Da die Infektanfälligkeit ein häufiges Symptom bei Intoxikationen ist, können daher Präparate für die Milz (z. B. Ailgeno spag. Peka) gut in das Therapiekonzept mit einbezogen werden.

Sehr empfindlich auf Toxine reagiert darüber hinaus unsere **PANKREAS**. Vielfach wird ihr (toxischer) Zustand auch mit dem Zustand des Gesamtorganismus in Zusammenhang gebracht. Das Organ sowohl mit exokriner als auch endokriner hormoneller Funktion zeigt in sehr vielen Fällen eine funktionelle Schwäche, auch wenn im Blutlabor noch keine oder lediglich schwache Veränderungen zu verzeichnen sind. Bei über 90 % der durchgeführten Urinfunktionsdiagnostiken zeigt sich erfahrungsgemäß eine mehr oder weniger starke Mitbelastung der Pankreas, so dass sie häufig in das Entgiftungskonzept mit einbezogen werden muss. Um dem Organismus nicht zu viel zuzumuten kann die Pankreasstütze bspw. im Wechsel mit der Therapie der Leber vorgenommen werden.

### 4.1.2 Kräftigung des Organismus

**Stabilisierung bei Anämie und Eisenmangel**
Gerade viele Frauen, die unter Erschöpfungs-, und Schwächezuständen leiden und in der naturheilkundlichen Praxis Hilfe suchen, berichten, dass sie über Jahre unter der Diagnose Depression oder agitierte Depression etc. medikamentös und/oder psychotherapeutisch behandelt wurden, ohne dass sich ihre Beschwerden nennenswert gebessert hätten.

Anamnestisch stellt sich in vielen Fällen heraus, dass bei den Patientinnen nie der Eisenspiegel, geschweige denn der Ferritinwert bestimmt wurde. Ganz zu schweigen von anderen Vitaminwertbestimmungen wie Vitamin B12, Folsäure und anderen etc.

Gerade in der klassischen Naturheilkunde ist es traditionell üblich, zunächst das Blut, die Blutzusammensetzung sowie die Blutbildungsfähigkeit des Organismus ins Blickfeld zu nehmen. Die alten Heilkundigen haben treffend erkannt, dass Organe und Organsysteme niemals gesund erhalten werden können, wenn die Blutbeschaffenheit nicht regelrecht ist. Dies ist natürlich vor allem bei Frauen wichtig, bei denen es durch die Menstruation alle 28 Tage zu mehr oder weniger starken Blutverlusten kommt.

**DAS BLUT NÄHRT DIE NERVEN.** Ein traditioneller Wahlspruch, der nicht häufig genug einprägsam wiederholt werden kann. Stärken wir das Blut, stärken wir auch das Nervensystem. So wird Eisen bspw. auch für die Synthese der Neurotransmitter Noradrenalin, Serotonin und Dopamin benötigt. Fehlt es, ist auch deren Bildung gestört. Symptome des Nervensystems wie Nervosität, Ängstlichkeit und Schlafstörungen* können einen Eisenmangel dementsprechend begleiten.

* Aus dem Neurotransmitter Serotonin kann der Organismus das Schlafhormon Melatonin synthetisieren.

**Symptome bei Eisenmangel resp. Eisenmangelanämie**

- Müdigkeit, Schweregefühle, Schwäche
- Kraftlosigkeit, Muskelschwäche
- Herzstolpern – massiver lang bestehender Eisenmangel kann massivere Herzprobleme bedingen
- Blasse Haut und Schleimhaut mit Schleimhautaffektionen:
  Aphten, Stomatitis, Gingivitis, Brennende Zunge, rissige Lippen, Schluckbeschwerden, Sodbrennen, Magen-Darm-Beschwerden
- Infektneigung
- Kurzatmigkeit
- Schwindel
- Kopfschmerzen – auch migräneartig
- Leistungsabfall
- Vergesslichkeit
- Konzentrationsstörungen
- Nervosität, innere Unruhe
- Schlafstörungen
- Appetitlosigkeit
- Störungen der Wärmeregulation: Kältegefühle
- Hauttrockenheit
- Starker Haarausfall, stumpfes, gespaltenes Haar
- Brüchige Nägel

Die am häufigsten vorkommende Form der Anämie ist die Eisenmangelanämie*. Bei Frauen führt meist eine jahrelang bestehende Hypermenorrhoe zu entsprechenden Blutverlusten, die in der Folge oft begleitend zur Leerung der Eisenspeicher führen und schließlich eine echte Anämie mit erniedrigten Hb-Werten etc. nach sich ziehen. Der Organismus versucht über lange Zeit gerade die wichtigen Blutparameter wie bspw. das Hämoglobin stabil zu halten, um den Sauerstofftransport zu den Zellen zu gewährleisten;

* Ebenfalls dürfen andere Anämieformen wie bspw. die Folsäureanämie nicht außer Acht gelassen werden. Auch die Kupferspiegel sind in diesem Zusammenhang sehr bedeutsam.

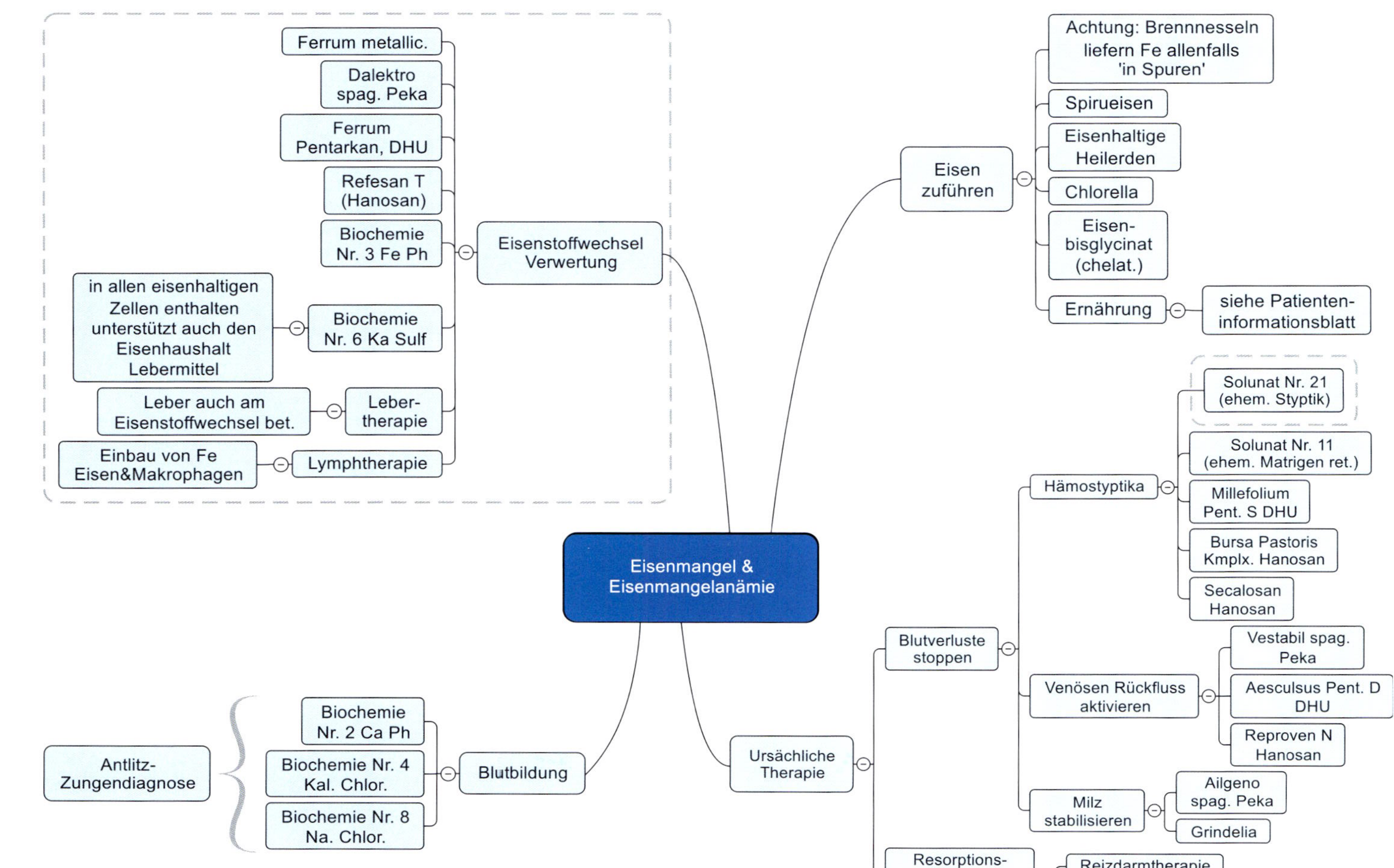


*Abb. 12: Therapieoptionen von Eisenmangel und Eisenmangelanämie*

Die Werte des Blutbildes bleiben auf diese Weise oft „gerade noch" in der Norm oder am ganz unteren Limit – so dass die Diagnose Anämie lange nicht gestellt wird. Viele Patientinnen müssen so die leidvolle Erfahrung machen, dass auch der Eisenmangel selbst bereits starke unangenehme Symptome (Müdigkeit, Leistungsschwäche, rissige Lippen, Atembeschwerden bei Anstrengung etc.) mit sich bringt, die die Leistungsfähigkeit Alltag stark beeinträchtigen können.

Tragischerweise erfolgt an dieser Schnittstelle viel eher eine Psychopharmakaverordnung anstatt die Bestimmung wichtiger Laborparameter, wie viele Patientenbeispiele belegen können.

Sind jedoch die entsprechenden wichtigen Parameter wie Blutbild, Ferritin und Transferrin, bestimmt, und der Eisenmangel belegt, kommt der Zufuhr gut bioverfügbaren Eisens DIE ZENTRALE Bedeutung zu.

Meist kann nun selbst die beste entsprechende Ernährung starke Eisendefizite nicht ausgleichen, da der Körper lediglich eine minimale Tagesdosis des üblicherweise zugeführten Eisens überhaupt verwerten kann (ca. 7–10% des aufgenommenen Eisens). Zudem werden die gängigen oral zugeführten Eisenpräparate oft schlecht vertragen und Magen-Darm-Probleme sind die Folge.*

Neuerdings lässt Eisen in Form von Eisenbisglycinat diesbezüglich Hoffnung aufkommen. Die Bioverfügbarkeit soll gegenüber herkömmlichen Präparaten um bis zu 300% besser sein, ohne die üblichen Beschwerden im Magen-Darm-Bereich hervorzurufen. Bei stark erniedrigten Ferritin-Werten ist von der alleinigen homöopathischen Eisen-Therapie (Ferrum Metallicum oder Schüßler Salz Nr. 3 Ferrum Phosphoricum) abzuraten. Diese Präparate können die eisenhaltige Ernährung oder gut bioverfügbare Eisenpräparate jedoch ideal „**ergänzen**" und den Eisenstoffwechsel an sich grundlegend verbessern, da sie auf Zellebene ihre Wirkung entfalten und oftmals dort die Aufnahme der Mineralien erst ermöglichen. Sie kommen auch bei auftretenden Nebenwirkungen überdosierter Eiseninfusionen oder schlecht verträglicher oral verabreichter Eisenpräparate als Heilmittel in Betracht.**

* Eine echte Alternative stellen hier chelatisierte Eisenpräparate in Form von Eisen-Bisglycinat dar wie bspw. das Präparat Eisen-Bisglycinat der Fa. Nature-Love oder Eisen der Fa. Sunday-Natural.

** Nehmen Betroffene Eisenpräparate ein, deren Eisen nur zu einem Bruchteil resorbiert werden kann, bleibt die Frage bestehen, wie der Organismus mit dem „Überschuss" an Eisen umgeht. Wie an den gängigen Nebenwirkungen zu beobachten ist, scheint es ihn zu belasten. Ob ein Stoff Nutzen oder Unbill bringt, hängt also auch stark von dessen Resorptionsfähigkeit/Bioverfügbarkeit ab.

Zudem kann der Organismus Eisen besser resorbieren, wenn genügend Kupfer vorhanden ist. Idealerweise liegen die Einnahmezeiten von Eisen und Kupfer jedoch etwas zeitversetzt.

Im Kontext effektiver Entgiftungstherapien ist EISEN von zweifacher Bedeutung: einerseits kann der Organismus ohne ausreichend mit Eisen versorgt zu sein, seine Blutbeschaffenheit nicht optimieren und hat somit nicht genügend Grundkraft, um nun auch noch die notwendige Entgiftungsleistung erbringen zu können. Andererseits scheinen erniedrigte Eisenwerte mit erhöhten Schwermetallwerten zu korrelieren, so dass man bei der Diagnose Eisenmangel auch an eine Schwermetallbelastung denken sollte.

Vor einer Entgiftungskur sollte daher an die Stabilisierung des Eisenhaushaltes gedacht werden. Die therapeutischen Schwerpunkte liegen nun einerseits auf einer Ernährungsanpassung, der Gabe **gut verträglicher** eisenhaltiger Nahrungsergänzungen – idealerweise in Kombination mit der biochemischen Unterstützung zur Regulation des Mineralienhaushaltes wie dem Schüßler Salz Nr. 3 Ferrum Phosphoricum oder Ferrum metallicum. Außerdem gilt es, starke Blutverluste zu stoppen. Dies kann einerseits mit blutungshemmenden Heilpflanzenpräparaten wie bspw. Millefolium Pentarkan (DHU)[10] geschehen als auch mit Konzepten aus der TCM mit Akupunktur und trockenem Schröpfen (Tonisierung der Milz, Therapie eines möglichen Leber-Blut-Mangels und die Stärkung der Nierenenergie).

**Kasuistik:** Eine 49-jährige Patientin kontaktierte die Praxis zunächst auf der Suche nach psychotherapeutischer Unterstützung, aufgrund „nervlicher" Schwäche. Sie bezeichnete sich als sehr empfindlich und „leicht am Wasser gebaut". Schnell stellte sich jedoch heraus, dass es sich um kein rein psychisches Problem handelte, sondern körperliche Beschwerden vorhanden waren, die als mitverursachend eingestuft wurden.

So litt sie an einer schweren Eisenmangelanämie, die durch jahrelange hohe Blutverluste während der Menstruation mitverursacht waren. Aktuell hatte sie so starke Hypermenorrhoen durchlitten, dass sie deswegen sogar stationär behandelt werden musste.

Gemäß dem Prinzip, dass zunächst das Blut in seiner Zusammensetzung wieder regelrecht stabilisiert werden muss, damit auch eine Stärkung des Nervensystems stattfinden kann, wurde vor der Entgiftungskur zunächst folgendermaßen therapiert: Blutung stoppen (Solunat Nr. 21 – ehem. Styptik – im Wechsel mit Millefolium pentarkan (DHU). Auch wurde mittels Akupunktur die Milz stabilisiert, was ebenfalls die Blutungsneigung beeinflusst. Antlitzdiagnostisch stach ein deutlicher Bedarf an Schüßler Salz Nr. 2 Calcium Phosphoricum hervor. Dieses Salz unterstützt sowohl Regenerationsprozesse, als auch die Blutzellenneubildung im Knochenmark. Der Patientin wurde eine Ernährungsanpassung (siehe Patienteninformationsblatt im Anhang) empfohlen sowie die Einnahme verträglicher chelatisierter Eisenpräparate.

**Stabilisierung bei Nebenniereninsuffizienz**

Durch stoffliche Belastungen wie sie bspw. eine Amalgambelastung darstellt kann es nicht selten zu einer allgemeinen Schwächung des Organismus kommen. Diese kann sich einerseits wie oben beschrieben durch Symptome einer Anämie manifestieren oder aber auch in einer Schwächung der Funktion der Nebennieren. Gerade länger bestehende und bereits chronisch gewordene Belastungszustände durch Gift-, und Schadstoffe und/oder hinzukommender Dauerstress oder seelische Belastungssituationen schwächen die Nebennierenfunktion erheblich. Finden sich diese Faktoren bereits seit der Kindheit, kann die Schwächung lebenslang bestehen.

Die paarig angelegten Nebennieren wiegen jeweils etwa 5 g. Sie befinden sich direkt oben auf den jeweiligen Nierenpolen sitzend. Zu unterscheiden sind dabei Nebennierenrinde und Nebennierenmark, wobei in den Nebennierenrinden Mineralocorticoide z. B. Aldosteron, Glucocorticoide wie Cortisol sowie männliche Geschlechtshormone und andere Sexualhormone gebildet werden. Das Nebennierenmark fungiert hingegen als Teil unseres vegetativen Nervensystems. Hier werden Adrenalin und Noradrenalin ausgeschüttet. Die Nebennieren werden auch als „Stressdrüsen" eingestuft. Man geht davon aus, dass unser Energieniveau und die allgemeine Grundkraft, die uns zur Verfügung steht, in direktem Zusammenhang mit einem guten Funktionieren der Nebennieren stehen.

Während die akute Stressreaktion im Wesentlichen durch die Katecholamine Adrenalin und Noradrenalin gesteuert wird und Symptome wie Steigerung der Herzfrequenz und Durchblutung, Bronchienerweiterung, erschwertes Denken sowie Glukosefreisetzung hervorruft, steht die subakute Stressreaktion unter dem Einfluss der Glucocorticoide. Diese Phase wird auch als Widerstandsphase bezeichnet, da der Organismus hier noch aktiv seine Kräfte mobilisiert. Hier beobachtet man jedoch bereits eine gewisse Infektanfälligkeit, vermehrte Spannungskopfschmerzen sowie Schlaf- und Denkstörungen. Schlussendlich jedoch, wenn Stress und Belastungen „wieder einmal länger dauern", um es salopp zu formulieren, verlassen uns regelrecht die Kräfte: unsere Nebennieren geraten in den Zustand der Hypoadrenie, der Unterfunktion. Sie sind in dieser Phase nicht mehr fähig, ausreichend und zur Genüge jene Hormone zu produzieren, die wir für unsere Energie und Abwehrleistung so dringend benötigen.

Die Symptomatik einer Nebenniereninsuffizienz – durchaus auch mitverursacht durch Gift-, und Schadstoffbelastungen – können sein:

- dauernde, lähmende Müdigkeit
- lange Rekonvaleszenzphasen nach durchgemachten Erkrankungen
- typisch: abends kehren oftmals scheinbar die Kräfte wieder – morgens schafft man es „kaum in den Tag"
- Hypotonie
- niedrige Toleranzschwelle: man kann stressreiche Situationen kaum noch bewältigen, verminderte Toleranz gegen Belastungen, einfacher Stress wird noch toleriert, extremere Belastung werden aber kaum noch ertragen
- Konzentrationsstörungen, Gedankenflucht, Zerstreutheit
- Nervosität und Empfindlichkeit gegen Geräusche oder Gerüche
- Allgemeine Gereiztheit
- Störungen der Menstruation/Störungen der Libido
- Störungen des Blutzuckers, Hypoglykämie
- Häufig: Nahrungsmittelunverträglichkeiten oder -,allergien
- „Salzhunger"

Bei einer Schadstoffbelastung in Kombination mit einer diagnostizierten Schwächung* der Nebennieren – stehen wir wie so häufig vor dem Dilemma, an welcher Stelle im Organismus wir die Therapie nun idealerweise starten sollen.

Der Patient erlebt einen starken Leidensdruck und möchte so schnell als möglich von seiner Erkrankung erlöst sein. Ist die hormonelle Leistung der Nebennieren mit den oben beschriebenen Folgen jedoch bereits eingetreten, sollte diesbezüglich zunächst eine Stabilisierung stattfinden, bevor mit der eigentlichen Entgiftung begonnen wird.** So hat sich hier bspw. das Präparat *Phytocortal N (Steierl)* als Grundlagentherapie sehr bewährt. Es ist darüber hinaus sehr gut möglich, diejenigen Nebennierenhormone, die einer Substitution bedürfen, in homöopathisch niedrigen Potenzen zu verabreichen und somit den Hormonspiegel sanft wieder zu stabilisieren *(bspw. je nach Diagnostik Cortisonum D4, DHEA D4)*. Besteht bei den Betroffenen jedoch gleichzeitig eine starke Leberbelastung, ist selbst mit homöopathisch niedrig potenzierten Hormonen Vorsicht geboten. Zumindest sollten diese dann tendenziell eher gering dosiert werden und evtl. nicht zu viele Hormone gleichzeitig substituiert werden. In diesen Fällen sollte die Le-

* Hier stehen von verschiedenen Firmen Speicheltests zur Verfügung, mit denen bspw. zu verschiedenen Tageszeiten den Cortisolspiegel bestimmt werden kann. Auch über das Blutlabor lässt sich ein Hormonstatus bestimmen.

** Es ist natürlich möglich, parallel zu notwendigen Entgiftungsmaßnahmen auch die Nebennieren zu stabilisieren.

ber über einen längeren Zeitraum durch Komplexhomöopathika oder bzw. spagyrische Präparate funktionell gestärkt werden*. Eine interessante Ergänzung der o. g. Therapie liegt in der Applikation sog. „Organpräparate“ wie sie bspw. von der Fa. WALA, Bad Boll hergestellt werden Zur Nebennierenstabilisierung kann das Präparat *Glandulae suprarenales comp.* infrage kommen. Da der Organismus zum Aufbau vieler Hormone auch entsprechender Vitamine und Mineralien dringend bedarf, ist die Durchführung einer Laboranalayse zu diesem Zweck sowie eine entsprechende Substitution mit gut bioverfügbaren Präparaten ebenfalls sehr wichtig. Hervorzuheben ist der hohe Bedarf der Nebennieren an Vitamin C – hier können auch Infusionen nötig werden, wenn eine starke Schwächung vorliegt. Des Weiteren können die Nebennieren – wenn homöopathisch passend – beispielsweise gut mit dem Schüßler Salz Nr. 8 Natrium Chloratum und/ oder dem Homöopathikum Sepia officinalis (lebt im Salzwasser!) eine entsprechende Stabilisierung erfahren. Allerdings sollten die Arzeimittelbilder jeweils „passend sein“.

**Kräftigung durch Stärkung der Verdauungsleistung**

Im Hinblick auf gelingende Entgiftungsmaßnahmen sollte therapeutisch auf eine Stärkung der gesamten Verdauungsfunktion geachtet werden. Erfahrungsgemäß liegen bei vielen Patienten diverse Schwächezustände der Oberbauchdrüsen vor, die behandlungsbedürftig sind; oftmals lindert bereits eine diesbezügliche Behandlung vielerlei Beschwerden.

Alles bisher Gesagte, was unter dem Abschnitt *„die Entgiftungsorgane stärken“* erläutert wurde, ist in diesem Zusammenhang wichtig zu beachten. Dabei spielen allen voran die Leber-Galle-Funktion, die Leistung der Pankreas aber auch die des Magens eine entscheidende Rolle. Häufig berichten Patienten von kaum nennenswerten Defäkationen oder sie leiden unter Bauchschmerzen, Sodbrennen, Blähungen, Kopfschmerzen etc. Eine weitere Untersuchung bspw. über die traditionelle Urinfunktionsdiagnostik zeigt häufig eine Belastung von Pankreas, Galle oder Darm, die behandlungsbedürftig ist. Es kann in vielen Fällen durch die Stärkung der Oberbauchorgane gelingen eine vermehrte und erleichterte Defäkation zu erreichen, was bereits eine WESENTLICHE ENTSCHLACKUNG des Organismus bedeutet. Liegt das Verdauungssystem hingegen mehr oder minder brach, kommt es u. U. zu Rückvergiftungen über den Pfortaderkreislauf, zu Unwohlsein, Kopfschmerzen und vielen weiteren verdauungsbedingten Symptomen.

* In Phytocortal ist das Leber-Galle-wirksame Chelidonium enthalten. Auf die diversen Literatur-, und Fortbildungsmöglichkeiten sei an dieser Stelle verwiesen.

**Stabilisierung konstitutioneller Schwächen**
Einer von vielen Vorzügen naturheilkundlicher Behandlungsstrategien ist vor allem die gezielte und individuelle Herangehensweise. So sollte in Bezug auf die Entgiftungstherapie die Konstitution des Kranken möglichst Berücksichtigung finden. Gerade die altbewährte Irisdiagnostik bietet hier eine vorzügliche Möglichkeit genauer „hinter die Kulissen" der Beschwerden zu blicken. Folgende Zusammenfassung gibt einen kleinen Einblick in diese Zusammenhänge.

Bei der **lymphatischen Konstitution** bestimmt eine Schwäche des lymphatischen Systems mit möglichen überschießenden Reaktionen das Beschwerdebild. Es zeigt sich häufig eine *erhöhte Infektneigung* mit hohen Fiebern aber auch die Neigung zu *allergischen Reaktionen* und zur Übersäuerung. Oft besteht eine Ausscheidungsschwäche von Haut und Nieren. Diese Tendenzen sollten auch bei einer Entgiftungskur Berücksichtigung finden.

Bei bestehender *Allergie* müssen zudem die Allergene identifiziert und die Mittelwahl entsprechend angepasst/modifiziert werden, so dass keines der Allergene in den Präparaten enthalten ist. Auch bei Komplexhomöopathika, die meist tiefe Potenzen enthalten ist darauf zu achten.

Grundsätzlich sollte beim Lymphatismus die Abwehr „angeregt werden, ohne sie aufzuregen". Dies bedeutet, dass z. B. sowohl die Entzündungsbereitschaft herabgesetzt werden als auch die Abwehr angeregt werden sollte. Hierfür eignet sich bspw. das Schüßler Salz Nr. 3 Ferrum Phosphoricum oder das Präparat Echinest 160 (Nestmann). Des Weiteren kommen die homöopathischen Präparate bzw. die Schüßler Salze Nr. 2 Calcium Phosphoricum, und/oder Nr. 22 Calcium Carbonicum zur Basistherapie infrage.

Bei der **(lymphatisch)-neurogenen Konstitution*** neigt der Organismus allgemein zu einer erhöhten Sensibilität und Reizbarkeit des Nervensystems. Es besteht die Tendenz zu gesteigerten Sinneswahrnehmungen und erhöhter Schmerzempfindlichkeit. Die Personen neigen zudem zu Schmerzerkrankungen wie Neuralgien und Migräne sowie zu nervösen Erschöpfungszuständen (reizbare Schwäche, Neurasthenie). In der Hauptsache ist es beim neurogenen Typus wichtig auf Ruhe, Erholung und Entspannung zu achten und darauf, sich nicht zu viel zuzumuten. Dies gilt sowohl als allgemeiner Lebens-Grundsatz für diese Konstitution als auch als Basis für das therapeutische Vorgehen bei einer Entgiftungstherapie.

---

* Auch als neurogene Disposition bezeichnet.

Weniger ist hierbei oft mehr. Denn: regen wir die Entgiftungsprozesse zu stark an, zirkulieren vermehrt Schlackenstoffe und Toxine im Organismus, die in der Folge gerade durch die erhöhte Reagibilität des Nervensystems wiederum Beschwerden auslösen können. Daher sollten die Dosen der Präparate und auch die Zahl der gewählten Arzneimittel genau auf die individuelle Verträglichkeit angepasst werden.

Viel Augenmerk sollte zudem auf die Bindung und Ausscheidung der gelösten Schlackenstoffe gerichtet werden, damit eine Rückvergiftung vermieden wird. Der lymphatisch-neurogene Typ wird auch begleitend oder vorbereitend zu einer Entgiftungskur von einer Stabilisierung des Nervensystems profitieren. Dies ist bspw. gut mit dem Schüßler Salz Nr. 5 Kalium Phosphoricum oder Nr. 7 Magnesium Phophoricum möglich, wenn es passend gewählt wurde. Eine wichtige Arznei, die bei Neurasthenie infrage kommen kann ist auch Silicea (Schüßler Salz Nr. 11). Auch die Präparate Nr. 25 Acid. Phosphoricum (Nestmann) oder P-Sta spag. Peka (Pekana) kommen u. a. hierfür gut infrage.

Ähnlich verhält es sich bezüglich Dosis und Arzneimittelzahl mit der lymphatisch-**harnsauren** Konstitution bzw. der **Übersäuerungs-, oder Uratdiathese**.* Die Irisdiagnose erkennt sie an sog. Plaques, dies sind helle ineinander verlaufende Auflagerungen. Menschen dieses Typs neigen häufig zu rheumatischen Beschwerden, Gicht oder gar Urolithiasis. Auch säurebedingte Neuralgien sind möglich. Hier heißt es zunächst auf die Entsäuerung des Organismus zu achten bzw. die Drainage über die Nieren anzuregen (siehe Nierenpräparate, Entsäuerungspräparate). Zudem kommen begleitend Präparate infrage, die die akuten Beschwerden lindern wie bspw. 145 Berberis Kmplx. (Nestmann). Eine elegante Option stellt die Kombination der Schüßler Salze Nr. 9 Natrium Phosphoricum (hält Säuren in Lösung, verhindert die Auskristallisation) und Nr. 11 Silicea (Anregung der Bindegewebsaktivität zur Säureausleitung) dar.

Natürlich sollte außerdem unbedingt die Trinkmenge erhöht und die Ernährung entsprechend angepasst werden.

* Die Differenzierung zur exsudativen Diathese erfolgt nicht immer auf die gleiche Weise = je nach Schule.

Bei der **hämatogenen Konstitution** besteht demgegenüber eher die Tendenz zu **Stoffwechselerkrankungen** v. a. der drüsigen Organe. Insbesondere betroffen sind hierbei das Leber-Galle-System, die Pankreas (Diabetes) und der Darm. Es kommt darüber hinaus bei diesem Typus zu Störungen des Blutes sowie zu einem Mangel an Spurenelementen. Durch die o. g. Stoffwechsellage kann auch der schlechte Gasaustausch auf Kapillarebene sowie die Tendenz zu frühzeitiger Verschlackung der Transitstrecke erklärt werden (Thromboseneigung). Bezogen auf eine gelingende Entgiftung ist es bei dieser Konstitution von großer Bedeutung v. a. auf die Stütze der o. g. Organe mit evtl. entsprechender höherer Dosierung zu achten. Nach einer Vitamin-, und Mineralienanalyse sollte eine entsprechende Substitution erfolgen.

Erwähnenswert in diesem Zusammenhang ist zudem der **bindegewebsschwache** Typ – manchmal direkt als Untertyp der lymphatischen Konstitution zugeordnet oder auch als mesenchymal schwache Disposition bezeichnet. Die Iris wirkt hier regelrecht „aufgerissen" durch viele große Lakunen. Diese geben Hinweise auf eine Schwäche des Mesenchyms. Dies kann sich in einem geschwächten Binde-, und Stützgewebe mit der Neigung zu Hernien, Überdehnungen, Varikosis, Muskel-, und Sehnenschwäche zeigen. Hier besteht die Tendenz, dass auch durch die Schwäche z. B. der Gefäßwände deren Permeabilität erhöht ist und die Drainagefähigkeit der Lymphgefäße zu gering ist, was z. B. bei einem Ulcus cruris oft der Fall ist. Ziel sollte es hier sein, gerade die Gefäßwände, aber auch das Gewebe an sich zu festigen und den Halteapparat zu stützen, um die Drainage funktionsfähig zu halten. Empfehlenswert ist hierfür z. B. das Schüßler Salz Nr. 1 Calcium Fluoratum oder Nr. 72 Acid. Hydrofluor. K Kmplx. Nestmann oder unterstützend auch Aesculus Pentarkan D, DHU.

Des Weiteren kann sich bei jedweder Konstitution eine **spastische** Tendenz (auch spastische Diathese) mit den dafür typischen **Krampfringen** zeigen. Entscheidend für eine gelingende Entgiftungskur ist hierbei das Thema Entlastung & Entspannung. Bleibt das Organsystem jedoch „weiter unter Strom" ist auch die Entgiftungsleistung und der abbauende Stoffwechsel behindert. Oftmals sind hier Wärmeanwendungen sehr hilfreich. Falls notwendig, kann die therapeutische Unterstützung z. B. mit dem Schüßler Salz Nr. 7 Magnesium Phosphoricum oder Nr. 19 Cuprum arsenicosum erfolgen. Eine Hilfe kann auch das Mittel Aspas spag. Peka der Firma Pekana darstellen oder Nr. 121 Cuprum F Komplex (Nestmann).

Auch bezüglich miasmatischer Belastungen kann die Irisdiagnostik wertvolle diagnostische Hinweise liefern. So zeigt sich eine **tuberkulöse** Disposition bspw. durch das sog. „gekämmte Haar", Lakunen im Lungensektor oder „das flottierende Seil". In diesen Fällen sind u. U. Nosoden wie Tuberkulinum oder Bacillinum nach der Basisentgiftung angezeigt.

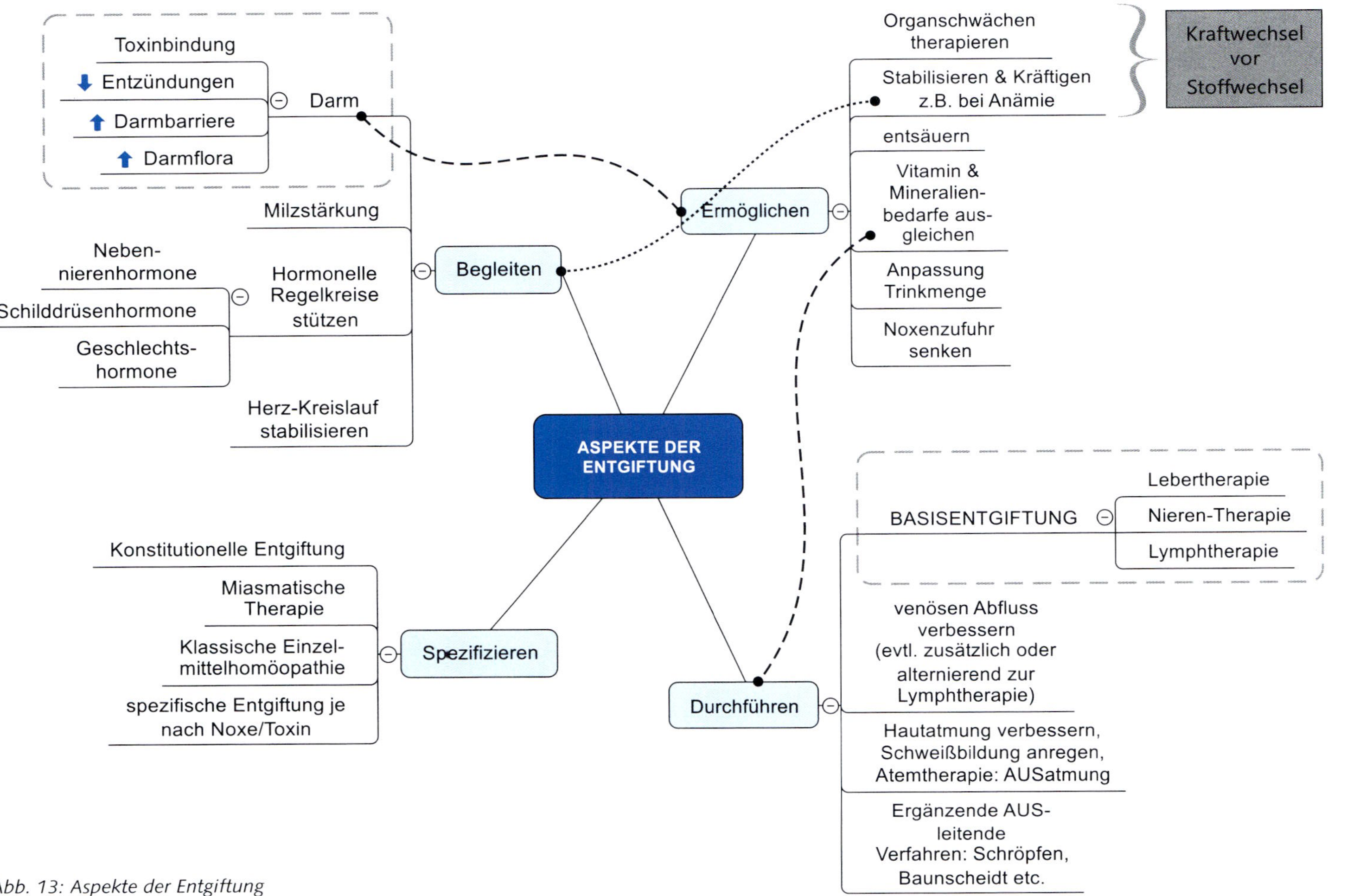


*Abb. 13: Aspekte der Entgiftung*

## 4.2 Die eigentliche Entgiftungsphase

Das Grundprinzip jeder effektiven Entgiftungskur stellt die Unterstützung und Stabilisierung der jeweiligen Funktionen unserer „klassischen Entgiftungsorgane" Leber, Nieren und Lymphe sowie die Bindung und Ausscheidung der Toxine über den Darm dar. Ergänzend können idealerweise zusätzliche ausleitende Methoden über die Haut wie bspw. Schröpfen, Sauna, Abreibungen etc. zur Anwendung kommen, wenn der Zustand des Patienten dies erlaubt. Auch die Forcierung der Ausscheidung über die Atemwege durch atemtherapeutische Übungen oder bspw. Solunat Nr. 15 (ehem. Pulmonik) kann als Stütze eingesetzt werden.

Selbstverständlich kann DAS GANZE (also die Entgiftungsleistung) nur so gut funktionieren, wie sein SCHWÄCHSTES GLIED. Im vorangehenden Kapitel wurde daher auf die unbedingte Notwendigkeit der Stabilisierung wichtiger Organe zur **Vorbereitung** auf eine Entgiftungskur eingegangen bzw. darauf, dass der Organismus oftmals dringend vorab stabilisiert werden muss, damit er zunächst IN DIE LAGE versetzt wird seine Entgiftungsarbeit leisten zu können. Dieser Umstand wird leider viel zu häufig übersehen und Patienten mit Schwächezuständen und/oder anderen Grunderkrankungen sollen „erstmal entgiften". NEIN! Sie sollten erfahrungsgemäß nach der Maxime **KRAFTWECHSEL VOR STOFFWECHSEL „erst einmal erstarken"**, damit in der Folge die eigentliche Entgiftungsleistung vom Organismus erbracht werden kann. Liegen jedoch schwere Entzündungen oder Schädigungen bestimmter Organe vor, ist Vorsicht geboten. Über diese Organe darf keine Entgiftung stattfinden.

Die eigentliche Entgiftung kann auf mehreren Wegen und mit unterschiedlichen Heilmitteln und Methoden erfolgen. Entweder es erfolgt eine Basisentgiftung wie im nächsten Abschnitt beschrieben und/oder man wählt eine der Grunderkrankung entsprechende speziellere Art der Entgiftung für den Patienten aus und passt diese INDIVIDUELL an dessen/deren Bedürfnisse an.

**Zeitlicher Ablauf indizierter Entgiftungsmaßnahmen**

Es ist zugegebenermaßen nicht immer ganz einfach aus der Fülle an therapeutischen Möglichkeiten die jeweils passende herauszufiltern. Im Folgenden sind wichtige Überlegungen zum zeitlichen Ablauf zusammengefasst:

1. Evtl. notwendige fachärztliche Akutversorgung
2. Naturheilkundliche Diagnostik:
   - Organische Schwachstellen identifizieren
   - toxische stoffliche Belastungen identifizieren
   - Konstitution definieren
   - Vitamin-, und Mineralienstatus
3. Organschwächen therapieren (Spagyrik, Komplexhomöopathie)
4. Grunderkrankung (mit-)therapieren wo nötig (insbes. Anämie, Nebennierenschwäche)
5. Stoffwechsel wo nötig anregen (Kreislauf, Hormonsystem)
6. Vitamin-, und Mineralienhaushalt stabilisieren; Entsäuerungstherapie VOR und WÄHREND der Basisentgiftung
7. Start der Basisentgiftung NACH Stärkungs- und Stabilisierungsphase (Maxime: Kraftwechsel VOR Stoffwechsel)
8. Hinweise zur Anwendung klassischer Homöopathie
   - Hom. Einzelmittelgabe auch in der Anfangsphase sinnvoll, (bei entsprechendem exakten Mittelbild)
     gerade Präparate wie Arsenicum Album, Nux vom., Sulfur, Thuja etc. können zur direkten Unterstützung bei stofflichen Toxikosen in der Anfangsphase der Therapie sehr wichtig sein; dies gilt auch für tautopathische Mittel und/oder potenzierte auslösende Gifte (Carboneum oxygenisatum, Mercurius sol. etc.); begleitend zu diesen o. g. Mitteln sollte mit spagyrischen/komplexhomöopathischen Präparaten Leber und Nieren stabilisiert werden
   - Miasmatische Therapie mit Nosoden, Mittel zur Konstitutionstherapie: eher im Laufe oder im Anschluss an die Basisentgiftung
     (oft abhängig von Begleitsymptomatik, Konstitution)

### 4.2.1 Die Basisentgiftung

Mit der Bezeichnung BASISENTGIFTUNG soll die gemeinsame Aktivierung und Energetisierung von Leber, Nieren und Lymphe bezeichnet werden. In dieser HAUPTPHASE der Entgiftung wird entgegen dem Vorgehen in der Vorbereitungsphase nun das Augenmerk nicht mehr nur auf die Energetisierung und Stabilisierung einzelner Organe, sondern zudem auf die Ausschleusung der Toxine aus den Depots gerichtet, was meist mittels komplexhomöopathischen/spagyrischen Lymphmitteln erfolgt.*

Befindet sich der Patient in einem stabilen Zustand, sind die Haupt-Entgiftungsorgane Leber und Nieren überprüft und gut funktionsfähig, die Leistungen des Herz-Kreislauf-Systems und der hormonellen Regelkreise in Ordnung etc., so kann mit der Basisentgiftung begonnen werden. Die folgenden Übersichten zeigen mehrere Optionen mit Arzneimitteln diverser Hersteller – sowie möglichen ergänzenden Therapieoptionen.

**Kasuistik:** Patientin, 39 Jahre, Zustand nach Laparotomie. Sie suchte naturheilkundliche Hilfe, da sie nach der OP so starke Ödeme der Beine hatte, dass „sie in keinen Schuh mehr hineinpasste", sie fühlte sich stark verquollen und aufgeschwemmt. Eine weitere starke Belastung war für sie ein benommenes Gefühl im Kopf – wie Watte – und die schlechte Konzentrationsfähigkeit, die sich nach der Operation – vermutlich durch die Narkotika ausgelöst, eingestellt hatte. Labordiagnostisch erschien kein nennenswerter Befund; die klassische Urinfunktionsdiagnose zeigte eine massive Leberintoxikation. Es wurde eine klassische Basisentgiftung durchgeführt, die über 6 Wochen andauerte; zudem erfolgte eine Stabilisierung der Milz über Akupunktur sowie das Präparate Ailgeno spag. Peka (Pekana);

* Im Wechsel können auch – je nach Lage des Falles – Venenpräparate zum Einsatz kommen.

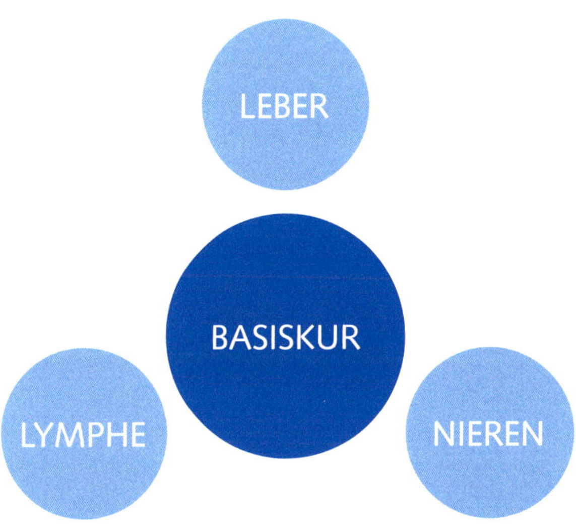


*Abb. 14: Basiskur*

Eine Basisentgiftung kann vielfach der eigentlichen spezifischen naturheilkundlichen Therapie vorausgehen, kann diese begleiten oder immer einmal wieder „eingeschoben" werden. Dies ist häufig sinnvoll und sollte individuell festgelegt werden. Hierbei ist natürlich auch eine gute Compliance anzustreben. Einen kranken Menschen mit zu vielen Präparaten zu versorgen führt manchmal eher zu Frustration als zu effektiver Mitarbeit. Sinnvoller ist es in diesen Fällen, die Hauptmittel für die Erkrankung zu verordnen und den Patienten für die Entgiftungstherapie in regelmäßigen Abständen in die Praxis einzubestellen und die Präparate als Injektion zu verabreichen.

*Abb. 15: Entgiftungskonzepte Basisentgiftung*

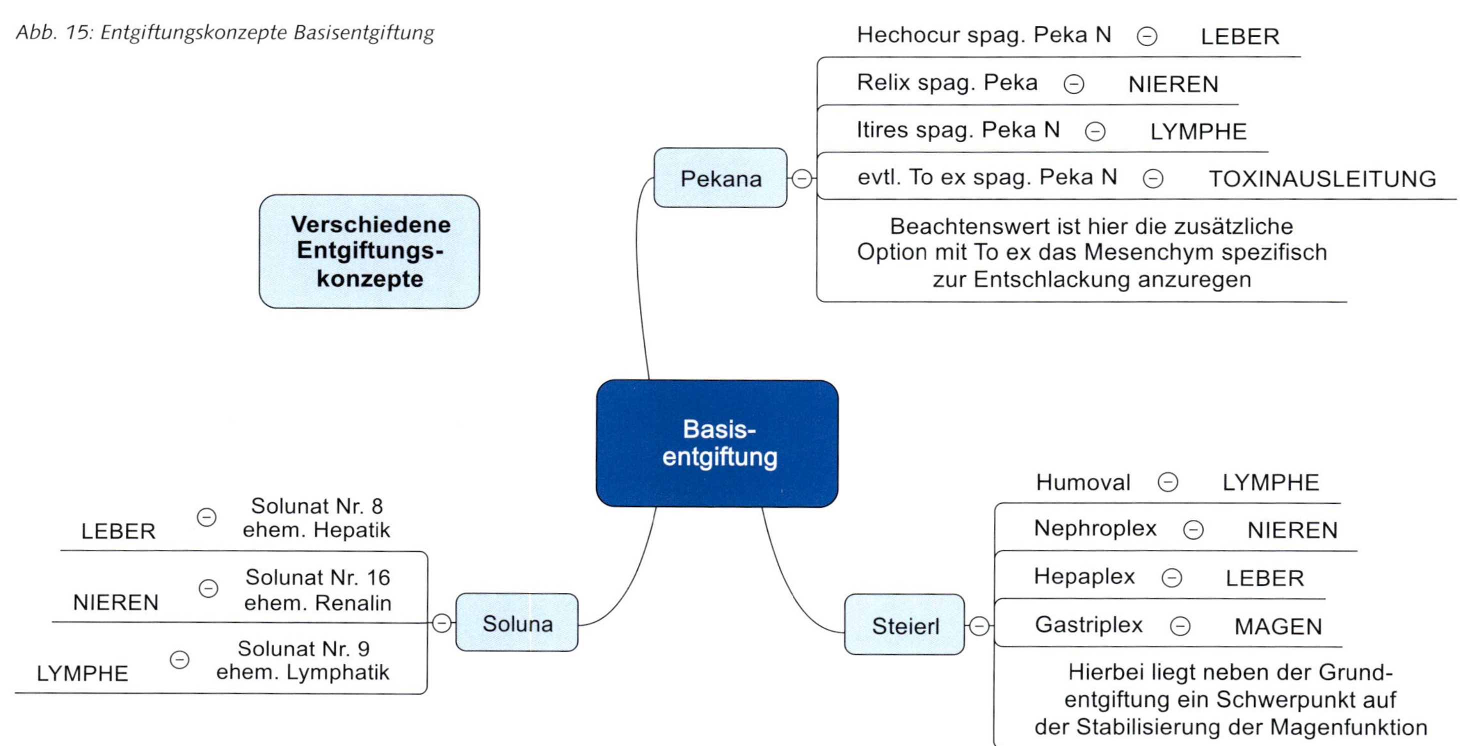

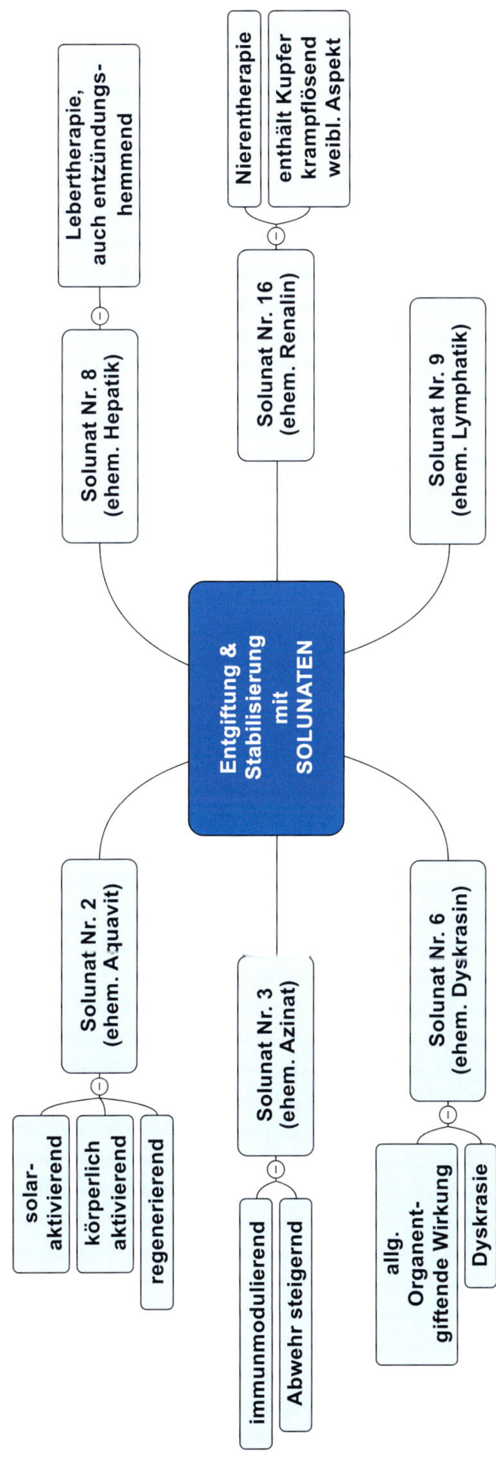


*Abb. 16: Entgiftung und Stabilisierung mit Solunaten*

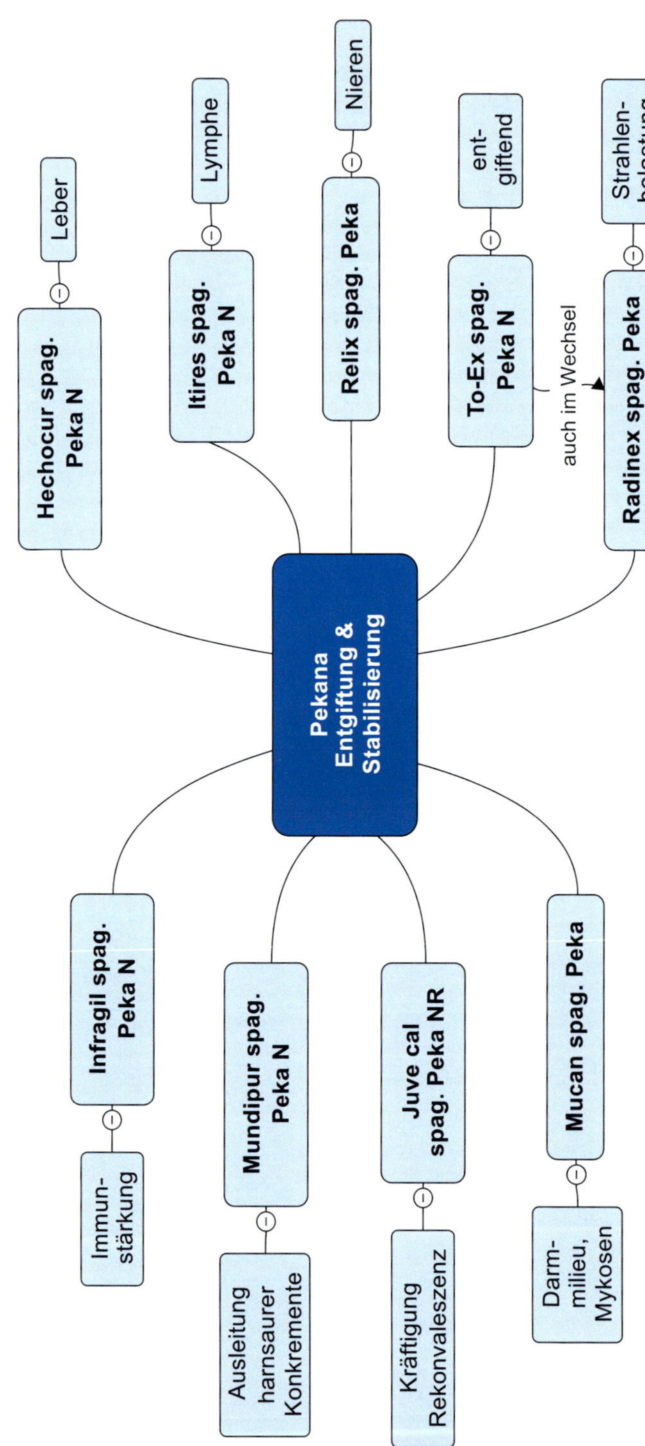


*Abb. 17: Pekana Entgiftung und Stabilisierung*

**Medikamenteneinnahme & die Entgiftung**

Natürlich nehmen viele Patienten, die naturheilkundliche Hilfe in Anspruch nehmen, schulmedizinische Medikamente ein. Diese sollten keinesfalls einfach abgesetzt oder in Eigenregie reduziert werden. Immer gilt der Grundsatz: wer Medikamente ansetzt, setzt diese auch wieder ab – oder reduziert sie. Darüber müssen unsere Patienten aufgeklärt werden. Wir brauchen Klienten, die für ihre Gesundheit einstehen und Verantwortung übernehmen.

Natürlich lässt sich trefflich darüber diskutieren, ob man mit Entgiftungskuren bei gleichzeitiger Gabe von anderen Pharmaka diejenigen Ziele erreichen kann, die ohne diese Gaben möglich wären. Gerade multimorbide Patienten werden ihre Medikamente vielfach weiterhin benötigen und das ist auch in Ordnung so. Wir sollten uns nicht zu einem absoluten ENTWEDER – ODER – Denken hinreißen lassen, da beide Standbeine der Medizin ihre absolute Berechtigung haben.

Es ist jedoch sehr gut möglich, begleitend zu anderen für den Patienten nötigen Pharmaka eine naturheilkundliche Entgiftungskur bzw. je nach Fall eine Organstärkungskur durchzuführen. Eventuell ist es im Laufe einer naturheilkundlichen Therapie auch möglich, in Abstimmung mit dem Verordner bestimmte Medikamentengaben zumindest zu reduzieren, was auch schon ein Erfolg sein kann. Auf mögliche Wechselwirkungen oder Nebenwirkungen etc. sollten die eingesetzten Präparate selbstverständlich überprüft werden, um eine hohe Effektivität zu erzielen und weiteren Unbill zu vermeiden.

**Wichtige Begleitmaßnahmen bei einer Entgiftung**

Auf folgende Punkte sollte am besten schon bei der Vorbereitung – in jedem Falle aber bei der Durchführung einer Entgiftungskur großer Wert gelegt werden:

- Die Erhöhung der Trinkmenge – dabei sollten „gute" energetisierte Wässer oder „dünne" Kräutertees bevorzugt werden
- die Schadstoffzufuhr muss, so gut es geht, unterbrochen werden wie: Einstellung des Rauchens, Medikamenten- (wo möglich) und Genussmittelgebrauch, Schadstoffexposition verringern, Stress reduzieren etc.
- einer hochwertigen Ernährung (biologisch), wenig denaturierte Nahrung etc. sollte der Vorzug gegeben werden
- gerade unverträgliche Nahrung sollte vom Speisezettel verschwinden (Histamin, Laktose, Fruktose... bei Intoleranzen, fettreiche Nahrung bei Leber-Galle-Beschwerden, Arachidonsäure vermindern bei entzündlichen Erkrankungen wie Rheuma aber auch bei Migräne) um zusätzliche Belastungen des Organismus zu minimieren
- Körperausscheidungen (Schweiß, Sekrete, Stuhl, Mens*) sollten nicht unterdrückt werden, vielmehr sollte meist die Sekretion und Ausscheidung angeregt werden
- Auf ausreichend Ruhe und Schlaf ist zu achten;
- Leichter Ausdauersport, Yoga, Qi Gong kann empfohlen werden
- Durch gezielte Atemübungen kann die Entgiftung unterstützt werden – hierzu können bspw. Atemübungen aus dem Yoga empfohlen werden
- Ausleitung über die Haut kann bei gesunder Haut zusätzlich angeregt werden: Sauna, Bürstungen, Abreibungen, Schröpfen

Die genannten Maßnahmen sollten nicht exzessiv, sondern vernünftig und maßvoll zur Anwendung kommen. So ist es bspw. nicht sinnvoll, die Haut durch zu intensives und zu häufiges Bürsten zu überreizen oder täglich zu schröpfen. Auch kann bspw. eine einseitige Rohkosternährung den Funktionskreis der Mitte (Magen-Milz) schwächen oder einem empfindlichen Darm gewissermaßen „den Rest geben" und zu Blähungen, Schmerzen und Durchfällen führen, um nur einige Beispiele anzuführen.

* Eine Ausnahme bilden sehr starke Monatsblutungen, die zu Anämien etc. geführt haben. Diese sollten natürlich nicht noch weiter angeregt werden; in diesen Fällen sollten andere Entgiftungskanäle „geöffnet" werden. Auch kann bei Nasenpolypen oder hypertrophierten Nasenmuscheln eine Anregung des Sekretflusses die Nasenatmung zusätzlich behindern oder fast unmöglich machen. Hier ist eine individuelle Rezepturfindung notwendig.

**Kasuistik:** Ein 35-jähriger Patient suchte die Naturheilpraxis auf, da er seine bisher in Eigenregie durchgeführte Entgiftungskur – basierend auf einer Internet-Anleitung – noch forcieren wollte.

Er war deutlich untergewichtig und hatte einen starken Körpergeruch. Er berichtete, dass er bereits eine Kräutermischung aus dem Internet zur Entgiftung einnehme, begleitend die Haut 5 mal täglich massiv bürste und 8 Liter (!) Wasser am Tag trinke. Auf Nachfrage berichtete er von starken, wässrigen Durchfällen und starken Schweißattacken. Diese Reaktionen schrieb er der „sehr gut wirkenden" Entgiftung zu und wollte in der Praxis Tipps erhalten, wie er diese noch forcieren könne. Diese massiven Durchfälle hatten jedoch zu Elektrolytverlusten geführt, die zunächst therapiert werden mussten. Auch sollte er seinen Rohkostkonsum einschränken sowie die Trinkmenge reduzieren.

**Vitamin-, und Mineralstoffgaben**

Wichtig **in allen Entgiftungsphasen** ist die Überprüfung und Korrektur der Vitamin-, und Mineraliengehalte des Organismus. Umstritten ist hierbei oftmals die Wahl der geeigneten und aussagekräftigsten Diagnostik. Manche Therapeuten schwören bspw. auf die Haar-, oder Nagelmineralienanalyse, da über derart generierte Werte Aussagen über den Zustand der Gewebe – auch über die letzten Monate hinweg möglich sind. Natürlich geben auch die Blutwerte darüber Auskunft – sind einzelne Werte im Serum bereits stark erniedrigt, nimmt man häufig noch niedrigere Konzentrationen der entsprechenden Substanzen in anderen Körpergeweben an.

Es gibt Vergiftungserscheinungen die explizit mit Mängeln an einzelnen Substanzen einhergehen. Entweder ist der Verbrauch an diesen Substanzen durch die Schadstoffbelastung verstärkt worden oder deren Resorption wurde durch die Schadstoffbelastung gestört; So kann bspw. eine Cadmium-Belastung mit einem gleichzeitigen Eisendefizit korrelieren. So nimmt man an, dass bei Eisenmangel Cadmium stärker resorbiert wird. Ein möglicher naturheilkundlicher Bezug könnte hier die häufig vorkommende Milzvergrößerung nach Schadstoffexposition und/oder nach Impfungen sein. Bedenkt man die vielen Funktionen der Milz (in der TCM: dass sie für die Trennung vom Guten & Schlechten Nahrungsbestandteilen zuständig ist), wäre es denkbar, dass ihr dies nach Schadstoffexposition nicht mehr gut gelingt).

PAUSCHALE GABEN von hochdosierten Vitaminen oder Mineralien sollten vermieden werden – besser, wenn Gaben derjenigen Vitamine und Mineralien erfolgen, die individuell auf den jeweiligen Bedarf zugeschnitten sind. INFRAGE kommen bspw. die Vitamine der B-Gruppe häufig zur Unterstützung bei Symptomen des Nervensystems, wie sie gerade bei Schwermetallbelastungen auftreten – auch werden sie für die enzymatischen Funktionen der Leber dringend benötigt. Auch müssen Glutenunverträgler häufig B-Vitamine substituieren, da die Ernährungsalternativen zum vollen Korn meist deutlich weniger B-Vitamine enthalten. Weiterhin sehr bedeutend ist natürlich Vitamin C, welches u. a. das Immunsystem stützt, die Nebennierenfunktion stabilisiert und als Radikalfänger für die Entgiftung allgemein benötigt wird. Die fettlöslichen Vitamine A, D, E, K als Radikalfänger befinden sich zudem bei vielen „wohlgenährten" Bürgern leider auch in einem Bedarfszustand und müssen häufig substituiert werden (Laborkontrolle). Als ideale Nahrungsergänzung erweisen sich bei Entgiftungskuren oftmals auch Algenpräparate – hier insbesondere die Chlorella-Alge, die einerseits die Fähigkeit besitzt, Schwermetalle an sich binden zu können und andererseits jede Menge Mineralien und Vitaminen wie bspw. B12 liefert.

**Ernährung**

Eine ideale **Nährstoff-, und Vitalstoffzufuhr** kann nicht alleine nur durch die medikamentöse Supplementierung erfolgen. Die Ernährung spielt in diesem Zusammenhang eine nicht zu unterschätzende Rolle und sollte reich an Vitalstoffen sein, um den Organismus zu kräftigen und bei der Entgiftung zu unterstützen. Frisch zubereitete **Obst-, Gemüse,- und Kräutersäfte** haben sich diesbezüglich als heilkräftig und stärkend erwiesen. Es gibt spezielle Geräte zur Entsaftung, die über gegenläufige Walzen den Saft auspressen – hierbei soll die gesundheitsfördernde vitalisierende Wirkung der Inhaltsstoffe sehr gut erhalten bleiben. Zu Frischpflanzensäften sei noch angemerkt, dass sie eine hochpotente Form der Rohkost darstellen. Auch wenn es sich um Säfte handelt, sollten diese daher nicht schnell getrunken, sondern eher gekaut, d. h. gut eingespeichelt werden. Der Genuss sollte eher einer Suppe ähneln. Gerade Menschen mit Schwierigkeiten und Schwächen des Verdauungstraktes müssen testen, welche Obst-, und Gemüsesorten sie gut vertragen und in welcher Menge. „Viel hilft viel" ist auch hier nicht unbedingt anzuraten. Es kann zudem sinnvoll sein, die Säfte leicht anzuwärmen, um z. B. bei Symptomen der geschwächten Milz die energetische Kälte der Rohkost zu vermeiden.

Begleitend zu jeglicher Forcierung der Entgiftungsfunktionen sollte die Trinkmenge mit guten Wässern oder leichten Kräutertees unterstützt werden. Meist muss allgemein die Trinkmenge erhöht werden. 1,5–2,5 l täglich – je nach Gewicht und Körpergröße dürfen es sein.

**Mögliche Reaktionen im Laufe einer Entgiftungskur**

Eine gut und individuell verordnete, angepasste Kur sollte im besten Fall keine oder nur wenige Nebenwirkungen auslösen. Hat der Therapeut vorab den Organstatus geprüft, entsprechende Laboruntersuchungen durchgeführt sowie im Anschluss den Organismus entsprechend gestärkt, wo dies nötig war – ist es bei der eigentlichen Durchführung der Entgiftung wichtig, die Dosis der Präparate, die Vitamin-, und Mineralstoffgaben, die Trinkmenge etc. entsprechend anzupassen, damit eine Überschwemmung mit Toxinen vermieden werden kann. Dies gelingt u. U. nicht sofort. Wird eine Entgiftung begonnen, ist es daher möglich, dass sich eine bestehende deutlich Krankheitssymptomatik bessert. Dies geschieht in manchen Fällen auch sehr schnell. Auftreten können dabei auch folgende Symptome:

- Kopf-, und Muskelschmerzen
- Übelkeit, Erbrechen
- Schwindel
- Vermehrte Schweißbildung
- „riechender" Schweiß, Urin, Stuhl
- Mundgeruch
- Durchfall
- Häufigere Absonderung des Stuhls*
- Verstärkte Sekretionen der Schleimhäute
- U. v. m.

* Bei einem Bürger der westlichen Industrienationen wird häufig viel zu selten Stuhl abgesetzt – manchmal nur alle 2–3 Tage – bei Naturvölkern wird eine Defäkation alle 8–12 Stunden als völlig normal angesehen. Dieser starke Ausscheidungsmechanismus soll der Entstehung von Darmkrebs mit vorbeugen, da die lange Verweildauer des Stuhls im Darm zu Gärungsvorgängen u. a. führen kann.

Der Patient sollte entsprechend auf diese Reaktionsmöglichkeiten hingewiesen werden. Je nach Stärke und Dauer der Reaktionen sollte abgewogen werden, ob Handlungsbedarf bzw. eine entsprechende Änderung und Anpassung der KUR vonnöten ist:

- Bei kurz auftretenden Durchfällen kann die KUR oftmals weitergeführt werden – der Durchfall ist positiv zu werten, da eine Ausscheidung von Toxinen vermutet werden kann
- Auftretende Körpergerüche sind ebenfalls als positive Ausscheidungsreaktion zu werten und sollten nicht unterdrückt werden
- Schmerzen sollten nicht zu stark und zu häufig auftreten – ist dies der Fall, müsste evtl. das Lymph-, oder Venenpräparat reduziert, die Leber-, und Nierenpräparate erhöht werden, ein Basenpräparat verordnet oder dessen Dosis gesteigert werden* – auch sollte in manchen Fällen die Toxinbindung über den Darm verstärkt werden etc. – diese Maßnahmen sind individuell an den Fall anzupassen – letztlich geht es immer darum, die Toxinflut im Organismus nur so stark werden zu lassen, dass der Organismus deren Ausscheidung auch noch zu bewältigen in der Lage ist

### 4.2.2 Zur Kombination einer Basisentgiftung mit homöopathischen Einzelpräparaten

**Basisentgiftung meist VOR Einzelmittelhomöopathie**

Erfahrungsgemäß sind viele unserer hilfesuchenden Patienten mit Schad-, oder gar echten Giftstoffen stark belastet. Nicht selten wurden jahrelang entsprechende Pharmaka, Alkohol und Nikotin und/oder viele weitere Toxine konsumiert oder die Menschen sind ihnen unbewusst ausgesetzt.

Bei den Betroffenen können exogene und endogene Toxine im Krankheitszustand nicht mehr zur Genüge entsorgt werden. Diagnostisch zeigen sich häufig Schwächen der Entgiftungsorgane oder gar Intoxikationen von Leber, Pankreas und Darm überaus deutlich (z. B. über die traditionelle Urinfunktionsdiagnostik). Der Organismus „steckt" gewissermaßen in seinem Erkrankungszustand regelrecht „fest" und ist nicht mehr zu einer gesunden Regulation in der Lage.

* Möglicherweise zeigt sich auch ein Bedarf an einem homöopathischen Einzel-, resp. Zwischenmittel über eine spezifische Symptomatik.

In diesen Fällen kommt einer (individuellen) **Basisentgiftung** eine nicht zu unterschätzende Bedeutung zu und zwar, wenn möglich, – **BEVOR** – mit Einzelmittelhomöopathie gezieltere Heilreize gesetzt werden können. Dies hat den einfachen Grund, dass der betroffene erkrankte Organismus meist gar nicht mehr in der Lage ist, auf einen so gezielten Heilreiz, wie ihn ein klassisches homöopathisches Einzelmittel (resp. ein Konstitutionsmittel) nun einmal darstellt, entsprechend reagieren zu können.

Der belastete Organismus ist nicht mehr regulationsfähig und selbst sehr gut gewählte homöopathische Einzelarzneien wirken nicht oder sie wirken unzureichend oder es kommt zu vielen ungünstigen Reaktionen auf den Heilmittelreiz unter denen der Patient dann zusätzlich noch zu leiden hat.

Es geht daher zunächst um eine grundlegende Stärkung der wichtigsten Organfunktionen und in der Folge um eine umfassende Entlastung des Organismus, damit die Grundregulation wieder regelrecht ablaufen kann. In der Folge kann auch der gezielte Arzneimittelreiz des klassischen Homöopathikums seine heilende Wirkung entfalten.

**Homöopathische Einzelmittelgabe im Laufe einer Basisentgiftung**
Prinzipiell können viele unterschiedliche homöopathische Präparate im Laufe (oder manchmal auch zu Beginn) einer Entgiftungskur eingesetzt werden.

Im Zuge einer Basisentgiftung können selbstverständlich sowohl passend gewählte Einzelmittel, Arzneien aus dem Bereich der **Tautopathie und/oder Nosoden** eingesetzt werden, vorausgesetzt **die entsprechend auftretende Symptomatik zeigt den individuellen Bedarf explizit an.**

Meist sind Nosoden oder dem Typus entsprechende Konstitutionsmittel im Anfangsstadium der Therapie jedoch noch gar nicht angezeigt. Etwas zugespitzt formuliert könnte man sagen: der Organismus kann durch die Belastung mit Noxen aller Art oftmals noch gar keinen expliziten Bedarf an DEM oder SEINEM passenden Heilmittel anzeigen: der Fall zeigt sich tendenziell eher verwischt, unklar und uneindeutig durch eine mannigfache Anzahl von Symptomen, die der Belastung mit Toxinen zuzuschreiben sind und nicht konstitutionellen oder miasmatischen Faktoren.

Dies ist der Grund, warum es in manchen Fällen möglich und oft auch notwendig ist, den Beginn der Therapie mit einem homöopathischen Einzelmittel (meist aus der Reihe der Zwischenmittel, s. u.) einzuleiten, welches eine klärende, weil entgiftende Wirkung besitzt. Deren Anwendung geht noch auf Hahnemann selbst zurück. Hierzu zählen bspw. Sulfur, Nux vomica oder die Carbo-Varianten. Auch homöopathische Gaben derjenigen Arzneimittelsubstanzen, die Vergiftungen/Verschlackungszustände (Tautopathika) ausgelöst haben (Cortison, Penicillin etc.) können gleich zu Beginn der Therapie oder begleitend im Laufe der Kur indiziert sein.

Sollen nun konkret eine klassische Basis-Entgiftung oder auch einer individuellen Entgiftung in Kombination mit homöopathischen Einzelmitteln erfolgen, empfiehlt es sich bei *akuten* Zuständen ein Mittel aus dem Pflanzenreich zu wählen. Mit den mittleren Potenzen sind die Erfahrungen in diesen Fällen sehr gut. Zeigen sich hingegen Symptome, die auf den Bedarf an einer Nosode oder einer tautopathischen Arznei hinweisen, sollte eine höhere Potenz z. B. eine C30 verabreicht werden, da dies die Ausschleusung der jeweiligen Substanz aus dem Körper fördert.

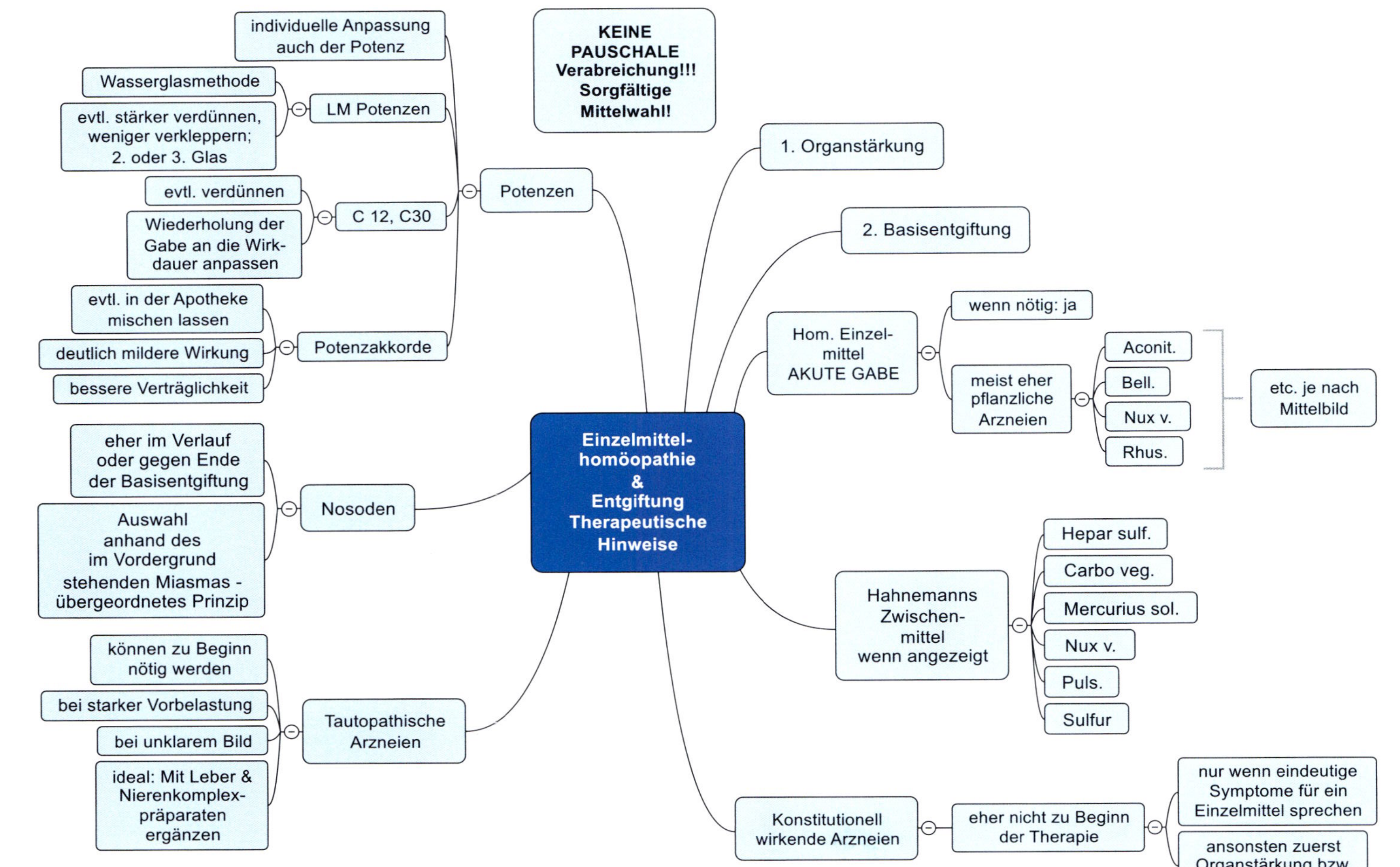


*Abb. 18: Einzelmittelhomöopathie & Entgiftung – Therapeutische Hinweise*

Wenn im Zuge der laufenden Entgiftung mit Leber-, Nieren-, und Lymphpräparaten eine Symptomatik auftritt, die konkret dem **Arzneimittelbild einer homöopathischen Substanz** entspricht, wird dadurch deren Bedarf explizit angezeigt. Der Organismus benötigt diese Arznei dann auch und sollte sie – parallel zur Weiterführung der Basisentgiftung – auch erhalten. Die Gabe kann erfahrungsgemäß sehr gut in den mittleren Potenzen D12/C12, mittels tiefen oder mittleren LM-Potenzen oder auch mittels Einzelgaben einer D30/C30 erfolgen. Hoch-, und Höchstpotenzen zu verabreichen, während eine starke Verschlackung vorliegt, sollte eher weniger bzw. nur sehr wohlüberlegt erfolgen. Möglicherweise kann es indiziert sein, nach Gabe der homöopathischen Einzelsubstanz Dosisanpassungen bei den jeweiligen Komplexhomöopathika/Spagyrika, welche bei der Entgiftung Verwendung finden, vorzunehmen. Meist ist eine Erhöhung der Dosis von Leber und/oder Nierenpräparat indiziert. Die Anpassung sollte dabei immer individuell erfolgen und sich an den jeweiligen Symptomen und möglichen Reaktionen orientieren. Standardgaben sind hier kaum sinnvoll.

Allgemein kann mit der Gabe eines passend gewählten homöopathischen Einzelmittels begleitend zur Basisentgiftung sehr gezielt ein effektiver Heilreiz gesetzt und damit auch der Entgiftungsprozess wieder maßgeblich vorangebracht werden. Wichtig ist immer eine gute Fallanalyse sowie die auf den jeweiligen Patienten zugeschnittene individuelle Mittelwahl. „Irgendein" Homöopathikum, welches „immer" bei Patienten mit XY Verwendung findet, sollte es in keiner Praxis geben. Der Heilungsprozess steht und fällt mit der *wirkungsvollen, weil individuellen* Mittelgabe!

### Die spezifische Gabe Hahneman'scher „Zwischenmittel"

Wenn im Laufe einer klassisch homöopathischen Therapie gut repertorisierte Einzelmittel nicht den gewünschten Erfolg nach sich zogen, wurden von Hahnemann die „Zwischenmittel" eingesetzt. Wie bereits beschrieben wendete er auch Arzneien an, denen wir heute eine wichtige entschlackende Wirkung zuschreiben (Sulfur, Nux. v., Carbo). Des Weiteren ist ihre Anwendung zur Anregung oder Dämpfung der Dynamis im homöopathischen Sinne bekannt: *„Hahnemann wendet Sulfur, Hepar Sulfuris und Mercurius als Zwischenmittel an, um die Dynamis zu einer Reaktion anzuspornen, damit die darauffolgenden Konstitutionsmittel den zu erwartenden Wirkungsgrad haben werden. Sulfur und Hepar sulfuris kommen in Betracht, wenn mangelhaft oder zu wenig reagiert wird; Mercurius wenn die Dynamis durch zu große Dosen Schwefel in einen Zustand der Überempfindlichkeit geraten ist (...)" (Stöteler 2008, S. 120)*[31].

31 Stöteler, E. Hahnemann verstehen. Der Schlüssel zu erfolgreicher Homöopathie. Emryss Verlag 2008

### 4.2.3 Entgiftung SPEZIAL: Stoffliche Belastungen

**Impfungen**

Gerade in der Fachliteratur zur klassischen Homöopathie ist sehr häufig die Rede von den möglichen Folgen von Impfungen für die Gesundheit sowie möglichen Behandlungsoptionen. So formulierte bereits der Arzt für Homöopathie Dr. James Compton Burnett (zit. in Tyler)[11] am Thema der Pockenschutzimpfung und des passenden homöopathischen Heilmittels Thuja hierzu: *„Burnett räumt ein, dass die Pockenschutzimpfung tatsächlich in sehr großem Umfang vor Pocken schützt. Er ist kein unbedingter Impfgegner. Sein Ziel ist es, zu zeigen, „dass es einen krankhaften Zustand der Konstitution gibt, der durch das Vaccinia-Virus (bzw. die sog. Lymphe) hervorgerufen wird" und er schlägt vor, diesen Zustand Vakzinose oder Impfpockenkrankheit zu nennen (...). Er schreibt:* **„all dies (Lokalreaktionen an der Impfstelle, Fieber etc.; Anm. U. H.) ist in der Bezeichnung Vakzinose eingeschlossen, aber das ist es nicht allein. Vakzinose bedeutet außerdem eine tiefgreifende und oftmals lang andauernde krankhafte Veränderung der Konstitution, die durch das Vakzinevirus herbeigeführt wird...** *Die Schutzwirkung der Impfung ist einer krankhaften Veränderung des Körpers zu verdanken" (zit. in Tyler 2008, S. 942)*[11].

Des Weiteren wird an selbiger Stelle von Tyler beschrieben, dass von der Impfkrankheit Vakzinose Betroffene nicht im eigentlichen Sinne als krank zu bezeichnen seien. Sie befänden sich vielmehr in einem *„unterschwelligen Krankheitszustand"*. Es war vielfach aufgefallen, dass die schwerwiegendsten Fälle jene waren, bei denen die Impfung **nicht richtig gewirkt**, also in damaligem Wortlaut **„nicht angegangen war"**: *„Wenn die Person aber nicht anspricht, und das Virus somit absorbiert worden ist, wird das „Angehen" zu einem chronischen Prozess – was Parese, Neuralgie, Kopfschmerzen, Pusteln, Akne u.v.a.m. bedeuten kann (a.a.O.)*

Bei Murphy finden wir folgende Einschätzung: *„Die Folgen der chronischen Vakzinose sind vielgestaltig. Hervorstechend darunter sind Asthma, Neuralgien, Hauterkrankungen, Verdauungsstörungen und Obstipation, Warzen und neue Wucherungen vielerlei Arten. Abmagerung, Gehirnschädigung, Epilepsie und Blindheit, Hyperaktivität, Aufmerksamkeitsdefizitstörungen und Autismus (Murphy 2014, S. 2063)*[15]*"*. Darüber hinaus werden von Laborde und Risch (2004)[8] auch Milzvergrößerungen als regelmäßige Impffolge beschrieben.

Natürlich sind je nach durchgeführter Impfung unterschiedliche Reaktionen zu beobachten, die Ähnlichkeiten mit der Erkrankung, gegen die geimpft wurde, aufweisen und immer auch von individuellen Krankheitsgesten geprägt sind, so dass sie nicht immer einheitlich erscheinen mögen.

In der Praxis sollte daher in keinem Anamnesegespräch die Frage nach (kürzlich) durchgeführten Impfungen fehlen; Sehr häufig kommen Hilfesuchende in die Praxis, die scheinbar „plötzliche" Symptome beschreiben, die sie vorher noch nie an sich beobachtet haben und die scheinbar „aus dem Nichts" aufgetreten sind. Bei genauerer Betrachtung lässt sich jedoch oftmals ein Zusammenhang mit einer durchgeführten (Mehrfach-)impfung festmachen – und die Richtung für das naturheilkundliche therapeutische Handeln ist erst einmal gesetzt!

Zunächst kann es bei Beginn der Entgiftungstherapie sinnvoll sein, die durch die Impfung besonders belasteten Organe zu stabilisieren (z. B. die Milz) – eine entsprechende Diagnostik muss vorausgehen. Im weiteren Verlauf kann eine Basisentgiftung mit Leber-, Nieren und Lymphtherapeutika durchgeführt werden, die von Zeit zu Zeit wiederum durch ein gutes Milztherapeutikum (!) wie bspw. Ailgeno spag. Peka ergänzt werden kann – auch homöopathische Einzelpräparate können parallel zur Basisentgiftung effektiv eingesetzt werden, v. a. wenn es im Laufe der o. g. Entgiftungskur zu **typischen individuellen Symptomen kommt,** sollten diese mit einem **passend gewählten homöopathischen Einzelmittel** behandelt werden. Die individuelle Auswahl spielt dabei eine große Rolle – von pauschalen Gaben kann an dieser Stelle wiederum nur abgeraten werden.

Nachfolgende Übersicht führt einige der infrage kommenden Homöopathika auf.

**Kasuistik:** Ein 14-jähriges Mädchen wurde von ihrer Mutter in der Praxis vorgestellt. Die körperlichen Hauptbeschwerden des Mädchens waren fast tägliche Kopfschmerzen, starke Menstruationskoliken, die von Rückenschmerzen begleitet wurden. Psychisch imponierte andauernde „schlechte Laune", Konzentrationsstörungen in der Schule aber auch Schlafstörungen.

Es war sehr schwierig für sie Freundschaften zu schließen. Wenn es ihr gelang, wurde sie oft ausgenutzt. Wg. dem Thema Mobbing hatte es bereits Elterngespräche gegeben. Wg. erhöhter Bilirubinwerte war ein Morbus Meulengracht diagnostiziert worden. Neben psychologischen Beratungsgesprächen für Mutter und Tochter wurde in wöchentlichen Abständen Ohrakupunktur durchgeführt.

Im Anschluss an diverse naturheilkundliche Diagnoseverfahren wurde mit folgenden Präparaten gearbeitet: Solunat Nr. 8 (Leber), Solunat Nr. 16 (weibl. Bezug, entkrampfend), Solunat Nr. 4 (Schlaf, Silbersolunat, Kopfschmerzwirksam), was die Beschwerden deutlich besserte. Nach einigen Monaten dieser „Basistherapie" wurde mit der Nosode Carcinosinum in LM Potenzen gearbeitet.

Hierdurch ergab sich im psychischen Bereich eine deutliche Stabilisierung. Das Mädchen konnte sich mehr behaupten und eine gewisse Stabilität setzte ein.

Nach einer längeren mehrmonatigen Stabilisierungsphase meldeten sich die Patienten wieder in der Praxis – die Kopfschmerzen seien stärker als je zuvor. Alles sei wieder „sehr schlimm". Anamnestisch stellte sich heraus, dass zwei Wochen vor der erneuten Konsultation eine FSME-Impfung vorausgegangen war.

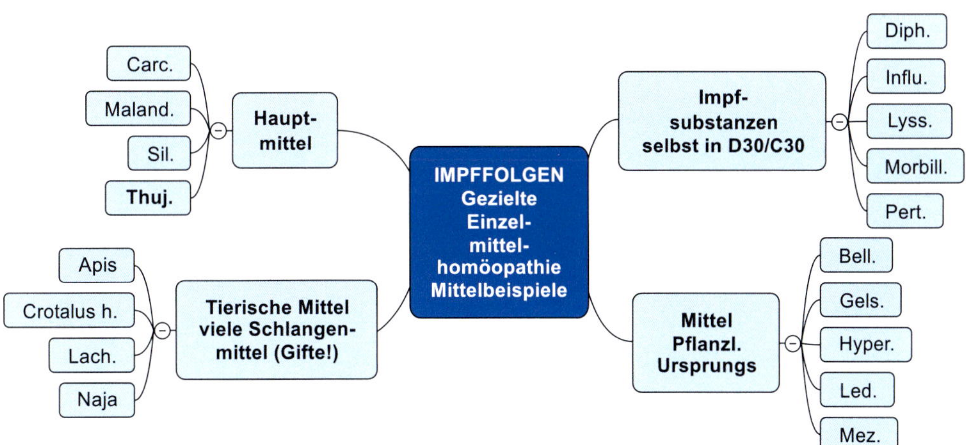


*Abb. 19: Impffolgen Gezielte Einzelmittelhomöopathie*

### Schwermetalle: Blei, Quecksilber, Amalgame

*„Metallisches Blei und alle seine Verbindungen sind für den Menschen sehr giftig. Mögliche Symptome einer Bleivergiftung sind Darmkoliken, Anämie, Gicht sowie Schäden an der Leber, den Nieren und dem ZNS (Mende 2012)*[32]

Das **Metall Blei** (Plumbum = Pb) gehört zu den Schwermetallen und ist das Element mit der höchsten Massen-, und Ordnungszahl. Daher ist es bekanntermaßen SCHWER, leicht verformbar und hat einen niedrigen Schmelzpunkt. Blei ist überall in der Umwelt verbreitet bspw. durch Gesteinserosion und Vulkanismus, aber auch durch Emissionen der Industrie. Früher war die Exposition durch die Verwendung von bleihaltigem Benzin sowie Farben und Lacken noch deutlich höher und es wurde von zahllosen Bleivergiftungen bei Bleiarbeitern und Malern berichtet. Diesbezüglich ist dankenswerterweise in den letzten Jahrzehnten viel Positives erreicht worden.

Es ist bekannt, dass bereits die Zuführung kleiner Dosen der Substanz zu dessen Anreicherung im Organismus und somit zu einer chronischen Vergiftung führen können. Eine Aufnahme kann dabei sowohl über die Nahrung, inhalativ über die Atemwege oder aber perkutan erfolgen. Über **Blei in Lebensmitteln** veröffentlichte das bundesdeutsche Umweltbundesamt im Jahr 2010 folgende einführenden Informationen auf seiner Website: *„Das Schwermetall Blei gelangt überwiegend aus anthropogenen Quellen, also vom Menschen verursacht, in Lebensmittel. Für die Bevölkerung gelten Lebensmittel als eine Hauptquelle für die Aufnahme von Bleiverbindungen. Vergleichsweise hohe Bleigehalte können in Lebensmitteln wie beispielsweise Algen, Fisch und Meeresfrüchten, Innereien oder Nahrungsergänzungsmitteln vorkommen. Auch Lebensmittel, wie zum Beispiel Getreideprodukte oder Gemüse können trotz vergleichsweise geringer Bleigehalte einen nennenswerten Anteil zur Bleiaufnahme beitragen, da diese viel verzehrt werden." (Umweltbundesamt 2010)*[33].

32 Mende. Quelle: https://www.pharmazeutische-zeitung.de/ausgabe-342012/blei-im-blut-auch-wenig-ist-giftig (Zugriff: Dezember 2021)

33 Umweltbundesamt. Blei in Lebensmitteln. Hintergrundinformationen. Quelle: https://www.bmu.de/themen/gesundheit-chemikalien/gesundheit-und-umwelt/lebensmittelsicherheit/verbraucherschutz/schwermetalle/blei-in-lebensmitteln-hintergrund. (Zugriff: Juli 2021).

Dabei ist wichtig zu wissen, dass Blei vorwiegend über belastete Stäube in Kombination mit Niederschlägen auf Obst und Gemüse gelangen kann. Daher werden Obst und (Blatt-) gemüsesorten, die oberflächlich wachsen und eine große Oberfläche aufweisen, besonders leicht kontaminiert. Früher war es darüber hinaus üblich, Blei für den Bau von **Trinkwasserleitungen** zu verwenden – in Süddeutschland wurde dies jedoch bereits im ausgehenden 19. Jhdt. per Gesetz gänzlich verboten, so dass man in dieser Region diesbezüglich von einer „Bleifreiheit" sprechen kann – nicht so hingegen in Nord-, und Ostdeutschland, wo bleihaltige Trinkwasserleitung bis in die 70er Jahre des 20. Jdts. zu vieler Menschen Leidwesen immer noch verlegt wurden. In manchen Gebieten der Republik ist es daher nicht auszuschließen, dass noch bleihaltige Leitungswasserrohre in den Häusern vorhanden sind und das Trinkwasser entsprechend nicht genossen werden sollte. Das deutsche Umweltbundesamt hat 2013 die Informationsbroschüre *„Trinkwasser wird bleifrei; neuer Grenzwert für Blei im Trinkwasser ab 1. Dez. 2013"* herausgegeben. Darin wird insbesondere für Schwangere, Neugeborene und Kleinkinder empfohlen, Wasser aus Bleirohren keinesfalls zu konsumieren; dies insbesondere dann nicht, wenn es längere Zeit wie bspw. über Nacht quasi „in den Leitungen gestanden" hat oder wenn es sich um weiches Wasser handelt (entsprechender Grad Deutscher Härte). Es bleibt an dieser Stelle anzumerken, dass es auch Erwachsenen sicherlich zuträglicher ist, bleibelastetes Wasser **nicht** zu konsumieren – die entsprechenden Informationen gelten offiziell jedoch nur für Schwangere und Kleinkinder!

Die Verteilung von Blei im Organismus erfolgt über den Blutkreislauf durch dessen Anbindung an Hämoglobin. Zu den Geweben, in denen sich Blei besonders stark anreichert, gehören diejenigen, die Calcium enthalten wie es in den Knochen und Zähnen der Fall ist: *„bei Erwachsenen werden etwa 90 Prozent vom aufgenommenen Blei in den Knochen deponiert, bei Kindern sind es nur 60 bis 70 Prozent. Bei ihnen zirkuliert also mehr Blei mit dem Kreislauf durch den Körper, und mehr gelangt mit dem Blut in das Gehirn. Dort überwindet es leichter als bei Erwachsenen die sonst undurchdringliche Blut-Hirn-schranke, dementsprechend mehr von dem Schwermetall lagert sich in den Nervenzellen ein: (Niestroj 1998, S. 139)*[34].

Grundsätzlich kann es bei jedem Menschen durch Bleibelastung zu Symptomen des Zentralen Nervensystems kommen. Lern-, und Konzentrationsschwierigkeiten oder gar Intelligenzminderung können insbesondere bei Kindern die schweren Folgen sein. So sollten Kinder mit entsprechender Symptomatik in jedem Fall auf eine entsprechende Belastung getestet werden.

34 Niestroj, I. Gesund trotz Gift. Das Handbuch für den richtigen Umgang mit Umweltgiften. Herbig 1998

Während die WHO eine Belastung mit dem Schwermetall von weniger als 250 µg/l (1,21 µmol/l) als zu vernachlässigend einstuft, legen Studien nahe, dass bereits niedrigere Belastungen zu Nierenschäden, einem erhöhten Gichtrisiko sowie zur Erhöhung der kardiovaskulären Mortalität führen können (vgl. Mende 2012)[32]. Man differenziert die akute von der chronischen Bleivergiftung, wobei beachtenswert ist, *„dass das Skelett dabei als eine Art Depot fungiert, aus dem das Schwermetall über Jahrzehnte freigesetzt wird"* (Ebd.)[32]. Insbesondere durch Stressoren und Infekte sowie in Zeiten in denen sich der Calcium-Status des Organismus verändert (Wachstum, Osteoporose im Alter) kann eingelagertes Blei aus den Depots im Knochen gelöst werden, ins Blut gelangen und abermals akute Symptome produzieren.

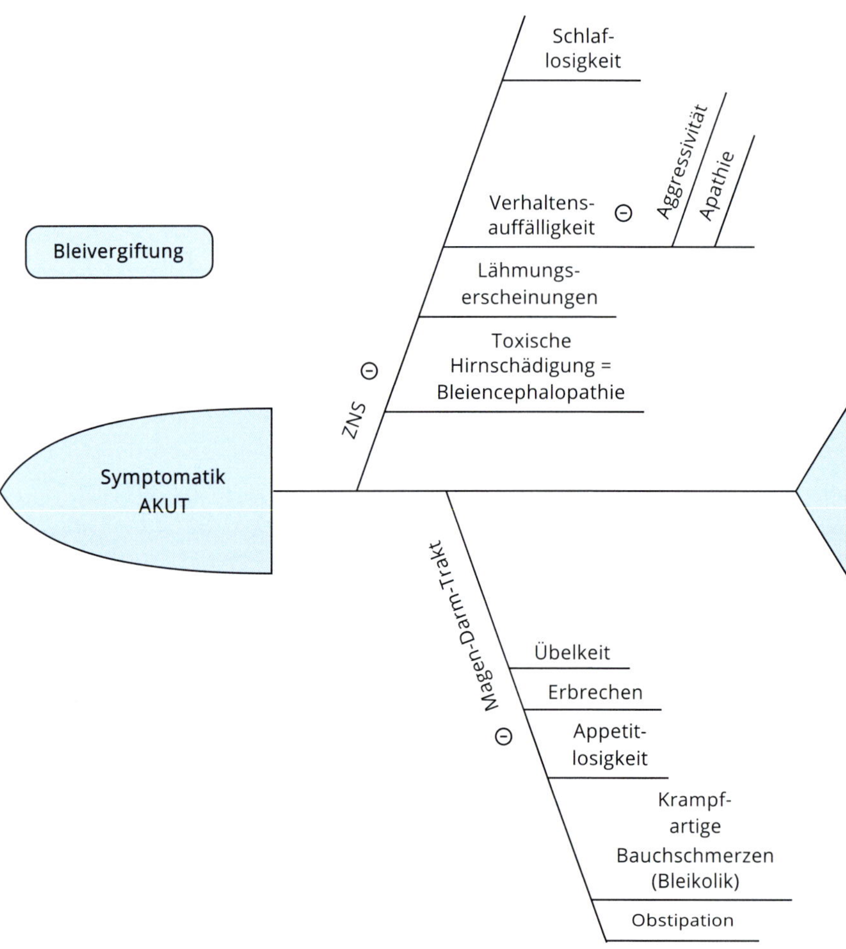


*Abb. 20: Bleivergiftung akut*

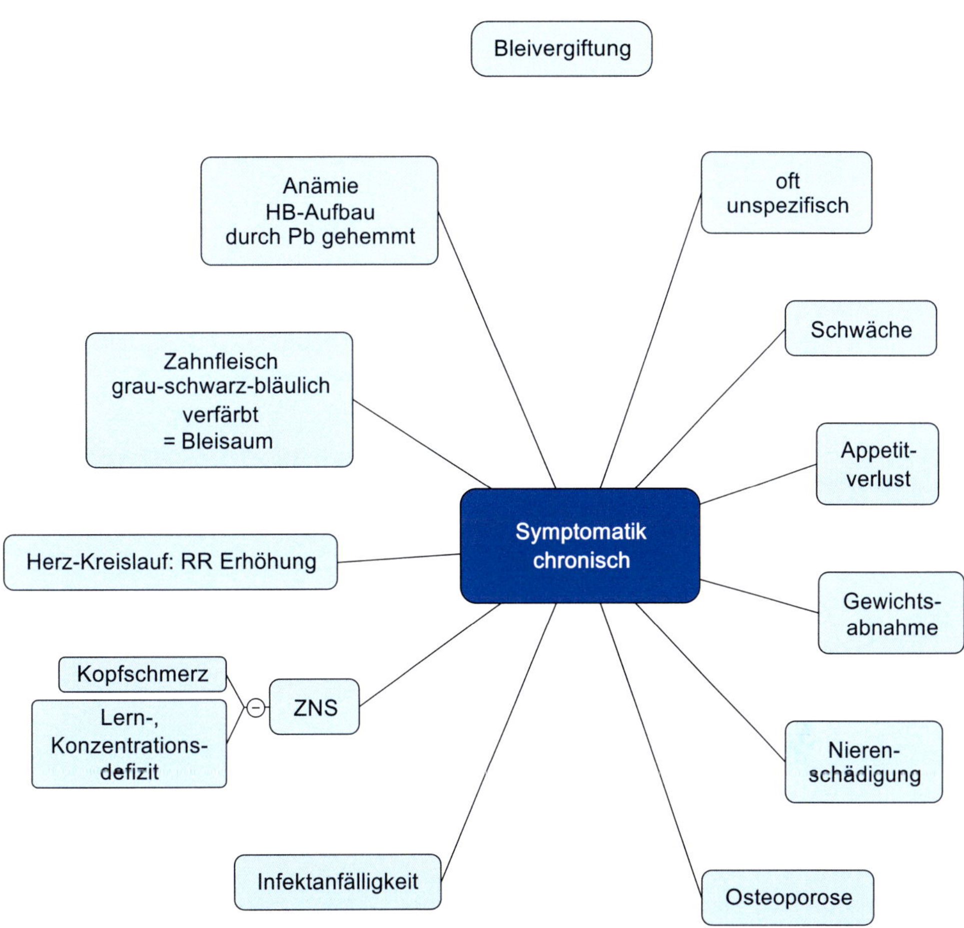


*Abb. 21 Bleivergiftung chronisch*

**Bleivergiftung durch Cannabiskonsum**

Eine etwas ungewöhnliche Art, sich eine Bleivergiftung zuzuziehen stellt in jüngerer Zeit das Rauchen von belasteten Cannabisprodukten dar. So hat sich das gemeinsame Giftinformationszentrum der Bundesländer Mecklenburg-Vorpommern, Sachsen, Sachsen-Anhalt und Thüringen im Jahre 2007 dazu veranlasst gesehen, Informationen zum Thema Bleivergiftung zu veröffentlichen, da es im Zusammenhang mit dem Konsum von bleibelasteten Cannabisprodukten gehäuft zu Bleivergiftungen gekommen war (über die Inhalation erfolgt eine besonders schnelle Aufnahme!). Man kann hier davon ausgehen, dass die Böden oder das Gießwasser für den Anbau der Cannabispflanzen eine entsprechende Belastung aufgewiesen haben mögen.

Spannender Weise findet in der planetarischen Zuordnung nach Paracelsus das Blei im Planeten Saturn und dem Organ Milz seine Entsprechung. Erkrankungen mit dieser Zuordnung entsprechen der Verhärtung und Sklerose oder einer Immunschwäche mit Infektanfälligkeit. So sollte man bei der homöopathisch-naturheilkundlichen Therapie einer Bleivergiftung immer auch an die Stütze der Milz sowie die Stabilisierung des Immunsystems denken.

**Amalgame sind Legierungen** – diese enthalten Anteile des **Schwermetalls Quecksilber** sowie Anteile weiterer Metalle wie z. B. **Zinn oder Kupfer**. Bereits Mitte des 19. Jhds. wurde Amalgam verbreitet in der Zahnheilkunde als Füllmaterial kariöser Zähne verwendet – wobei die Zusammensetzung der Legierung, insbesondere die der (schwer-)metallenen Anteile wie z. B. Blei oder Silber, sich mit der Zeit veränderte und oft Schwankungen unterworfen war. Häufig wird die Entstehung der Neurasthenie = nervöse Schwäche und anderer neurologischer Erkrankungen wie Multipler Sklerose mit der Verwendung des Amalgams in Bezug gesetzt. Bereits 1926 warnte Alfred Stock eindringlich vor den schädlichen Wirkungen des Amalgams und löste dadurch eine immense Debatte aus. Das Kieler Amalgam-Gutachten aus dem Jahre 1997 zitiert sowohl die Untersuchungen Fleischmanns der Berliner Charité zu Silberamalgamfüllungen als auch diejenigen Stocks vom Chemischen Institut der TH Karlsruhe aus dem Jahre 1928. Stock führte seinerzeit bereits folgende gesundheitlichen Beeinträchtigungen durch Amalgam auf: *„Müdigkeit, Zerschlagenheit, Unlust besonders zu geistiger Arbeit, Nervosität, Gereiztheit, Vergesslichkeit, Benommenheit, Kopfschmerzen, De-*

*pressionen, Zahnfleischbluten beim Zähneputzen, vereinzelte Durchfälle, chronischer Schnupfen, Katarrhe und Halsentzündungen; alles, wie gewöhnlich, in Zwischenräumen und in schwankender Stärke auftretend;" (zit. aus Wassermann et. al. 1997, S. 28).*[35]

Des Weiteren wird der Ingenieur Stöfen zur Schädlichkeit des Amalgams darin folgendermaßen zitiert: *„es muss also auf diesem Wege mit einer Schädigung von Nerven gerechnet werden – ein Umstand, der umso gravierender ist, als sich das Nervensystem, im Gegensatz zu anderen Organen, nicht regenerieren kann. Neurologische Schäden können sich negativ auf alle Organe auswirken." (Stöfen, zit. in: Wassermann, Weitz, Alsen-Hinrichs 1997, S. 6)*[35].

Kupferamalgame waren bis in das erste Drittel des 20. Jhdts. in Deutschland sehr verbreitet. Diese enthielten 64 % Quecksilber, 35 % Kupfer sowie etwas Zinn oder Zink. Bekannt war diesbezüglich, dass das Kupfer in Lösung gehen und Quecksilber freigesetzt werden konnte, mit der Folge einer entsprechenden Vergiftungsgefahr (vgl. bspw. Diehl 1974 zit. in: Wassermann, Weitz, Alsen-Hinrichs 1997, S. 2). Mit der Zeit vollzog sich im 20. Jhdt. ein Wechsel hin zu den Silberamalgamen. Diese entstehen durch eine Vermischung von flüssigem Quecksilber (Anteil 50%) sowie pulverisierten Metallen (Alloy) (Anteil 50 %), welches wiederum aus Quecksilber, Zinn, Silber, Kupfer und evtl. Zink besteht.

Aufgrund der Tatsache, dass es sich bei Amalgam um eine Mischung verschiedener Substanzen handelt, die zudem je nach Hersteller (und Herkunftsland) variieren können, wird deutlich, dass durch Amalgam zwar Quecksilbervergiftungen – darüber hinaus jedoch auch Silber oder Kupferbelastungen etc. hervorgerufen werden können.

Abhängig davon, WIE der Organismus die Schadstoffe aufgenommen hat, ist zudem mit einer variierenden Symptomatik zu rechnen. So kann bspw. Amalgam oder Teile davon verschluckt werden, was gerade beim unsachgemäßen Ausbohren leider heutzutage auch immer noch passiert – auch Dämpfe können eingeatmet werden, was auch das zahnärztliche Personal betreffen kann.

35 Wassermann, O., Weitz, M., Alsen-Hinrichs, C. Kieler Amalgam-Gutachten 1997. Medizinische, insbesondere toxikologische Feststellungen im Zusammenhang mit einer rechtlichen Beurteilung der Herstellung und des Vertriebs von Amalgam als Material für Zahnfüllungen. Institut für Toxikologie im Klinikum der Christian-Albrechts-Universität zu Kiel 1997

| Quecksilbervergiftung | |
|---|---|
| **Symptomatik akut** | **Symptomatik chronisch** |
| • Pneumonie<br>• Metallischer Geschmack im Mund<br>• Erbrechen<br>• Übelkeit<br>• Verätzung des Mund-Rachen-Raumes, Stomatitis, Ulcera des Mundbereiches<br>• Erstickungsgefahr, durch Glottisödem<br>• Gastroenteritis<br>• Polyurie, Oligurie mit Elektrolyt und Eiweißverlust<br>• Letalität je nach Vergiftungsgrad möglich<br>• Unruhe, Tremor<br>• Eingeschränkte Wahrnehmung und Konzentrationsfähigkeit<br>• Krämpfe<br>• Lähmungen | • Entzündliche Veränderungen motorischer Zentren<br>• Reizbarkeit<br>• Schlaflosigkeit<br>• Angst<br>• Zitterschrift<br>• Schwellung der gl. Parotis<br>• Konzentrationsschwäche<br>• Kopfschmerz, Migräne, Neuralgien<br>• Entzündungsneigung der Mundschleimhaut<br>• Schwammiges Zahnfleisch<br>• Nierenschädigung<br>• Nephrotisches Syndrom, Eiweißverlustniere, Ödeme |

*Tab. 29: Quecksilbervergiftung*

Die Schwermetalle Quecksilber, Blei und Cadmium können schon bei geringer Dosis im Organismus zu Beschwerden oder gar Erkrankungen* führen. Zunächst ist diesbezüglich wichtig zu wissen, dass akute Intoxikationen immer in (fach-)ärztliche Hände gehören. An dieser Stelle sollen weiterführende naturheilkundliche therapeutische Optionen vorgestellt werden, welche im Anschluss an eine Akuttherapie erfolgen können.

Gerade bei geplanten Schwermetall-Entgiftungstherapien sollte das Augenmerk zunächst auf die Vorbereitungsphase gerichtet werden, bei welcher die eigentliche Ausleitung der Schadstoffe zunächst noch hintenan gestellt wird.

* Siehe auch „Blei & Bleivergiftung"

Es ist bekannt, dass sich Schwermetalle u. a. in Nieren und Nebennieren, in Gehirn und Hypophyse anlagern *(vgl. Zita 2015, S. 41 ff)*[36]. Zunächst sollten daher die Nieren als eines der Hauptentgiftungsorgane entlastet werden. Zur Nierentherapie eignen sich bspw. die spagyrischen Präparate Solunat Nr. 16 (ehem. Renalin) der Fa. Soluna oder Relix spag. Peka der Fa. Pekana.

Darüber hinaus ist bei deutlicher Erschöpfungssymptomatik und nach entsprechender Diagnostik an eine Nebennierenstabilisierung zu denken. Zur Anwendung kann hierfür bspw. das Präparat Phytocortal der Fa. Steierl kommen. Zudem kommen hierfür auch Präparate aus der Taigawurzel (Eleutherococcus) infrage, wie bspw. das Arzneimittel Eleu curarina der Fa. Harras Pharma *(vgl. Bäumler 2007, S. 401*[37] *oder Meyer 2019, S. 48 f.)*[38], welches über die Nebennierenstabilisierung zudem zu einer Immunstabilisierung beitragen kann. Gerade bei Amalgam-, und anderen Schwermetallintoxikationen ist es das Immunsystem, das häufig neben der gezielten Entgiftung einer Unterstützung bedarf. Infrage kommende Präparate sind bspw. Echinacea pent. H (DHU), welches z. B. Thuja, Lachesis und Mercurius sol. enthält oder das spagyrische Präparat Infragil spag. Peka der Fa. Pekana.

Parallel zur Einleitung der o. g. naturheilkundlichen Vorbereitungs-, und Stabilisierungsphase sollte die Toxinbindung im Darm erfolgen, um einer möglichen Rückvergiftung über das Pfortader/Lebersystem entgegenzuwirken. Diese kann bspw. durch Luvos-Heilerde „Imutox" oder Zeolith ermöglicht werden. Auch die Alge Chlorella pyrenoidosa erfüllt diesen Zweck und kann in der Vorbereitungsphase – angemessen dosiert (s. u.) bereits sinnvoll verabreicht werden.

Nach der Vorbereitungsphase, die je nach Fall unterschiedlich lange durchgeführt werden muss, kann die Basisentgiftung begonnen werden, die zur Schwermetallausleitung entsprechend ergänzt werden sollte.

36 Zita, A. Amalgamtoxizität und Effekte der Entgiftung. Diplomarbeit zur Erlangung des akademischen Grades Doktorin der Zahnheilkunde an der Medizinischen Universität Graz. Graz 2015. (online.medunigraz.at) (letzte Einsicht Juli 2021).

37 Bäumler, S. Heilpflanzen Praxis heute. Porträts – Rezepturen – Anwendung. Elsevier Verlag 2007

38 Meyer, E. A. Die Taigawurzel. Ihre Anwendung in der Altersmedizin. Tonikum und Geriatrikum. Naturheilkunde-Journal. 2019. (9): S. 47–49.

Zusätzlich zur Gabe von Leber-, Nieren-, und Lymphpräparaten sollte ebenso wie in der Vorbereitungsphase unbedingt auf die Bindung der gelösten Giftstoffe im Darm geachtet werden (s. o). Bei der Verabreichung der Chlorella-Pyrenoidosa-Alge, die einerseits eine hohe Schwermetallbindungskapazität aufweist und andererseits Toxine aus den Depots auslösen kann, sollte besonders auf die Dosierung geachtet werden: diese sollte einschleichend begonnen werden bspw. mit nur 1–2 Tbl. à 250 mg/tgl.* Nach 1–2 Wochen wird diese Dosis an einem oder zwei Tagen verfünf- bis verzehnfacht, um die Bindung der gelösten Schwermetalle im Darm zu effektivieren. Danach beginnt man wiederum mit der kleinsten verträglichen Dosis/Tag. Beim Kauf der Chlorella-Algen-Präparate sollte auf kontrolliert-biologische Ware geachtet werden. Alternativ zur Arbeit mit Chlorella oder abwechselnd kann ebenfalls mit Heilerden gearbeitet werden, die in der Lage sind, Schwermetalle im Darm zu binden z. B. Luvos Heilerde imutox oder das Präparat Zeolith. Die Packungsbeilagen und Herstellerangaben sind hierbei zu beachten.

Darüber hinaus kann die weitere Entgiftung von Schwermetallen durch die Gabe von schwefelhaltigen Heilpflanzenpräparaten wie Knoblauch-, oder Bärlauch unterstützt werden. Alternativ kann hier auch an die Sulfur-Salze der Biochemie Nr. 6 Kalium Sulfuricum, Nr. 10 Natrium Sulfuricum oder Nr. 12 Calcium Sulfuricum bzw. an das homöopathische Sulfur in Tiefpotenzen gedacht werden. Auf die passende Mittelwahl mittels Antlitzdiagnostik sei an dieser Stelle verwiesen. Da Knoblauch und Bärlauch nicht immer gut vertragen werden – gerade bei Menschen, die einen empfindlichen Magen-Darm-Trakt haben oder zu Leber-Galle-Beschwerden neigen, ist die Gabe von Schüßler Salzen oder homöopathischem Sulfur oft die verträglichere Wahl. Ist eine zusätzliche Anregung der Lösung von Toxinen aus den Depots gewünscht, kann bspw. To-ex spag. Peka zusätzlich zur Basisentgiftung verordnet werden. Die Dosis der Präparate sollte gerade in diesen Fällen gut auf die individuelle Verträglichkeit hin überprüft und ggf. modifiziert werden.

Des Weiteren kann nach bereits durchgeführter mehrwöchiger Basis-Entgiftung zur **Therapie und Entgiftung des Nervensystems** ein gutes Korianderpräparat wie bspw. Cilantris der Fa. Nestmann die Basisentgiftung sehr gut ergänzen. Korianderpräparate sollen explizit das Nervensystem von Schwermetallen entlasten. Hier ist von therapeutischer Seite etwas Fingerspitzengefühl gefragt. Es muss genauestens getestet/beobachtet werden, wie hoch die Gabe von Korianderkraut sein kann, ohne Symptome auszulösen, die wahrscheinlich durch die Auslösung von Toxinen bedingt sind. Treten Symptome auf,

* Je nach individueller Verträglichkeit. Kommt es zu Symptomen wurden zuviele Toxine gelöst und die Dosis muss reduziert werden.

sollten die Dosen der Leber-, und Nieren-, und Darmmittel entsprechend erhöht werden, damit der Organismus die zusätzlich gelösten Toxine auch binden und ausscheiden kann. Nachfolgend sollte das Korianderpräparat wieder etwas niedriger dosiert werden. Stärkend auf das Nervensystem wirken zudem Vitamine der B-Gruppe.

Darüber hinaus kann die Entgiftung durch begleitende Vitamin C-Gaben wirkungsvoll unterstützt werden. Allgemein kann eine vitalstoffreiche evtl. eiweißreiche Ernährung (je nach Typ) den Organismus wunderbar bei seiner Entgiftungsarbeit unterstützen. Weitere Applikationen von **Vitaminen und Mineralien** sollte nach individueller Diagnostik erfolgen: *„Eine gute Mineralstoffzufuhr verringert die Bleiaufnahme und verbessert die Entgiftungskapazität. Auch muss genug Protein zugeführt werden, denn Entgiftungsenzyme werden aus Aminosäuren aufgebaut." (Hygeia.de)*[39].

Gerade die Haarmineralanalyse liefert diesbezüglich oft wertvolle Hinweise, sowohl was die Schwermetalldiagnostik als auch den körpereigenen Mineralienhaushalt betrifft. Es ist bekannt, dass eine gezielte **Mineralien-, und Vitaminzufuhr** die Aufnahme von Schwermetallen vermindern und bei deren Ausscheidung von Nutzen sein kann. Die Gabe des Spurenelementes Selen bei der Schwermetallentgiftung wird allerdings kontrovers diskutiert. Während Selen oftmals als wichtiges Element und Radikalfänger gerade zu Entgiftungszwecken empfohlen wird, steht es andererseits gerade diesbezüglich in der Kritik, da es mit Quecksilber eine Verbindung eingehen soll (Quecksilberselenit). Diese soll nicht mehr über die Nieren auszuscheiden sein, sondern sich im Gehirn anlagern und zu weiteren Symptomen führen *(vgl. Zita 2015, S. 64)*[36]. Weitere Erkenntnisse und Neuerungen auf diesem Gebiet empfiehlt es sich immer, zu verfolgen.

Kommt es im Laufe der o. g. Entgiftungskur zu **typischen individuellen Symptomen,** kann die Therapie mit einem **passend gewählten homöopathischen Einzelmittel erfolgen.** Bei Quecksilberbelastung bspw. pauschal das Mittel Mercurius sol. zu verabreichen, ist nicht angemessen. Natürlich kann Mercurius sol. „angezeigt sein" und wenn die Symptomatik das Mittel erforderlich macht, sollte es selbstverständlich auch verabreicht werden. Üblicherweise wird hierbei die Potenz C12 oder D30/C30 verabreicht. Auch hat sich die Gabe von Potenzakkorden (z. B. Mercurius solubilis Hahnemanni Injeel, Heel) – bewährt, um die Verträglichkeit der Gaben zu erhöhen, was insbesondere bei den homöopathischen Ausgangssubstanzen, die aus dem Bereich der Gifte und/oder Schwermetalle stammen, empfehlenswert ist.

39 https://hygeia.de/wissensspeicher/schwermetalle/blei (letzter Zugriff Juli 2021)

Als **homöopathische Einzelmittel bei Quecksilberbelastung** kommen zudem Aurum metallicum, Belladonna, Carbo vegetabilis, Chelidonium, Kalium jodatum, Lachesis, Platinum mur, Phytolacca, Pulsatilla *(Murphy 2014, S. 2269)*[15] bei Übereinstimmung der individuellen Symptomatik in Betracht.

Beispielhaft seien an dieser Stelle die therapeutischen Ratschläge des Arztes für Homöopathie Constantin Hering zitiert. Er schreibt zur homöopathische Therapie bei Bleibelastung folgendes *„wenn Blei in den Arzneien war, was besonders gegeben wird, in weißen Salben und Pflastern, um damit einen Ausschlag, oder ein Geschwür auszutrocknen, und zu vertreiben, (...) was äußerlich gebraucht, ebenso vergiften kann, wie innerlich und gewöhnlich Verstopfung, Kolik (Bleikolik, Anm. U.H.), Husten und Brustbeschwerden macht, so gieb Opium oft wiederholt, aber auch Nux. vom, später auch Belladonn. Und wenn es nötig ist nach Bellad. noch Platin." (Hering, 1853, S. 50)*[2].

**Platinum** wird in der homöopathischen Fachliteratur vielfach als Arznei angeführt, welches als Indikation im Mittelbild die Bleivergiftung (bzw. die typische Krampfneigung durch Bleivergiftung) hat: *„diese Schmerzen erinnern sehr an diejenigen von Plumbum, und in der Tat ist Platinum schon oft erfolgreich gegen Bleikoliken eingesetzt worden" (Kent*[18]*; zit. in Tyler 2008*[11]*, S. 759 sowie Murphy 2014, S. 1628*[15]*).* Als eines der besten Mittel gegen Bleivergiftung erwähnt Murphy **Petroleum** *(Murphy S. 2014, S. 1563)*[15].

Gerade in jenen Fällen, in denen Patienten durch Schwermetallbelastungen vornehmlich **Geistes-, und Gemütssymptome** zeigen, ist eine vorsichtige Ausleitung mit gleichzeitiger Stabilisierung des Nervensystems anzuraten. So kann bspw. eine vorsichtig dosierte Ausleitung mit den Solunaten Nr. 8 (ehem. Hepatik), Nr. 16 (ehem. Renalin) sowie der Nr. 9 (ehem. Lymphatik) sowie die Stabilisierung des Herzens und der Psyche mit den Solunaten Nr. 17 und/oder 5 erfolgen. Bei Schlafstörungen kann die Nr. 4 (ehem. Cerebretik) angewendet werden. Um den meist sowieso schon gestressten und nervös überreizten Patienten durch sehr viele unterschiedliche Mittelgaben täglich nicht noch zusätzlichem Stress auszusetzen, können manche Mittel auch im täglichen Wechsel verabreicht werden. Als empfehlenswert erweist es sich oftmals zudem, die jeweils benötigten Medikamente an Ort und Stelle der Einnahme zu platzieren. So z. B. Cerebretik am Nachttisch oder Nr. 17 am Frühstückstisch. Dies kann die Compliance deutlich erhöhen.

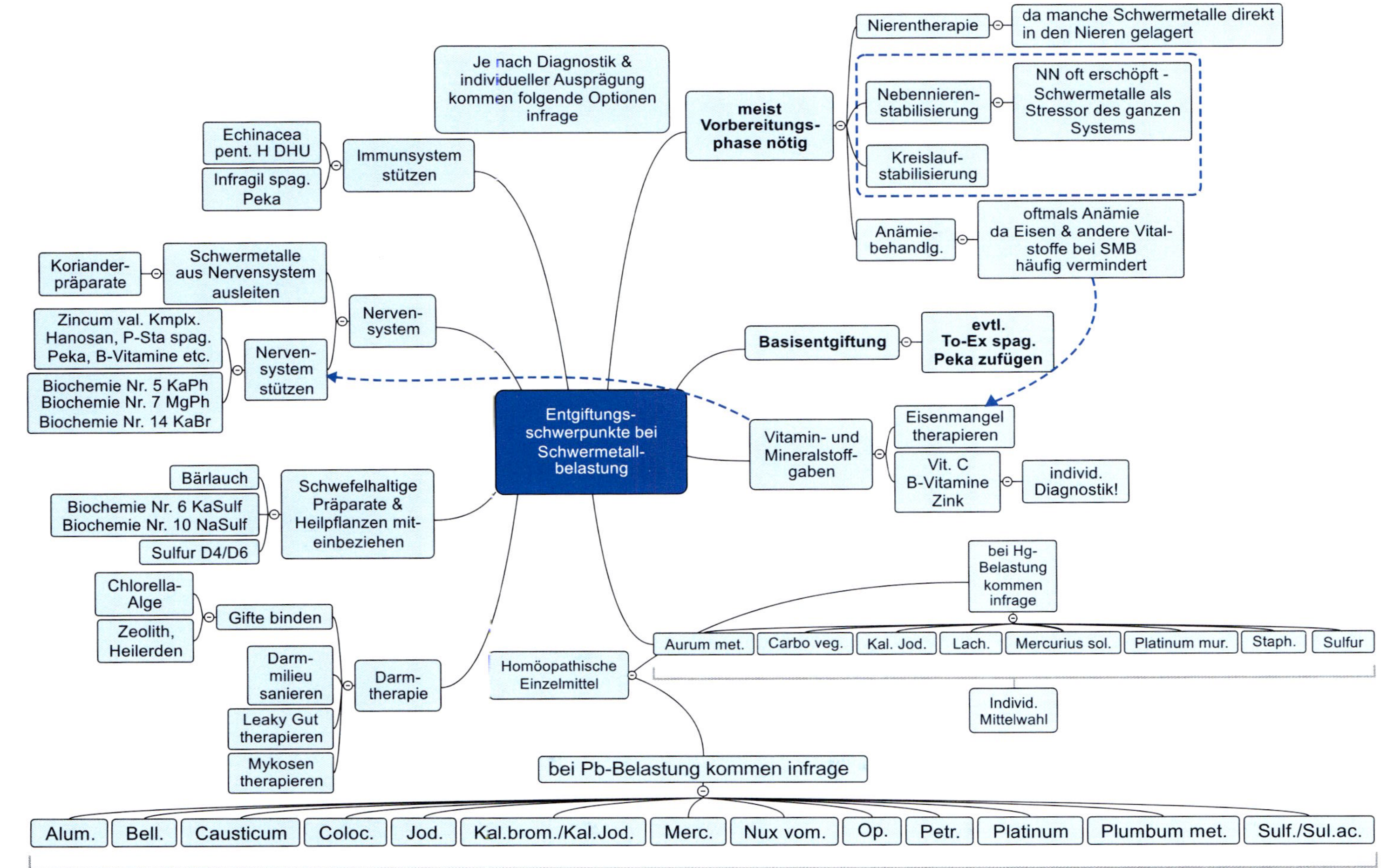


Abb. 22: Entgiftungsschwerpunkte bei Schwermetallbelastung

## Kohlenmonoxid

*„Kohlendunst ist ein sehr gefährliches Gift, besonders für Schlafende. Man muß nie da schlafen, wo Kohlen glimmen und wo die kalte, frische Luft keinen Zugang hat … (Hering 1853, S. 81)*[2].

Bei der Kohlenmonoxid-Vergiftung kann es durch die Einatmung des Atemgiftes Kohlenmonoxid (CO) (z. B. ausgetreten aus defekten Heizungsanlagen) zu zunächst unspezifischen Symptomen wie Kopfschmerz, Übelkeit und Schwindel sowie pektanginösen Beschwerden kommen. Im weiteren Verlauf sind Desorientierung, Bewusstlosigkeit – evtl. mit Todesfolge möglich. Als sehr problematisch muss die Tatsache eingestuft werden, dass das Gas geruchlos ist – CO wird deshalb auch als „silent killer" bezeichnet. In Deutschland sollen jährlich ca. 3.000 Menschen an den Folgen einer CO-Vergiftung sterben.

Die schnelle Akutversorgung ist hierbei besonders wichtig und sollte (not)ärzlich bzw. im Krankenhaus erfolgen, damit eine schnelle Sauerstoff-Therapie eingeleitet werden kann: *„Die frühestmögliche Atmung von 100 % Sauerstoff ist die wichtigste Therapie der Kohlenmonoxidvergiftung. Durch eine reduzierte Sauerstofftransportkapazität, die Beeinträchtigung der zellulären Atmungskette und immunmodulatorische Prozesse kann es auch nach Reduktion des Carboxyhämoglobins (COHb) zu Gewebeschäden im Myokard und im Gehirn kommen." (Deutsches Ärzteblatt 2018)*[40].

Typisch für Kohlenmonoxid-Gas ist, dass es sehr schnell durch die Membranen der Alveolen diffundiert. Es bindet sich speziell an die Eiseneinheit von Häm und auch an Myoglobin mit der Folge einer **Minderversorgung** der **Gewebe** mit **Sauerstoff** und eventueller (nachfolgender) **Gewebsschädigung**. Des Weiteren kommt es durch Kohlenmonoxid zur *„Aktivierung von Neutrophilen, zur Proliferation von Lymphozyten, zur mitochondrialen Dysfunktion sowie zur Lipidperoxidation."* Die Bildung von Sauerstoffradikalen, oxidativem Stress, Inflammation und Apoptose (...) ist ein wesentlicher Schädigungsmechanismus." (Ebd.)*[40].

40 Eichhorn L., Thudium M., Jüttner B., 2018. Diagnostik und Therapie der Kohlenmonoxidvergiftung. Deutsches Ärzteblatt Int. 2018; 115: 863-70; DOI: 10.3238/arztebl.2018.0863. Quelle: Diagnostik und Therapie der Kohlenmonoxidvergiftung (https://www.aerzteblatt.de)(letzte Einsicht Juli 2021).

* Bei diesem Prozess gibt ein Lipid Elektronen an reaktive Radikale ab. Die dadurch in Gang gesetzte radikalische Kettenreaktion kann bei Lipiden in der Zellmembran zur Zellschädigung führen (wikipedia)

Aufgrund dieser Tatsache sind auch mögliche Folgeerkrankung erklärbar. Diese sind oftmals auf der Ebene des Nervensystems angesiedelt: so kann es in der Folge auch längere Zeit nach dem eigentlichen Vergiftungsvorfall zu Konzentrationsstörungen, depressiven Zuständen, Ängstlichkeit kommen – auch von Persönlichkeitsveränderungen sowie persistierenden grippeähnlichen Symptomen ist berichtet worden.

**Das Vorgehen**

Bei einer Kohlenmonoxid-Vergiftung ist es im Akutfall unbedingt notwendig, den Notarzt zu rufen und/oder den Patienten zur Akutversorgung in ein Krankenhaus zu schicken. Anhand der Akutsymptomatik lässt sich keinesfalls sicher einschätzen, wie stark die organische Belastung mit dem Gas tatsächlich ist. Eine naturheilkundliche weiterführende Therapie sollte erst (Wochen bis Monate) nach gesicherter abgeschlossener ärztlicher Therapie erfolgen und unbedingt aktuelle Laborparameter im Blick haben.

Sinnvoll erscheint hierbei die allgemeine Sauerstoffversorgung der Gewebe sowie des Nervensystems zu verbessern und die Säurelast zu senken.

Gemäß der naturheilkundlichen Denkweise, erkrankt kein Mensch wie der andere und keine Ausprägung ein und derselben Erkrankung wird bei zwei Personen gänzlich dieselbe sein. Demensprechend sollte auch in diesen Fällen eine **individuelle** Entgiftung erfolgen. Die nachfolgend aufgeführten Präparate dienen der Übersicht – insbes. die homöopathischen Einzelarzneien sind mit Sorgfalt individuell zu ermitteln. Hervorstechend sind jedoch die Schüßler Salze Nr. 3 Ferrum Phosphoricum, da dieses die Oxygenisation verbessert sowie Nr. 5 Kalium Phosphoricum zur Nervenversorgung und zur Verhütung von Fäulniszuständen durch die Minderversorgung der Gewebe zu nennen.

Diesbezüglich kann eine sicherlich interessante Kasuistik einer 46-jährigen Patientin angeführt werden. Die Patientin suchte die Praxis wegen rezidivierender Kopfschmerzattacken (migräneartig und neuralgiform) auf. Diesbezüglich war sie sowohl neurologisch als auch rheumatologisch abgeklärt worden. Des Weiteren bestanden Schmerzen im Lumbosakralbereich mit Ischialgie. Die Ischialgie konnte anamnestisch mit einer durchgemachten Kohlenmonoxidvergiftung in Beziehung gebracht werden. Davor hatte es niemals Beschwerden des N. Ischiadicus gegeben. Die Patientin berichtete, dass die Behandlung der Kohlenmonoxidvergiftung im Krankenhaus fehlerhaft verlaufen sei, da die angeordnete Sauerstofftherapie die ganze Nacht unterblieben sei. Sie selbst sei durch stärkste Kopfschmerzen, Grippegefühl und starke Benommenheit nicht in der Lage gewesen, diese einzufordern. Ihre auch schon länger bestehende Kopfschmerzsymptomatik hätte sich nach der CO-Vergiftung stark verschlechtert und sei danach sogar täglich aufgetreten und hätte einmal fast eine Woche persistiert. Zunächst wurde eine spagyrische Basisentgiftung mit Pekana Präparaten durchgeführt, die durch das Milztherapeutikum Ailgeno spag. Peka ergänzt worden war. Außerdem wurde begleitend das Schüßler Salz Nr. 3 Ferrum Phosphoricum verabreicht. Nach 4wöchiger Basistherapie erhielt die Patientin das homöopathische Einzelmittel Carboneum oxygenisatum C30 als Einmalgabe, was ihr tatsächlich von einer Minute zur anderen den Kopfschmerz beseitigte. Die Wirkung der Einzelgabe hielt etwa 2,5 Wochen an, danach waren die Beschwerden wieder vorhanden. Nach zwei weiteren Gaben in längeren Abständen (parallel zur Weiterführung der Basisentgiftung) ging es der Patientin bedeutend besser. Aktuell wird erhaltend eine Lebertherapie durchgeführt – im mehrtägigen Wechsel erfolgt die Gabe von Ailgeno spag. Peka zur Milzstärkung.

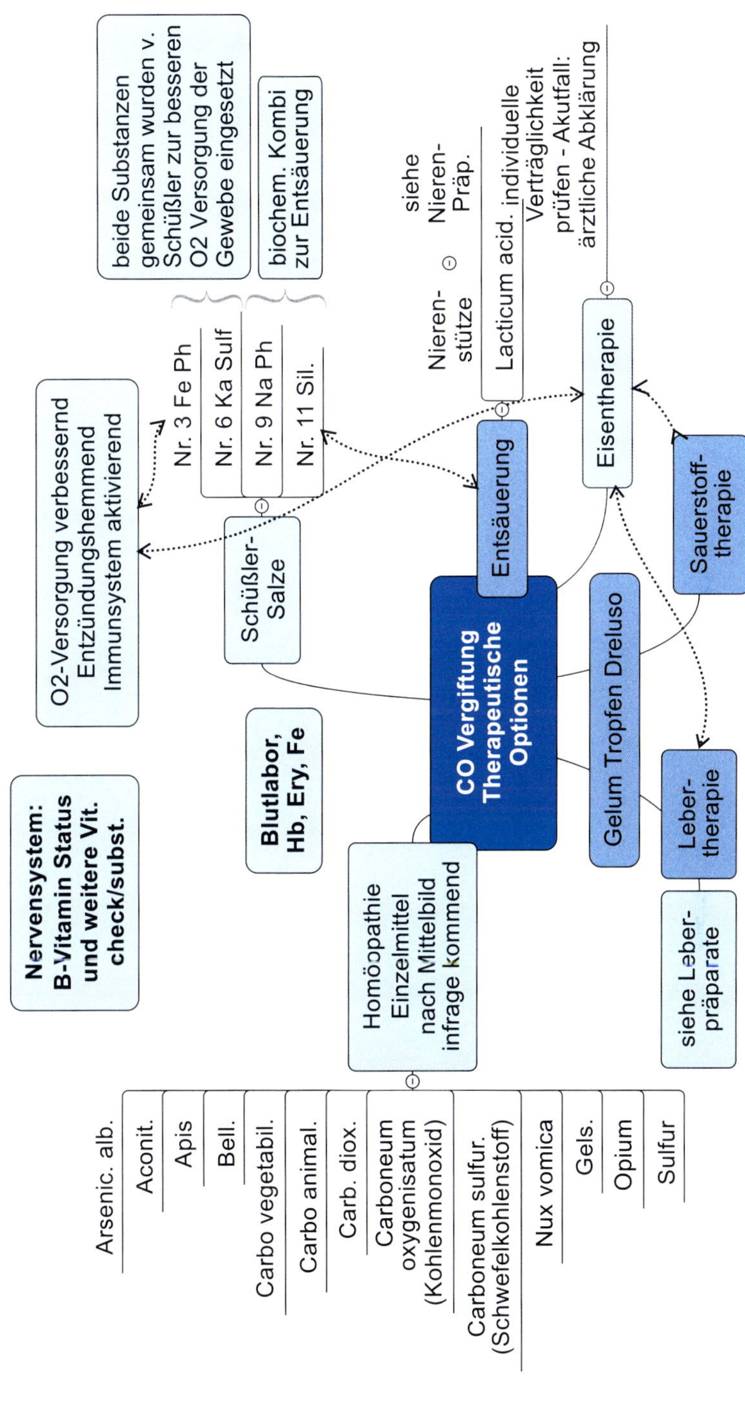


*Abb. 23: CO Vergiftung Therapeutische Optionen*

### 4.2.4 Entgiftung SPEZIAL: Miasmatische Belastungen und Erregertoxikosen

Auf die Bedeutung der Hauptmiasmen Psora, Sykosis, Syphilinie, Tuberkulinie und Carcinogenie wurde im Kapitel zur Homöopathie (Seite 48) bereits ausführlich eingegangen.

Gerade wenn im Verlauf einer Entschlackungskur bei Patienten Symptome auftreten, die deutlich auf eine miasmatische Belastung hinweisen, kann begleitend an die Gabe entsprechender homöopathischer Einzelmittel gedacht werden. Zur Therapie kommen dabei die Nosoden aber auch andere Einzelmittel infrage, die in der Lage sind, das miasmatisch belastete Terrain zu sanieren. Bspw. Carcinosinum, Arsenicum album oder Conium bei carcinogener Belastung oder Mercurius und Aurum bei syphilitischer Überlagerung; für die Therapie der tuberkulinen Belastung eignen sich die Nosoden Tuberkulinum, Bacillinium oder das Mittel Phosphorus, dreht es sich um eine sykotische Belastung sind u. U. Thuja, Silicea oder die Nosode Medorrhinum indiziert, **wenn die individuelle Symptomatik übereinstimmt.**

Über die Beachtung der klassischen miasmatischen Belastungen hinaus können bereits durchgemachte oder nach Infektion latent gebliebene Erkrankungen (stumme Infektionen) doch Symptomatiken produzieren, die man meist nicht mehr mit ihrem Ursprung in Zusammenhang bringen kann – zumal dieser ja oftmals gar nicht bekannt ist. Häufig sind dies durchgemachte Streptokokkeninfektionen, Grippeinfektionen oder Infektionen mit dem Eppstein-Barr-Virus oder Salmonellosen. Sind solche Erregerbelastungen identifiziert, kann eine Gabe der entsprechenden Nosode im Laufe der Entgiftungskur eine sehr gute Wahl sein und die Gesamtsymptomatik sehr positiv beeinflussen.

Erfahrungsgemäß hat es sich bewährt, nicht allein das einzelne homöopathische Arzneimittel zu verabreichen, sondern dessen Gabe in den Kontext einer Basisentgiftung einzubinden. Dies gilt m. E. insbesondere für die Nosoden, da sie einen starken Reiz für den Organismus darstellen und die Erkrankungsgeste „im Kern" berühren.

Für die miasmatische „Entgiftungs'therapie oder Terrainsanierung kann daher gelten:

- Eine Vorkur und Organstärkung wo nötig – DIAGNOSTIK!
- Basisentgiftung mit Darmstütze bzw. Toxinbindung im Darm
- Im Laufe der Basisentgiftung: Nosodengabe, Einzelmittelgabe wenn die Gesamtsymptomatik dies entsprechend anzeigt
- Potenzwahl: individuell zu wählen in Bezug auf Reaktionslage des Organismus. Stark geschwächte Menschen sollten keine Höchstpotenzen erhalten bzw. sogar die LM Potenzen aus dem 2. Oder 3. Glas erhalten
- Die Wirkdauer insbesondere bei Hochpotenzen sollte beachtet werden! Eine eventuelle erneute Gabe darf nicht zu früh erfolgen. (Regel: Nicht in die Besserung hinein therapieren!)
- Es gelten weiterhin die Hinweise, die begleitend zur Basisentgiftung empfohlen wurden, was Trinkmenge, Ernährung oder Schadstoffminimierung etc. betrifft.
- Vitamin-, und Mineraliengaben nach individuellem Bedarf
- Schüßler Salze bei Bedarf; treten Mineralienbedarfe im Sinne der Biochemie n. Schüßler hervor, können und sollen diese begleitend und/oder bereits vor der Nosodengabe verabreicht werden, um den gestörten Mineralienhaushalt auszugleichen, den Körper zu kräftigen und seine Regulationskraft zu stärken: und ihn dadurch auf die Nosodengabe effektiv vorzubereiten* – DIAGNOSTIK!
- Begleitend kann psychologische Begleitung notwendig sein – hierzu die psychische Struktur, die den einzelnen Miasmen zugeordnet sind, bitte beachten

* Der Organismus kann auf den Nosodenreiz „geschwächt“ nicht gut genug reagieren.

| Miasmatische Therapie | | |
|---|---|---|
| **Miasma** | **Hauptmittel** | **Weitere** |
| Psorisches Miasma | Sulfur, Sulfur-Salze, Psorinum | Lycopodium |
| Sykotisches Miasma | Thuja, Medorrhinum, Malandrinum | Acid. Phos.<br>Natr. Chl.<br>Silicea |
| Syphilitisches Miasma | Aurum met., Mercurius sol., Syphilinum | Mez., Plumbum met. |
| Carcinogenes Miasma | Carcinosinum<br>Arsen. Alb. | Acid. Nitric.<br>Calc. Ars.<br>Conium<br>Staph. |
| Tuberkulines Miasma | Tuberkulinum, Bacillinum, Tuberkulinum aviarae, Phosphorus | Abrot.<br>Arsen. Alb.<br>Calc. Carb.<br>Calc. Phos.<br>Lyc.<br>Nux vom.<br>Sepia<br>Silicea |

*Tab. 30: Miasmatische Therapie*

### 4.2.5 Entgiftung SPEZIAL: Bei spezieller Symptomatik

**Kopfschmerz**

Kopfschmerzen aller Couleur dürften bei Schadstoffbelastungen aber auch bei miasmatischen Belastungen zu den häufigsten Symptomen zählen. Sie stellen allermeist den Hauptgrund dar, warum Patienten überhaupt erst naturheilkundliche Hilfe in Anspruch nehmen möchten. Anderweitig konnten viele Leidende keine Hilfe erfahren, da das Kopfschmerzsyndrom häufig fehlgedeutet und dementsprechend nicht zielführend – weil nicht ursächlich – behandelt wird. Es gibt die verschiedensten definierten Kopfschmerzarten und -ausprägungen (siehe Kasten). Leider ziehen diese fast bis ins Unendliche ausufernden Klassifikationen und Untergruppierungen des Kopfschmerzes in der schulmedizinischen Therapie nur sehr wenige entsprechende differenzierte therapeutische Konsequenzen nach sich: die Betroffenen werden mit Schmerzmitteln*, Antikonvulsiva oder gar Antidepressiva behandelt. Auch wenn bspw. in der aktuellen Debatte um die Ursachen der Migräne entzündliche Prozesse als ursächlich angesehen werden, wird der eigentlichen Entstehung und der ursächlichen Therapie der Entzündung kaum Rechnung getragen.** Betroffene berichten von massiven Schmerzmittelgaben und Hinweisen auf vermeintliche psychische Ursachen, die sie zusätzlich zu den Schmerzen weiter schwer belasten. Die vielfältigen Schadstoffbelastungen einerseits sowie die oft verordneten Pharmaka andererseits können jedoch zur Übersäuerung und Toxinüberladung des Organismus erschwerend beitragen und die Entzündungsbereitschaft noch weiter fördern. Darüber hinaus kommt es gerade durch Schwermetalle zu einer gravierenden Verschiebung im **Mineralienhaushalt** (z. B. Cadmium im Körper begünstigt Eisenmangel), was **anämischen** Zuständen sowie diversen **Entzündlichkeiten** wiederum Vorschub leisten kann. Über den Einfluss belastender Substanzen werden darüber hinaus die Nebennieren in ihrer Leistung geschwächt – langfristig sinken die Cortisolwerte ab, was die allgemeine Entzündungsbereitschaft noch verstärken sowie wiederum vermehrte Schmerzen nach sich ziehen kann. Die Migräneerkrankung wird naturheilkundlich sehr häufig als im Zusammenhang mit Dysfunktionen des Leber-Galle-Systems angesehen. Es wundert demnach nicht, dass Schadstoffe und Noxen, die natürlich die Leber belasten auch vermehrt zu den unterschiedlichsten Kopfschmerzattacken führen können.

* Die Akuttherapie sollte natürlich auch mit Schmerzmitteln erfolgen, so lange kein passendes naturheilkundliches Mittel wirksam ist oder gewählt werden kann. Wg. der Gefahr der Entstehung des Schmerzgedächtnisses sollte auch chronisch Kranken nicht von einer Akuttherapie mit nötigen Schmerzmitteln abgeraten werden.

** Latenten Entzündlichkeiten können miasmatisch betrachtet bspw. für die Sykosis oder die Tuberkulinie sprechen.

Diagnostisch lässt sich eine Leberbelastung über diverse Methoden nachweisen. Manchmal bringen bereits die klassischen Leberwerte GOT, GPT, Gamma-GT in der Blutuntersuchung ein Ergebnis. Oftmals liegen diese Werte jedoch noch sehr lange im definierten Normbereich, obwohl bereits starke Symptome und Befindlichkeitsstörungen zu verzeichnen sind: der Organismus versucht so lange er es eben vermag, seine ursprünglichen und wichtigsten Funktionen aufrecht zu erhalten. Beispielsweise über die Urinfunktionsdiagnostik lässt sich im Röhrchen 6 durch Zugabe von Schwefelsäure eine entsprechende Färbung als toxische Belastung der Leber identifizieren. Über die Meridiane in der TCM und/oder empfindliche Reflexzonen des Ohres etc. können weitere hinweisende Rückschlüsse erfolgen. Des Weiteren lassen sich unspezifische Symptome wie dauernde Müdigkeit (Müdigkeit als Schmerz der Leber), Schlafprobleme (evtl. mit Aufwachen um 2 Uhr morgens), hormonelle Dysregulationen oder eine schlechte Stimmung durchaus mit einer Leberstörung in Verbindung bringen. Hier ist eine gezielte fachkundige Anamnese bedeutend.

Im Zusammenhang mit Kopfschmerzerkrankungen ist darüber hinaus eine mögliche Darmbelastung zu betrachten. Begonnen bei latenten Entzündlichkeiten, möglichen Dysbiosen und/oder Nahrungsmittelintoleranzen oder – allergien sind viele Optionen denkbar. Auf weitere diesbezügliche Therapieoptionen sei an dieser Stelle verwiesen.

**Die IHS-Klassifikation von Kopfschmerzen**

Grundlegend wird von der International Headache Society eine Einteilung der Kopf-, und Gesichtsschmerzen in primäre und sekundäre Kopfschmerzerkrankungen vorgenommen.

Zu den primären Kopfschmerzformen zählen dabei 1. Die Migräne, 2. Der Kopfschmerz vom Spannungsty, 3. Der Clusterkopfschmerz und andere trigeminoautonome Kopfschmerzerkrankungen, unter Punkt 4 werden weitere primäre Kopfschmerzen wie bspw. der primäre Hustenkopfschmerz, der primäre stechende Kopfschmerz, der primäre Kopfschmerz bei körperlicher Anstrengung, der primäre schlafgebundene Kopfschmerz, der primäre Donnerschlagkopfschmerz, der primäre Kopfschmerz bei sexueller Aktivität, die Hemicrania continua sowie der neu aufgetretene tägliche Kopfschmerz zusammengefasst.

Zu den sekundären Kopfschmerzformen werden diejenigen gezählt, welche durch Kopf-, oder HWS-Trauma verursacht worden sind sowie Kopfschmerzen, die auf Gefäßstörungen im Kopf-, oder Halsbereich beruhen. Darüber hinaus zählen hierzu Kopfschmerzen aufgrund nichtvaskulärer, intrakranialer Störungen, Kopfschmerzen, die auf eine Substanz oder deren Entzug zurückzuführen sind, infektionsbedingte Kopfschmerzen, Kopfschmerzen, die auf eine Störung der Homöostase zurückzuführen sind, Kopfschmerzen, die zurückzuführen sind auf Erkrankungen des Schädels, sowie Erkrankungen des Halses, der Augen, von Ohren, Nase, Nebenhöhlen, Zähnen, Mund oder anderen Gesichts- oder Schädelstrukturen. Darüber hinaus wird hier der Kopfschmerz, der auf psychiatrische Störungen zurückzuführen ist, aufgeführt. Eine detaillierte Beschreibung der einzelnen Krankheitsbilder sowie deren diagnostische Kriterien sind auf der Internetseite der IHS[41] nachzulesen.

**Schmerzerkrankung bei neurogener Veranlagung**

Vor einem differenzierten naturheilkundlichen Hintergrund ist die Schmerzneigung des neurogenen Typus bekannt. Diese imponiert irisdiagnostisch mit einem feinen Irisstoma. Grundsätzlich muss bei diesen Typen immer eine Stärkung/Beruhigung des Nervensystems erfolgen, damit die Schmerzempfindlichkeit und die diesbezügliche Vulnerabilität stabilisiert werden kann. Therapeutisch sind auch genügend Ruhe-, und Erholungsphasen in diesen Fällen sehr wichtig. Von einer Entgiftungskur profitiert der neurogene Typ

41 International Headache Society (https://www.ihs-headache.org)

besonders; diese sollte jedoch vorsichtig dosiert und individuell angepasst an die weitere Stoffwechsellage und Konstitution erfolgen.

Wie bereits beschrieben ist die Migräne eine chronische Kopfschmerzform, die laut Klassifikation der IHS zu den primären Kopfschmerzen gehört, also grundsätzlich als eigenständige Krankheit vorhanden ist und per definitionem keine anderen Ursachen hat.

In der traditionellen Naturheilkunde werden Kopfschmerzen demgegenüber meist als „Symptom" und eher weniger als eigenständige Erkrankung betrachtet. In vielerlei Hinsicht ist dies sicherlich auch richtig. Wir kennen Kopfschmerzen als unangenehmen Begleiter bei einer Vielzahl von anderen Erkrankungen: aus dem naturheilkundlichen Blickwinkel heraus können viele oberflächlich als primär eingestufte Kopfschmerzen eigentlich als sekundär gelten, da ihnen bei genauerer Betrachtung eben doch eine andere Ursache zugrunde liegt.

Auch die klassische Homöopathie ordnet Kopfschmerzen vielfach gestörten Organbereichen zu, wie folgendes Zitat des homöopathischen Arztes Lutze von 1860 zeigt: *„Kopfschmerz ist selten eine eigenständige Krankheit, in der Regel nur Symptom eines tiefer liegenden Leidens. Daher muss man bei der Behandlung von Kopfschmerzen durch Erforschung aller Körperfunktionen die Grundstörungen kennen zu lernen suchen, um das ganze Übel zu behandeln, da nur durch Heilung desselben auch die Kopfschmerzen weichen werden. Am Häufigsten haben Kopfschmerzen ihren Grund in Unterleibsstörungen, und vor allen Dingen muss man darauf achten, dass die Verdauung geregelt werde (...)" (Lutze 1860, S. 407)*[25]. Auch die miasmatischen Vorbelastungen sollten diesbezüglich unbedingt beachtet werden. In der TCM erfolgt eine entsprechende Zuordnung – meist außerordentlich exakt anhand der entsprechenden Symptomatik sowie der betroffenen Organe und Meridiane. So sind bei vielen migräneartigen Kopfschmerzen häufig der Leber-, als auch der Gallemeridian direkt betroffen.* Es wird in jedem Falle jeweils versucht, die oft tief liegenden versteckten, individuellen Zusammenhänge des Problems zu erfassen und so die jeweiligen Ursachen so gezielt als möglich zu behandeln. Es zeigen sich interessanterweise bei Patienten mit neuralgischen Beschwerden oder Migräne im Laufe der Entgiftungskur oft Ausscheidungsreaktionen wie z. B. verstärktes Schwitzen oder Pickel entlang des Nerven-, oder Meridianverlaufs, die positiv einzuschätzen sind.

* Die TCM kennt viele Arten von Kopfschmerzen. Z. B. auch den Magenmeridian betreffend oder im Zusammenhang mit einer geschwächten Nierenfunktion.

Bei aller „Ursachenforschung", die naturheilkundlich tätige Therapeuten betreiben mögen: man weiß darüber hinaus auch um „Schmerzsyndrome" als eigenständige Krankheitsbilder und um den Umstand des sogenannten „Schmerzgedächtnisses". Die Klassifizierungen bspw. mittels **Irisdiagnostik** haben bereits eine lange Tradition und das Wissen um die Anfälligkeit für Schmerz und neurologisch-psychiatrische Erkrankungen des **neurogenen Typus** ist alles andere als neu. Dem neurogenen Typus entsprechen häufig feinfühlige Personen, die sprichwörtlich auch „die Flöhe husten" hören. Sie sind oftmals feinsinnig-feingeistig veranlagt und verfügen meist über eine künstlerische Ader. Das Nerven-Sinnen-System tendiert bei diesen Menschen grundsätzlich zur Vulnerabilität. **Es ist anfällig für Schmerzreize oder Reize im Allgemeinen**. Ist anamnestisch zudem noch ein Trauma vorgefallen, kann gerade Kopfschmerz diese Menschen ein Leben lang leidvoll begleiten (Schmerzgedächtnis!). Auch herrscht gerade bei neurogenen Typen durch ihre Anfälligkeit des Nervensystems die Tendenz vor, bei Schadstoffbelastungen bevorzugt mit Neuralgien, Kopfschmerz und Migräne zu reagieren, da eine bekannte Neigung vorliegt, über das Nervensystem zu reagieren. Dieser Typus neigt ebenfalls dazu, bei Entgiftungskuren unangenehme „Schmerz'reaktionen zu zeigen. Dies kommt vor allem dann zum Tragen, wenn zu schnell zu viele Schadstoffe aus den Depots gelöst wurden und nicht effektiv ausgeschieden werden konnten, sondern den Organismus belasten und gewissermaßen die Nerven auch „reizen" und dem System Stress bereiten . Dennoch profitieren gerade Schmerzgeplagte von gezielten Entgiftungskuren besonders – vorausgesetzt sie werden individuell an die persönlichen Anforderungen gut angepasst.

Hilfreich für die Entschlackung bei neurogener Neigung:

**Schonende Organstärkung & Entgiftung**
Aus dem oben Gesagten resultiert, dass bei Vorliegen von Kopfschmerzen, Migräne oder auch bspw. der Trigeminusneuralgie als Hauptsymptom die Entgiftungstherapie etwas behutsamer vorzunehmen ist.

Sowohl **Gabenhäufigkeit** als auch **Gabengröße** der verordneten Präparate zur Entgiftung sollten bei Kopfschmerzpatienten unbedingt an die individuelle Reaktionslage und die konstitutionellen Gegebenheiten angepasst werden. Hier ist weniger sehr oft mehr.

Bei Präparaten, die ansonsten pro Dosis 25 gtt. erfordern würden, können **in manchen Fällen schon 5–7 gtt./Gabe genügen** (häufig beim neurogenem Typ) oder die Gabe muss in Wasser verdünnt (ohne zu verkleppern) und schluckweise über den Tag verteilt getrunken werden.

Der naturheilkundlich-therapeutische Fokus liegt bei der klassischen Migräne häufig* auf der **Therapie des Leber-Galle-Systems.** Entsprechende Arzneimittel können bei Migränepatienten immer wieder auch SOLO eingesetzt werden um das per se betroffene Organsystem funktionell zu unterstützen und zu stabilisieren. Wenn die Leber-Galle-Belastung vorherrschend ist, sollte auf diesem Bereich das therapeutische Hauptaugenmerk liegen; oftmals bessern sich durch eine effektive Lebertherapie zudem bestehende Schlafstörungen, was wiederum sehr wichtig bei Kopfschmerzpatienten ist. Weiterhin ist darauf zu achten, dass nicht nur eine reine Leberentgiftung** stattfindet, sondern zudem (im Wechsel) Präparate verordnet werden, die einen deutlichen Gallebezung aufweisen wie z. B. Chelidonium phcp Phönix, Chelidonium als hom. Einzelmittel.

Steht hingegen eine **harnsaure Diathese** im Vordergrund, sollte immer wieder an Nierenpräparate und Präparate zur Entsäuerung gedacht werden; dies ebenso, wenn es sich um einen nierenbedingten Kopfschmerz handelt, der gemäß TCM häufig den Nacken betrifft und mit Ängsten verbunden sein kann. In manchen Fällen ist – je nach Diagnostik – auf die lymphatische Entstauung und/oder den venösen Abfluss zu achten.

Meist ist es bei Kopfschmerzerkrankungen empfehlenswert, **nicht immer zugleich ALLE Entgiftungsorgane** anzusprechen, wie es bei der Basisentgiftung empfohlen wird. Vielmehr kann es sinnvoll sein, lediglich **ein oder zwei Therapieschwerpunkte** zu setzen und die Reaktionen zunächst gut zu beobachten, bevor weitere Schritte erfolgen. Bezüglich der Verabreichung homöopathischer Einzelmittel ist den LM-Potenzen, den mittleren C-Potenzen oder auch – sofern erhältlich Potenzakkorden der Vorzug zu geben, da auf Einzelgaben in Hochpotenzen unangenehme Reaktionen – wie tagelange Kopfschmerzattacken – durchaus möglich sind.

Ein vorsichtiges Vorgehen betrifft in diesem Zusammenhang allerdings nicht nur die medikamentöse Gabe, sondern auch ab-, und ausleitende Verfahren wie bspw. das Schröpfen. Auch Massagen können bei empfindlichen (und zu starken Reaktionen neigenden) oder auch stark verschlackten Organismen zu Kopfschmerzen führen, wenn sie die Meridianläufe nicht berücksichtigen oder zu intensiv durchgeführt werden. Es empfiehlt sich bspw. bei Leber-Galle Kopfschmerzen „vom Kopf weg" zu massieren oder den Blasenmeridian beidseits der Wirbelsäule entlang abwärts zu behandeln (je nach Diagnostik etc.). „Verkehrt herum" durchgeführt können durch Massagen Schmerzzustände regelrecht provoziert werden.

* Aber auch andere Funktionsbezüge wie die Milz, die Nieren etc. können als mitverursachend gelten.

** Präparate zur Lebertherapie siehe S. 226 ff.

**Begleitend zur Entgiftung das Nervensystem stärken**

**Begleitend zu entgiftenden Maßnahmen** ist es häufig notwendig, den **Kopfschmerz** selbst resp. das **empfindsame Nervensystem** (neurogener Typus, Solarstrahlen in der Iris etc.) direkt anzusprechen und für **mehr Ruhe und Entspannung (Krampfdiathese)** zu sorgen.

Infrage kommen hierfür beispielsweise:

- Adol spag. Peka (Schmerzneigung an sich)
- Aspas spag. Peka (entspannend, entkrampfend)
- Gelsemium Kmplx. Hanosan
- Schüßler Salz Nr. 5 Kalium Phosphoricum (Nervensystem stützend, Darmfäulnis verhindernd)
- Schüßler Salz Nr. 7 Magnesium Phosphoricum (Krampfneigung)
- Schüßler Salz Nr. 9 Natrium Phosphoricum (säurebedingte Krämpfe)
- P-Sta spag. Peka (psychischer Ausgleich)

Ideal ist es zudem, dass Patienten Entspannungstraining, Yoga, Qi Gong aber auch leichtes Ausdauertraining etc. empfohlen werden, da diese die Therapie äußerst sinnvoll ergänzen können.

Im Sinne der Ordnungstherapie kann der Patient dazu angehalten werden, auf eine möglichst geregelte Lebensführung mit regelmäßigen Mahlzeiten* und (wichtig bei der neurologischen Erkrankung Migräne!) ausreichend Schlaf zu achten, da gerade auch Schlafmangel die Attacken mit auslösen kann:

Zur Beruhigung und/oder **Schlafunterstützung** kommen folgende Präparate infrage:

- Somcupin spag. Peka
- Solunat Nr. 14 (ehem. Polypathik)
- Solunat Nr. 4 (Cerebretik)
- Stramonium Pentarkan H DHU
- Phytotherapeutisch: Baldrian, Hopfen, Melisse, Lavendel

* Unterzuckerung vermeiden, „Reizstoffe wie Histamin etc. vermeiden"

**Durch Kreislaufstabilisierung die Entgiftung forcieren**

Häufig besteht bei Patienten mit chronischer Kopfschmerz-, oder Migräneproblematik eine **Tendenz zur Hypotonie**. (Diese kann u. U. auch mit einer Schwäche der **Nebennieren** zu tun haben.) So sollte die Stabilisierung des Kreislaufs gerade bei Entgiftungskuren nicht vernachlässigt werden, damit gelöste Toxine gut abtransportiert und die Entgiftungsorgane gut durchblutet werden.

Infrage kommen hierfür beispielsweise:

- Spigelia Komplex Hanosan (Herz-Kreislauf & Kopfschmerzsymptomatik)
- Metarubini N, Meta Fackler
- Co-hypot spag. Peka
- Solunat Nr. 5 (ehem. Cordiak)

Zur Nebennierentherapie eignet sich bspw. das Präparat Phytocortal N der Fa. Steierl.

**Bei Migräne den Entzündungsaspekt mit therapieren**

- Therapie der allgemeinen Entzündungsneigung:
  - Opsonat spag. Peka
  - Solunat Nr. 4 (ehem. Cerebretik) – unterstützt abends auch den Schlaf im Rahmen einer Rhythmisierungstherapie
- Entzündungsneigung aufgrund Nebenniereninsuffizienz:
  - Cortisonum D4
  - Phytocortal N Steierl
- Entzündungsneigung aufgrund Eisenstoffwechselstörung resp. Blutverlust; infrage kommen dabei
  - Schüßler Salz Nr. 3 Ferrum Phosphoricum
  - Solunat Nr. 21 (ehem. Styptik)
  - Ferrum pentarkan H (DHU)
  - Spirueisen (eisenhaltige Spirulina-Algen), gut verwertbares Eisenbisglycinat

**Kopfgesundheit ist häufig auch Darmgesundheit**
Im Folgenden ein Einblick in weitere therapeutische Optionen, die in diesem Zusammenhang diskutiert werden:

- Entzündlichkeiten speziell des Magen-Darm-Traktes therapieren
  - Solunat Nr. 20 (ehem. Stomachik II) in Kombination mit Solunat Nr. 4 (ehem. Cerebretik)
  - bei Blutungsneigung zzgl. Solunat Nr. 21 (ehem. Styptik)
  - Opsonat spag Peka (Entzündungsaspekt) & Entregin spag. Peka (Diarrhoe)
  - Schüßler Salz Nr. 3 Ferrum Phosphoricum – Entzündung an sich
  - Schüßler Salz Nr. 4 Kalium Chloratum für die zweite Entzündungsphase mit weißlich-grauen Schleimbeimengungen
  - Schüßler Salz Nr. 6 Kalium Sulfuricum für die dritte Entzündungsphase mit gelblich-ockerfarbenen Absonderungen

- Gezielte Darmtherapie*
  - Toxinbindung im Darm, um die Rückvergiftung über den Pfortaderkreislauf zu unterbinden: Flohsamenschalen (wirkt auch als Präbiotikum), Heilerde imutox, Chlorella pyr.-Algen, Zeolith
  - Sanierung des Darmmilieus mit Präbiotika (z. B. Flohsamen, Apfelpektin) Probiotika nach entsprechender Diagnose substituieren (Symbioflor, Mutaflor etc.)
  - Darmpilzbeball betreffend: infrage kommen: Mucan spag. Peka evtl. in Kombination mit Entregin spag. Peka (Diarrhoe)
  - Nach Antibiose: Okoubaka D4 zur Milieuregulierung, evtl. das Antibiotikum als tautopathische Arznei in C/D 30 z. B. Penicillinum D30/C30 in individuellen Einzelgaben begleitend zu einer Basisttherapie/-entgiftung
  - Biochemie: Nr. 4 Kalium Chloratum – das Schleimhautmittel für die zweite Entzündungsphase (Antlitzdiagnostik); Nr. 5 Kalium Phosphoricum – das „Nervenmittel" der Biochemie, lt. Schüßler wenn Fäulniszustände im Darm vorliegen;
  - Estriol-Werte prüfen: Estriolmangel kann trockene Schleimhäute und Nutritionsstörungen mit sich bringen
  - Bei vorliegendem Reizdarm: FODMAP-Diät (siehe nä. Abschnitt), weitere gezielte Reizdarmtherapie

* Häufig wird in Zusammenhang mit Kopfschmerzen/Migräne ein Leaky Gut Syndrom und/oder Nahrungsmittelintoleranzen als mitverursachend angesehen – evtl. mit/in Kombination mit Reizdarmsymptomatik

**Die Ernährung und Migräne:**

- Am Anfang steht ein Ernährungstagebuch mittels dessen **individuelle** Zusammenhänge zwischen den Migräneattacken und möglichen Auslösern aufgespürt werden können; manchmal sind es nicht nur BESTIMMTE Lebensmittel, sondern BESTIMMTE KOMBINATIONEN von Lebens-, und Genussmitteln, die die eigentlichen Attacken auslösen; eine individuelle Spurensuche lohnt sich in jedem Fall!

Den Entzündungsaspekt betreffend:

- entzündungsfördernde Stoffe meiden; Arachidonsäure steht in Verdacht Entzündungen zu fördern, auch bei Rheumatismus: (Arachidonsäure ist enthalten in: Butter, Schweinefleisch, Huhn v. a. den Schlegeln);
- Verhältnis von Omega 6-Fettsäuren in Richtung Omega 3 Fettsäuren verändern: bspw. durch Leinöl*, Lachs – dieser enthält mehr Omega 3 als Omega 6 Fettsäuren – hier kommt es auf das Verhältnis an! Evtl. Omega 3 – Nahrungsergänzung. Auch besser für die Gefäße.
- Mögliche Histaminintoleranz prüfen und evtl. histaminarme Diät (Histamin haltige (meist gereifte/gelagerte) Produkte wie Hartkäse, Rot-, Portwein, Sauerkraut, Salami sowie sog. Histaminliberatoren** meiden
- Bei migräneartigen Kopfschmerzen, die aufgrund Histaminintoleranz oder Mastzellenaktivierungssyndrom auftreten ist eine diesbezügliche Analyse der Auslöser sowie eine entsprechende ursächliche Therapie unumgänglich

Weitere Ernährungsaspekte

- Sollte es sich (was häufig ist) um eine Leber-Galle-Mitbeteiligung handeln: zu „Leberdiät" raten: zu meiden oder zumindest zu reduzieren wären: Zitrusfrüchte, fette Käse-, und Wurstsorten, Salami, Schokolade, Eier, Alkohol, Kaffee
- Blutzuckerschwankungen sollten bei Migräne möglichst vermieden werden: hochwertige Kohlehydrate sind zu bevorzugen (Gehirnnahrung); Zwischenmahlzeiten einführen (tut auch dem Gallefluss gut!), Fruchtzucker kann hier das empfindliche Gleichgewicht stören; hier gilt es zu beachten, gezielt zu testen, auszuprobieren;

** Nahrungsmittel, die die Histaminfreisetzung aus den Mastzellen begünstigen können wie z. B. Tomaten.

- Höherer Salzkonsum soll Migräne/Kopfschmerzen mit bedingen, ein Versuch – den Salzkonsum zu reduzieren und/oder auf magnesiumhaltiges Speisesalz (PANSALZ) auszuweichen kann sich für Kopfschmerzpatienten durchaus lohnen – auch an das Schüßler Salz Nr. 8 Natrium Chloratum zur Regulation eines gestörten Salz-Haushaltes (wenn die Körperzelle eigentlich „nach Salz ruft", dieses aber nicht aufnehmen kann) sollte therapeutisch gedacht werden*
- Vielfach löst bei vorhandenem Reizdarm entsprechend belastende Nahrung Kopfschmerzen (mit) aus. Reizdarmtherapie und Testung von individuellen Nahrungsmittelunverträglichkeiten wie Histamin s. o. und FODMAPS**: Kurzkettige Kohlehydratverbindungen wie bspw. Fruktose, Laktose, Galaktose sowie Zuckeraustauschstoffe wie Xylit, Maltit und Sorbit; gezielte Reizdarmtherapie sollte erfolgen
- Fasten wird oft von Migränikern nicht gut vertragen – damit also Vorsicht
- Übersäuerung vermeiden (Übersäuerungsdiathese!) – dies gilt beim Auftreten neuralgischer Beschwerden besonders

**Nahrungsergänzung bei Kopfschmerzerkrankungen**

Die Entgiftungsmaßnahmen sollte der Organismus keinesfalls in einem Mangelzustand von Mineralien/Vitaminen erbringen müssen.

Wie in vielen anderen Krankheitsfällen ist es auch bei Kopfschmerzerkrankungen notwendig, das Therapiekonzept möglichst individuell anhand durchgeführter Laboranalysen zu erstellen. Folgende genannte Mineralstoffe/Vitamine werden dennoch häufig zur Kopfschmerztherapie infrage kommen.

* In der homöopathischen Fachliteratur wird jedoch von der Gabe von Natrium Chloratum resp. Natrium muriaticum im AKUTEN KOPFSCHMERZANFALL abgeraten, da es zu heftigen Verschlimmerungen führen kann. Es ist eher ein Mittel zur Therapie der Chronizität.

** Abk. Für: fermentable oligo-, di-, monosaccharides and polyols. Gruppe von Kohlenhydraten und Zuckeralkoholen, die in vielen Nahrungsmitteln vorkommen und im Dünndarm bei Vielen nur unzureichend resorbiert werden können.

Beispielhaft seien folgende Substanzen erwähnt – auf die entsprechende Fachliteratur sei an dieser Stelle verwiesen:

- Magnesium (auch bei Spannungskopfschmerzen oder Neuralgien u. U. hilfreich, kommt ebenfalls infrage, wenn Kopfschmerzen mit Mastzellenaktivierungssyndrom/ allergieähnlich zusammen hängen)
- Vitamin B2, Folsäure sowie weitere Vitamine des B-Komplexes; B-Vitamin-Status!
- Coenzym Q10 (Energiestoffwechsel der Zelle)
- Eisen (insbesondere bei Schwermetallbelastungen erniedrigt, benötigt der Organismus zur Synthese wichtiger Neurotransmitter wie Dopamin und Serotonin)
- Weitere Substanzen nach Diagnostik, da häufig bei Kopfschmerzen unerkannte Störungen im Mineralienhaushalt vorliegen

**Homöopathisch miasmatische Terrainsanierung/Nosodentherapie:**

- eine **tuberkuline Belastung** kann bei vielen Kopfschmerzformen zugrunde liegen. Als homöopathische Arzneimittel infrage kommen oft: Tuberkulinum, Bacillinum, Phosphorus, Sepia etc. (Repertorisation)
- Migräne, aber auch neuralgiforme Beschwerden können einen **carcinogenen** Hintergrund aufweisen. Infrage kommen u. a. die homöopathischen Einzelmittel: Carcinosinum, Arsenicum album
- Neuralgien – gerade die Trigeminusneuralgie – können bspw. durch Viren mit „am Laufen" gehalten werden und in Stresssituationen oder wenn andere Infektionen hinzukommen immer wieder Symptome produzieren. Hier sei speziell auf das **Herpes-Virus** verwiesen. Begleitend zu einer individuellen Basisentgiftung kann in diesen Fällen z. B. die Herpes-Simplex-Nosode C30 ergänzend verabreicht werden, wobei die Wiederholung der Gabe sich an der Wirkungsdauer orientieren sollte.

Was darüber hinaus noch wichtig ist

Steht ein **Trauma** als Mitverursacher der Kopfschmerzerkrankung in Verdacht die Beschwerden auszulösen, sind nach Repertorisation entsprechende homöopathische Einzelmittel zu verordnen, wie bspw. Arnica, Hypericum, Aconitum, Belladonna, um nur einige wenige infrage kommende Präparate anzuführen. – Dies auch, wenn das auslösende Moment bereits längere Zeit zurückliegt. Meist sollten auch für zurückliegende AKUTerkrankungen zunächst pflanzliche Arzneien gewählt werden.

Des Weiteren kann bei Kopfschmerzen und Migräne unklarer Genese eine Prüfung des **Hormonstatus** erfolgen. So können Östrogenüberschuss, Progesteronmangel etc. nicht nur Kopfschmerzen nach sich ziehen. Gerade im Zusammenhang mit Kopfschmerzen, die eine Galle-Beteiligung zeigen, sollte über einen Hormonstatus geprüft werden, ob eine entsprechende Belastung vorliegt. Evtl. zugrundeliegende Allergien oder das sog. Mastzellenaktivierungssyndrom sind ebenfalls wichtig zu berücksichtigen. Hier kommt es durch verschiedene Faktoren und Reize zu einer Degranulation der Mastzellen, was auch Kopfschmerzen und allergieähnliche Symptome zur Folge haben kann.* Weitere Therapieoptionen wie manuelle Therapie, Osteopathie, Wirbelkorrektur, Akupunktur etc. können den Fall je nach individueller Spezifikation ideal ergänzen.

* Es sollen bei Betroffen zudem an sich schon sehr viele Mastzellen vorhanden sein.

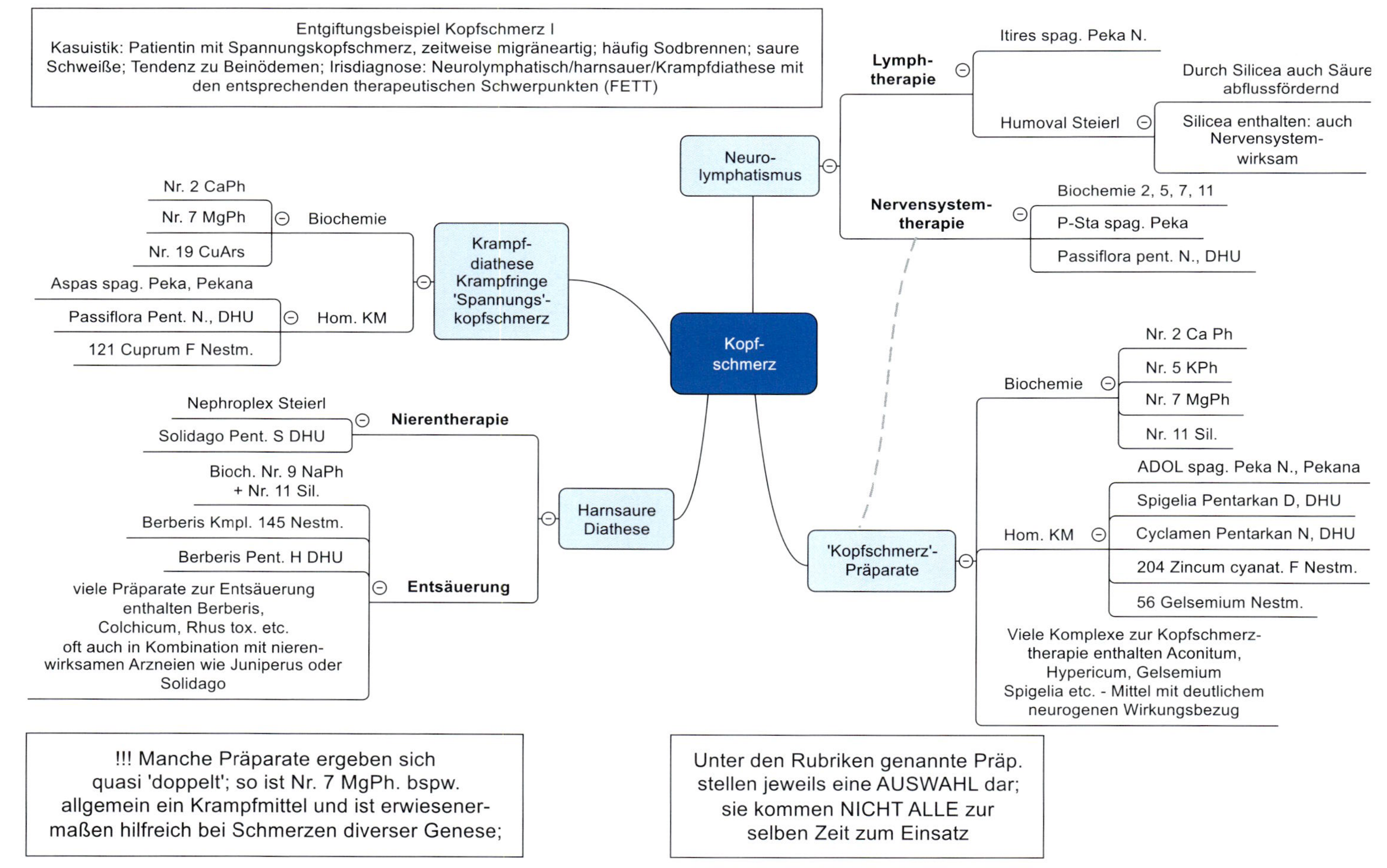


*Abb. 24: Entgiftungsbeispiel Kopfschmerz*

**Hormonelle Dysfunktion**

Zunächst ist in diesem Zusammenhang wichtig zu wissen, dass einerseits die Zufuhr von Hormonen selbst zu Belastungen des Organismus führen kann – andererseits aber auch Schadstoffe, die in den Organismus gelangt sind, die empfindlichen hormonellen Regelkreise stören können. Es ist an dieser Stelle nicht immer einfach, Ursachen und Auswirkungen voneinander zu trennen.

Auf diversen Wegen gelangen Hormone in unseren Organismus. Insbesondere sind hier die gängigen Hormontherapien, ob für oder gegen die Empfängnis verabreicht, zuoberst anzuführen. Auch der Konsum belasteten Fleisches oder zu vieler Milchprodukte und sogar unser mit entsprechenden Rückständen belastetes Trinkwasser gelten als Verursacher hormoneller Störungen im Organismus.

Vor allem unser „Chemielabor" die Leber ist in diesen Fällen zur Schwerstarbeit verurteilt. Bezeichnend ist, dass die aus naturheilkundlicher Sicht typischen „Lebersymptome" wie Kopfschmerzen oder gar Migräne häufig als Nebenwirkungen auf langen Beipackzetteln der Hormonpräparate aufgeführt sind. Da die Leber an der Verstoffwechselung der Hormone stark beteiligt ist, sollte sie bei jeder naturheilkundlich/homöopathischen Hormonregulation unbedingt in das Behandlungskonzept mit einbezogen werden oder sogar im Zentrum der Therapie stehen.

Häufig liegt bei Frauen eine Östrogendominanz bzw. ein zu niedriger Progesteronspiegel (Verhältnis von Östrogen – Progesteron) vor, die zu Symptomen wie dem prämenstruellen Syndrom mit Brustspannen, Weinerlichkeit, Empfindlichkeit, Ängstlichkeit vor der Periode, verkürzten zweiten Zyklusphasen, nicht erfüllter Kinderwunsch, Endometriose und anderen Schleimhautschwellungen etc. führen kann.

Liegt ein Verdacht auf hormonelle Störungen vor, sollten diese möglichst exakt diagnostiziert werden. Interessant sind diesbezüglich u. a. die Geschlechtshormone Östrogen, Progesteron, Testosteron, aber auch das Schleimhauthormon Estriol, die Schilddrüsenhormone sowie die Hormone der Nebenniere wie bspw. Cortison und DHEA, um nur einige zu nennen.

Bei jeglicher hormonellen Störung bildet die Therapie des Leber-Galle-Systems den therapeutischen Schwerpunkt. Zum Einsatz kommen daher häufig Präparate, die die Leberfunktion stärken aber auch Mittel, die eher den Galleaspekt ins Visier nehmen. Zudem muss meist die Ausleitung über die Nieren sowie die Toxinbindung im Darm durchgeführt werden. Entsprechende Therapeutika finden Sie in der Präparateliste. Bei entsprechender Symptomatik sollte mit der Regulation des Hormonsystems so bald als möglich begonnen werden.

Bei weiblichen Zyklusstörungen, insbesondere wenn eine Östrogendominanz vorliegt, wie dies häufig z. B. bei Endometriose oder Kinderwunsch vorkommt, ist das Präparat *Phyto L der Fa. Steierl* ein probates Arzneimittel. Es enthält neben leber-galle-wirksamem Chelidonium auch Agnus Castus und eignet sich daher exzellent zur Stabilisierung des *Progesteron*-Spiegels und somit auch zur Verlängerung der zweiten Zyklusphase*. Des Weiteren infrage kommen bei Progesteron-Mangel Agnus Castus D4, Agnus castus Urtinktur oder Tbl., Progesteronum D4, Alchemilla (Frauenmantel) Urtinktur oder Präparate in Tiefpotenzen. Einem erhöhten Östrogenspiegel kann mit Östrogenum in mittleren Potenzen und einer begleitenden Gabe eines Leber-Präparates entgegengewirkt werden.

Liegt hingegen ein erniedrigter Östrogenspiegel vor, kann diesem bspw. mit Östrogenum D4, Traubensilberkerzenpräparaten, Femi Loges oder Cimicifuga D4 begegnet werden. Bei der Auswahl von östrogenwirksamen Heilpflanzen muss therapeutisch deren mögliche proliferative Wirkung auf das Endometrium beachtet werden. Bei Endometriose sollten z. B. keine Traubensilberkerzenpräparate verordnet werden, wegen der proliferativen Wirkung. Femi Loges verfügt hingegen trotz Östrogenwirkung nicht über proliferative Eigenschaften.

* Ein verkürzter Zyklus durch erniedrigtes Progesteron kommt häufig bei Endometriose-Patientinnen oder Kinderwunsch vor – ist die zweite Phase verkürzt kann sich das befruchtete Ei nicht einnisten.

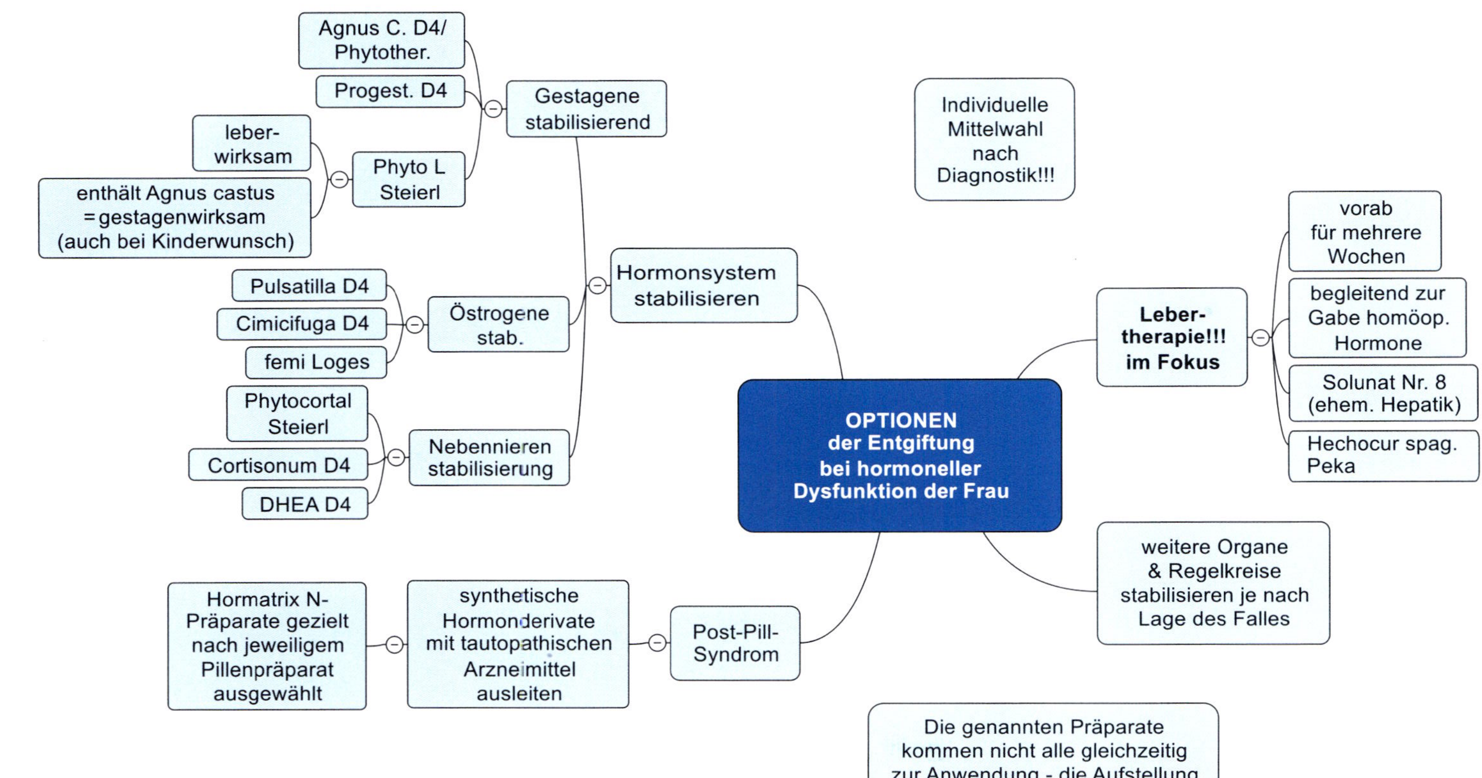


*Abb. 25: Optionen der Entgiftung bei hormoneller Dysfunktion der Frau*

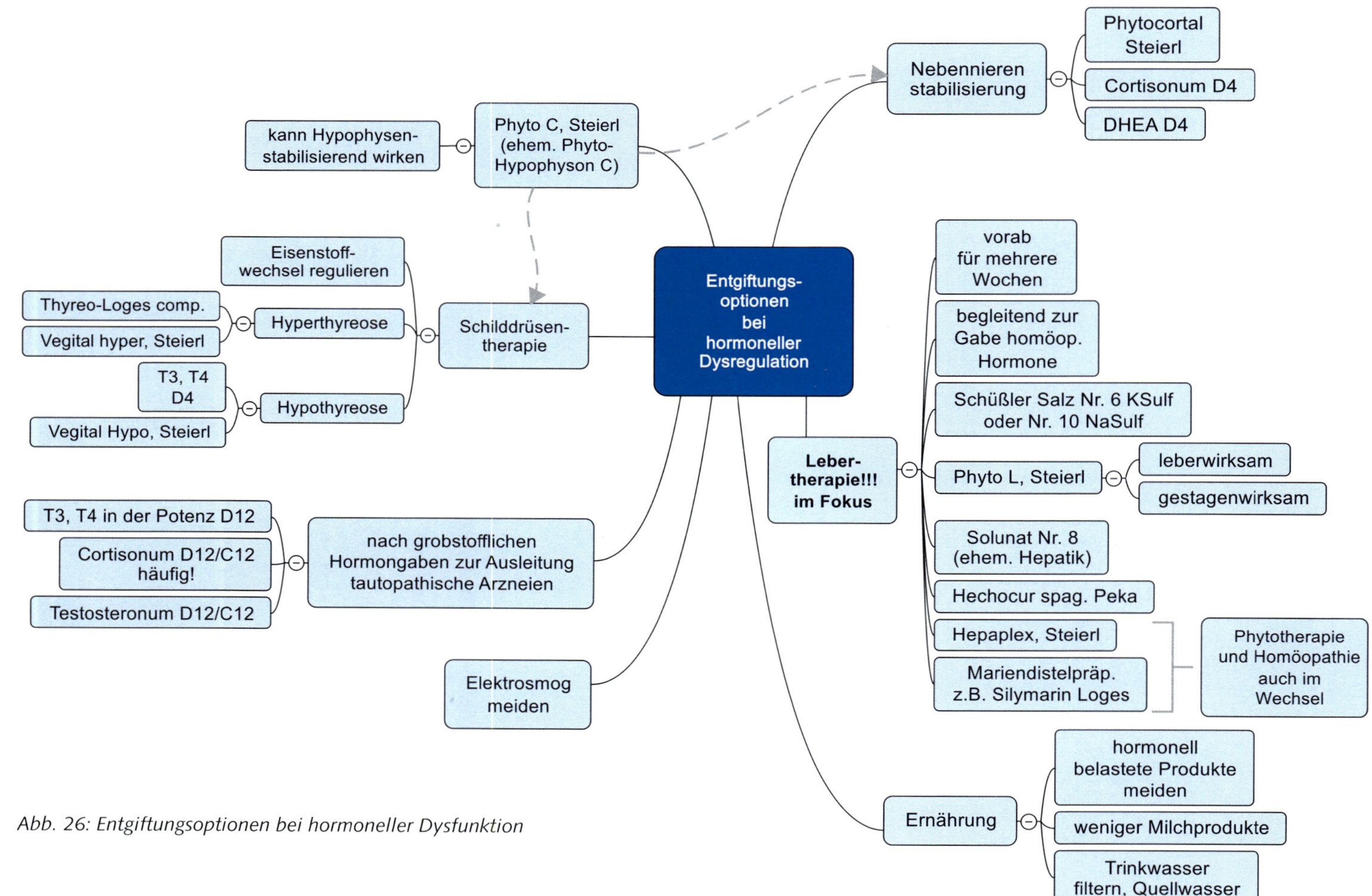


*Abb. 26: Entgiftungsoptionen bei hormoneller Dysfunktion*

### 4.2.6 Entgiftungsschwerpunkte & Therapieoptionen bei einzelnen Beschwerden

Im Folgenden werden einige Erkrankungen herausgegriffen, die in der Naturheilpraxis häufig anzutreffen sind. Die Aufzählung erhebt keinen Anspruch auf Vollständigkeit. Es werden therapeutische Hinweise gegeben z. B. zur Nebennierenstabilisierung, deren ausführliche Therapiebeschreibung in den entsprechenden Kapiteln nachzulesen ist. Darüber hinaus erfolgen Hinweise, wie die Entgiftung UND die Grunderkrankung in diesen Fällen optional mit Schüßler Salzen ERGÄNZT werden kann. Da die Therapie mit den biochemischen Heilmitteln nach Dr. Schüßler den Mineralienhaushalt grundlegend zu regulieren vermögen und damit auch zu einer grundlegenden Stabilisierung des Organismus beitragen, ist ihre ergänzende Anwendung auch und gerade bei einer Entgiftungskur häufig sehr sinnvoll. Gerade dann, wenn typische Antlitz-, oder Schleimhautzeichen auftreten, sollte nicht auf die Gabe der biochemischen Heilmittel verzichtet werden, da der Organismus mit ihnen ja gerade seinen dringenden Bedarf anzeigt. Erhält er die Salze nicht, kann er seine Entgiftungsleistung nur erschwert erbringen.

**Entgiftung adipöser Patienten**

Häufige Entgiftungsschwerpunkte

- Leber
- Pankreasstütze, häufig liegt enzymatische Schwäche und/oder Insulinresistenz vor; Therapie bspw. mit Digesto Hevert, Speciol spag. Peka und weiterer individueller Therapie
- Schwermetallbelastung prüfen! (häufig bildet das Fettgewebe einen Speicher/Puffer für Schwermetalle), so entlastet sich der Rest des Organismus
- Evtl. Aminosäure L-Carnithin, soll die Fettverbrennung anregen, Entgiftungsprozesse anregen und als Antioxidans wirken

Was darüber hinaus noch wichtig ist

- Bei inkretorischer Pankreasschwäche: Diabetesrisiko prüfen; unterstützend: Glureg spag. Peka
- Häufig bei Bindegewebsschwäche (schwammiges Gewebe): Milzstabilisierung nötig z. B. Ailgeno spag. Peka
- Hormonregulation nach Hormonstatus oftmals liegt ein Östrogenüberschuss vor, der mit höheren Potenzen Östrogenum D12 therapiert werden kann; Schilddrüsentherapie z. B. T3/T4 in D4 bei homöopathischer Hormontherapie immer begleitend die Leber mit therapieren

Therapieoptionen mit Schüßler Salzen

- Nr. 1 Calcium Fluoratum; fördert Elastizität und Spannkraft der Gewebe; strafft das Bindegewebe; bei Überdehnungen und Schwangerschaftsstreifen – auch als Salbe oder Lotion
- Nr. 9 Natrium Phosphoricum: Gallensäuren, Fettverdauung, Säurehaushalt regulierend (hält Säuren in Lösung) & Nr. 11 Silicea fördert deren Abtransport
- Nr. 10 Natrium Sulfuricum als Pankreasstütze, hilft bei der Ausscheidung – bei Ödemneigung – wurde von Schüßler selbst bei Diabetes eingesetzt

**Entgiftung bei Allergikern**

Häufige Entgiftungsschwerpunkte

- Leber (meist bei allergischem Asthma)
- Darm (häufig bei Heuschnupfen: allg. Schleimhautbelastung) Vorsicht: überlastete Organe nicht zusätzlich belasten. Diagnostik.

Was darüber hinaus noch wichtig ist

- Vor der Verordnung Präparate auf Allergenpotenzial prüfen/testen – nur verträgliche Präparate verordnen – Vorsicht ist hier bspw. mit Rhus tox. oder Apis mel. in tieferen Potenzen geboten, auch wenn es in Komplexpräparaten enthalten ist
- Nicht während einer schulmed. Desensibilisierung entgiften
- Auf Präparate, die die Sekretion von Häuten und Schleimhäuten zusätzlich anregen, sollte verzichtet werden
- Begleitend zur Entgiftung kann die Gabe eines Antiallergikums notwendig sein. Als komplexhomöopathische Präparate hierfür kommen infrage: AllergoLoges, Antimonium-arsenicosum-M-Komplex Hanosan, Heuschnupfenmittel DHU, DEAS spag. Peka, Proal spag. Peka, als homöopathisches Präparat kommt ergänzend infrage: Histaminium D12
- Einzelmittelhomöopathie nach individueller Mittelwahl, häufig psorische Arzneien indiziert – wenn nach Impfung aufgetreten: Thuja, bzw. andere sykotische Arzneien

Therapieoptionen mit Schüßler Salzen

- Nr. 2 Calcium Phosphoricum D6 – Das Calciumsalz kann zur Stabilisierung der Schleimhäute beitragen; es wirkt stärkend auf die Nieren/Nebennierenfunktion; ist bei der Rekonvaleszenz förderlich; Blutbildung im roten Knochenmark
- Nr. 4 Kalium Chloratum – bei geröteter Bindehaut: bzw. sehr festsitzendem Schnupfen oder weißlichem Schnupfen
- Nr. 6 Kalium Sulfuricum D6 – Lebertherapeutikum, wenn Schleimhauterkrankungen in der dritten/chronischen Phase sind und gelblich-ockerfarbene Sekrete abgesondert werden
- Nr. 8 Natrium Chloratum – bei Heuschnupfen mit laufender Nase, tränenden Augen, wässrigen Sekreten, viel Niesen
- Nr. 10 Natrium Sulfuricum D6 – wirkt u.a. auch auf die Pankreas und deren Verdauungsleistung; kann bei Nahrungsmittelintoleranzen hilfreich sein

**Entgiftung bei Durchblutungsstörungen und Kreislaufschwäche**

Entgiftungsschwerpunkt

- keiner

Was in diesen Fällen wichtig ist

- zusätzlich zur Herzstütze: Milzstütze („die Milz vermag das Herz zu stützen und zu schützen")
- bei Hypotonie: Durchblutung unbedingt verbessern z.B. Co-Hypot spag. Peka falls ursächlich Nebennierenschwäche, ist diese mit zu therapieren
- venöse Stasen therapieren; venöse Durchblutung verbessernd können wirken: Clauparest spag. Peka N, Vestabil spag. Peka
- evtl. venenwirksame Präparate im täglichen Wechsel mit Lymphpräparaten verordnen.

**Entgiftung bei rheumatischen Beschwerden**
Entgiftungsschwerpunkt
- Nieren
- Entsäuerung
- Leber

Was in diesen Fällen wichtig ist
- Schmerztherapie/Entsäuerungstherapie z. B. mit Mundipur spag. Peka N., Nierentherapie – siehe Präparateliste
- Entzündungsaspekt mittherapieren z. B. mit Opsonat spag. Peka, Solunat Nr. 4 (ehem. Cerebretik)
- Zur Durchwärmung/Durchblutung des Organismus: z. B. Arnica D/C 12, Ferrum metallicum (check: Eisenmangel, Eisenstoffwechsel?)
- Bei hormonellem Bezug (was nicht selten ist): Hormonregulation – je nach Lage: Phyto L Steierl zur Zyklusverlängerung mit Tendenz zur Progesteronschwäche, Phytocortal Steierl zur Nebennierenstärkung, Lebertherapie siehe Präparateliste
- Bei Fibromyalgie„diagnose", die oft „Hilfsdiagnose" ist, Ursachenforschung (check: hormoneller Bezug s. o., allergische Neigung? Mastzellenaktivierung? Leaky Gut? Eisenhaushalt? Etc.)

Therapieoptionen mit Schüßler Salzen
- Nr. 3 Ferrum Phosphoricum – Eisenstoffwechsel, Eisenversorgung des Blutes und der Muskulatur, stärkt die Durchblutung, durchwärmt
- Nr. 6 Kalium Sulfuricum – Leberbezug, drittes Stadium von Entzündungen, Chronizität, rheumatische, wandernde Schmerzen – heute tut es hier, morgen dort weh, Bedarf nach frischer Luft/Sauerstoff – chronisches „Pulsatilla"
- Nr. 9 Natrium Phosphoricum – Entsäuerungstherapie – idealerweise in Kombination mit
- Nr. 11 Silicea D12 zur Ausleitung der Schlacken – (auch Eiter) aus dem Bindegewebe; bei Kältegefühlen und mangelnder Durchwärmung

**Entgiftung bei Sportlern**
Entgiftungsschwerpunkt
- Leber
- Nieren
- Entsäuerungstherapie
- Muskelfunktion stärken – Milztherapie

Was in diesen Fällen wichtig ist

- Vitamin-, und Mineralienhaushalt (Eisen, Vitamin C, Magnesium, Coenzym Q10 etc.)
- Herzstabilisierung: Aurum met., Hypericum, Crataegus; Komplexpräparate: Cor Loges, Solunat Nr. 5 (ehem Cordiak) und/oder Solunat Nr. 17 (ehem. Sanguisol)
- Arterielle Durchblutung fördern: Arnica D10
- Venöse Durchblutung fördern: Clauparest spag. Peka N, Vestabil spag. Peka; Aesculus Pentarkan D, DHU
- Milzpflege: Ailgeno spag. Peka, Ceanothus americ. D10/12 (Milzvergrößerung – hom. Arzneimittelbild prüfen)
- Nebennierenstabilisierung z. B. mit Phytocortal Steierl, Cortisonum D4, DHEA D4
- Hormonregulation Grundlagentherapie mit Leberstütze
- Erholung, Schlaf, Ordnungstherapie

Therapieoptionen mit Schüßler Salzen

- Nr. 1 Calcium Fluoratum: zur Stärkung des Halte-, und Bandapparates, Stärkung des Gelenkknorpels, stabilisiert die Knochenhaut; gibt Geweben gleichzeitig Festigkeit und Elastizität (flexible Festigkeit)
- Nr. 2 Calcium Phosphoricum: zur grundlegenden Stärkung und für den Aufbau der Knochen, für den Blutaufbau, die Entspannung, Regeneration nach der Anstrengung
- Nr. 3 Ferrum Phosphoricum – Eisenstoffwechsel, Eisenversorgung des Blutes und der Muskulatur, Durchblutung, idealerweise in Kombination mit Kalium Sulfuricum D6 zur Sauerstoffversorgung der Gewebe; das ARNICA der Biochemie
- Nr. 5 Kalium Phosphoricum: Energiehaushalt, erhöht die nervliche Belastbarkeit, bei Nervosität und Unruhe z. B. zur Wettkampfvorbereitung (nicht direkt abends oder zur Nacht – kann dann eingenommen eher zur Wachheit beitragen – bei Schlafstörungen Einnahme tagsüber); bei übermüdeter, überanstrengter Muskulatur: bei der sog. „lähmigen Schwäche"
- Nr. 7 Magnesium Phosphoricum: Nervensystem, Vegetativum, Muskulatur entspannend, bei Krampfneigung, Ruhe und Schlaf fördernd
- Nr. 9 Natrium Phosphoricum – Entsäuerungstherapie, Muskelkater (dann Nr. 3 mit Nr. 9 kombinieren –Kombination mit Silicea D12 zur Ausleitung der Schlackenstoffen, auch Eiter aus dem Bindegewebe, Förderung der Elastizität (dann auch in Kombination mit Nr. 1 Calcium Fluoratum)

**Entgiftung bei Darmerkrankungen**

Entgiftungsschwerpunkt

- Individuell festlegen
- Verdauungsdrüsen wie Leber, Pankreas, aber auch Milz (Nahrungsmittelintoleranzen) mitberücksichtigen

Was darüber hinaus noch wichtig ist

- Darmstütze: Toxinbindung im Darm (Flohsamenschalen, Chlorella-Alge, Heilerden, Zeolith, Darmmilieu sanieren (nach Diagnostik)
- Entzündlichkeiten therapieren – bspw. Solunat Nr. 20 (ehem. Stomachik II ) bei Ulcera, chron. entzündlichen Magen-Darmerkrankungen
- Bspw. bei Histaminintoleranz: DAO – Diaminooxidase substituieren, hom. Histaminium in mittleren und höheren Potenzen, Heilerde imutox (Luvos) zur Bindung des Histamins
- Bei Nahrungsmittelintoleranzen, Resorptionsstörungen und hohem Einsatz von „Ersatznahrung": evtl. Mangelerscheinungen im Blick behalten: B-Vitamine etc. – gerade bei glutenfreier Ernährung

Therapieoptionen mit Schüßler Salzen

- Nr. 3 Ferrum Phosphoricum – Entzündung; hellrote Blutbeimengungen im Stuhl (weitere diff.diagn. Abklärung!)
- Nr. 5 Kalium Phosphoricum: wässrige, sehr übel riechende Diarrhoe, Fäulniszustände des Darmes, nervöse Diarrhoe
- Nr. 7 Magnesium Phosphoricum: krampfhafter Durchfall, krampfartige Bauchbeschwerden, entspannend
- Nr. 8 Natrium Chloratum: wässrig-schleimiger Durchfall oder kötelartige, sehr trockene Obstipation – auch abwechselnd auftretend
- Nr. 9 Natrium Phosphoricum: saure Diarrhoe – auch krampfartig
- Nr. 10 Natrium Sulfuricum: grünlich-gelber Durchfall mit Rumpeln, Kollern im Bauch

**Entgiftung bei Hauterkrankungen**

Häufiger Entgiftungsschwerpunkt

- Darmtherapie: Toxinbindung, Darmmilieu sanieren
- Lebertherapie
- Vorsicht mit Hochpotenzen der klassischen Homöopathie – besser vorsichtig mit LM-Potenzen oder mittleren C-Potenzen therapieren

Was darüber hinaus noch wichtig ist

- Nicht über die erkrankte Haut ausleiten
- Begleitend zur Entgiftung Hautbarriere stützen, Therapeutika für die Haut mit einbauen: bspw. Cutro spag. Peka, Pekana

Therapieoptionen mit Schüßler Salzen

- Nr. 1 Calcium Fluoratum bei schwieliger- verhornter Haut, (und dadurch rissiger Haut) auch schuppiger Haut
- Nr. 3 Ferrum Phosphoricum bei entzündeten, geröteten Hautunreinheiten
- Nr. 6 Kalium Sulfuricum bei Akne mit gelben Pickeln und/oder gelblich-ockerfarbenen Verkrustungen – auch und gerade wenn diese in Zeiten hormoneller Umstellung wie Pubertät, oder den Wechseljahren auftreten und/oder bei langwierig-chronischen Hauterkrankungen mit Juckreiz
- Nr. 7 Magnesium Phosphoricum: bei juckender Haut
- Nr. 8 Natrium Chloratum: bei sehr trockener Haut, Hauptmittel – auch bei schuppiger Haut
- Nr. 9 Natrium Phosphoricum bei sehr fettiger Haut, v. a. an Stirn, Nase und Kinn und gelben Mitessern
- Nr. 11 Silicea bei dünner, pergamentartiger, empfindlicher Haut (Allgemein sei diesbezügl. die Antlitzdiagnostik angeraten)

**Entgiftung bei psychischer Überlagerung**

Häufige Entgiftungsschwerpunkte*

- Leber-Galle-System (Wut, Ärger, depressive Beschwerden) – Präparate siehe Präparateliste
- Nierenstabilisierung (Angst, Erschöpfung)

Was darüber hinaus noch wichtig ist

- Entspannung fördern: ein verspannter Organismus entgiftet nicht gut; die Verspannung kann umgekehrt durch verschlacktes, übersäuertes Gewebe verstärkt werden – Entsäuerungstherapie siehe Präparateliste
- Begleitend zur Entgiftung Heilmittel zur psychischen Stabilisation einsetzen z. B. P-Sta spag. Peka, Neureg spag. Peka (anregend, bei Schwächezuständen, Ginseng enthalten), Solunat Nr. 4 (ehem. Cerebretik, Silbersolunat), beruhigend, entzündungshemmend, schlaffördernd
- Milztherapie – stärkt auch die „psychische" Mitte, wenn der Pat. viel grübelt, sich zu viele Gedanken macht oder nervös ist: Ailgeno spag. Peka
- Das Herz und dessen Funktionskreis stabilisieren (TCM Herz-, Pericardmeridian); Als Präparate kommen infrage: klassisch homöopathisch: Aurum met., Hypericum, Crataegus; Komplexpräparate: Cor Loges, Solunat Nr. 5 (ehem Cordiak) und/oder Solunat Nr. 17 (ehem. Sanguisol)
- Hormonsystem regulieren (je nach Diagnostik kommen häufig infrage: Progesteron D4, Östrogen D4, Schilddrüsencheck: evtl. T3/T4 D4 oder Kalium Jodatum D6/12, Cortisonum D4 u. a.), B-Vitamine
- Vitamin-, und Mineralienhaushalt kontrollieren/therapieren. Insbesondere wichtig: B-Vitamine, Eisen, Vitamin D, Coenzym Q10, Magnesium
- Ärztlich verordnete Psychopharmaka nicht einfach absetzen – in Absprache mit dem behandelnden Arzt evtl. Reduktion - Fallabhängig

* Bzw. benötigen diese Organe oftmals eine Stabilisierungstherapie VOR der eigentlichen Entgiftung.

Therapieoptionen mit Schüßler Salzen

- Nr. 3 Ferrum Phosphoricum, wenn psychische Beschwerden mit einem gestörten Eisenstoffwechsel oder gar e. Eisenmangel vergesellschaftet sind oder davon mit verursacht sind: DAS BLUT NÄHRT DIE NERVEN.
- Nr. 5 Kalium Phosphoricum D6 für das Nervensystem; bei depressiver Verstimmung, nervöser Erschöpfung, Neurasthenie, Ängstlichkeit, Schreckhaftigkeit, nervöses Herz
- Nr. 6 Kalium Sulfuricum D6 für den Leberstoffwechsel
- Nr. 7 Magnesium Phosphoricum D6 für Nervensystem, Hormonsystem; Rhythmusgeber der Zellfunktion; hilft morgens wach zu werden und abends zur Ruhe zu finden (Vegetativ regulierend); entspannend – bei Krampfneigung und spannungsbedingten Schmerzen
- Nr. 8 Natrium Chloratum - unterstützend bei der Zellneubildung auch von Nervenzellen; wird bei Traurigkeit, Weinerlichkeit, depressivem Gemüt eingesetzt; (mit dem Homöop. Sepia sehr verwandt)
- die Salze Nr. 5 Kalium Phosphoricum und Nr. 8 Natrium Chloratum werden laut Hickethier oft zusammen benötigt, da sie sich in ihrer Wirkung auf das Nervensystem ideal ergänzen
- Nr. 9 Natrium Sulfuricum D6 für Leber, Nieren, Darm; Stoffwechseltherapeutikum; wird häufig zur Entschlackung benötigt;
- Nr. 11 Silicea: bei Konzentrationsschwäche aufgrund von Überarbeitung und Erschöpfung, wenn die „Nerven blank liegen“, man sehr geräusch-, und lichtempfindlich ist
- Nr. 14 Kalium bromatum – Ergänzungssalz; Schlafstörungen, beruhigend, bei Kopfschmerzen und Neuralgien, Nervosität;

### 4.2.7 Entgiftung SPEZIAL: Kasuistiken

Im Folgenden werden in schematischer Darstellung verschiedene Beschwerdebilder resp. echte Kasuistiken mit ihren unterschiedlichen Therapieoptionen vorgestellt.

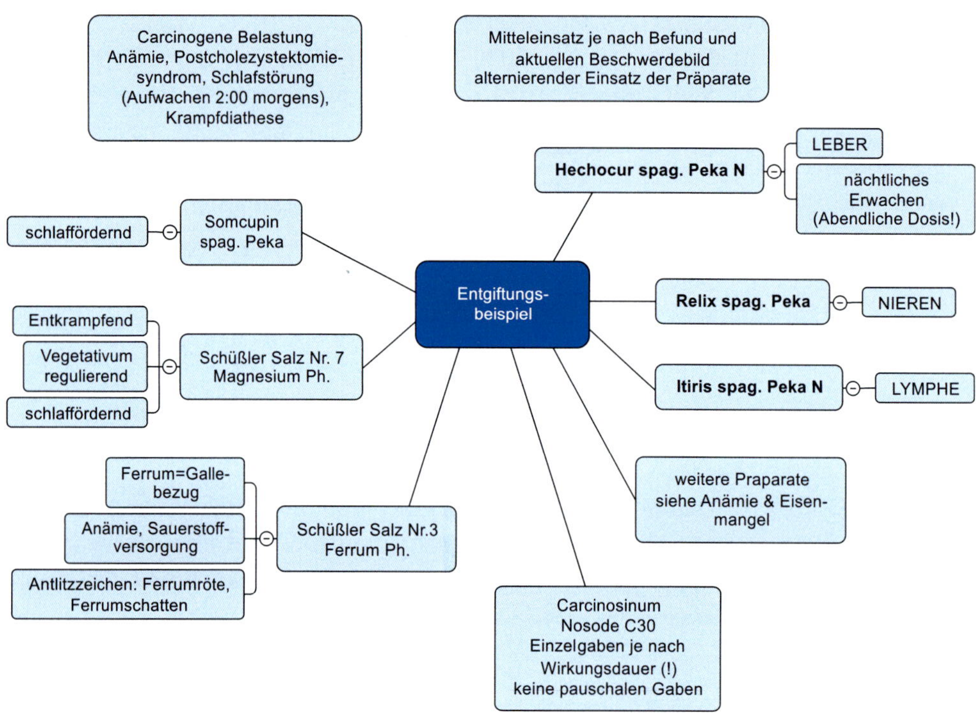


*Abb. 27: Entgiftungsbeispiel carcinogene Belastung*

In diesem Fall wurde der Schwerpunkt bei der Dosierung auf die Leber-Galle-Therapie gesetzt – Hechocur höher dosiert v. a. abends und zur Nacht zur gezielten Lebertherapie. Das Schüßler Salz Nr. 3 Ferrum Phosphoricum mit seinem Bezug zur Galle wurde ebenfalls zum therapeutischen Schwerpunkt, da die Patienten über Postcholezystektomie-Bescherden klagte, außerdem Blutspenderin war und die Blutwerte stabilisiert werden mussten.

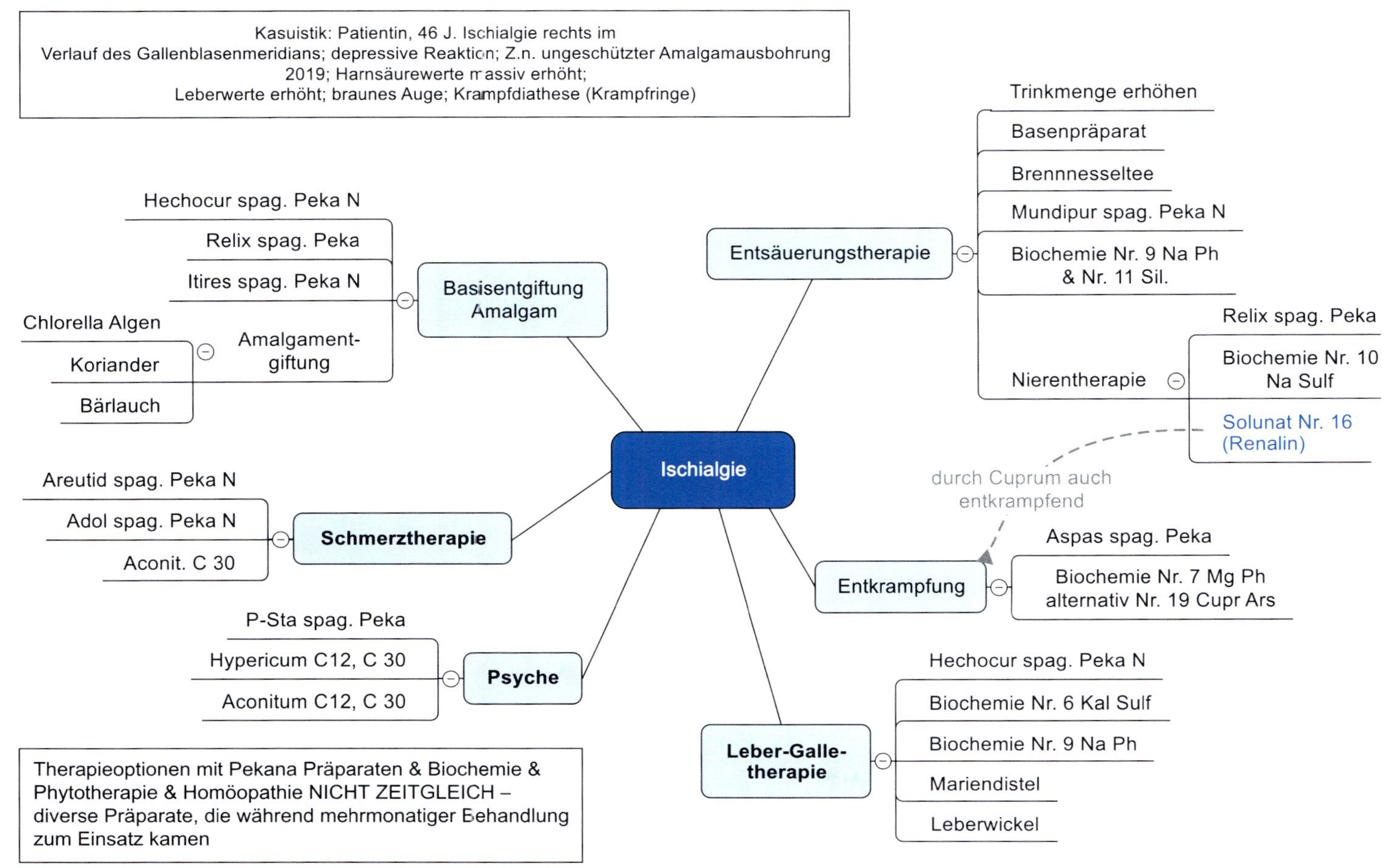


*Abb. 28: Entgiftungsbeispiel Ischialgie*

# 5. Anhang

## 5.1 Präparate – Übersichten

**Allgemeine Hinweise zur Präparateverordnung**
Es werden im Folgenden therapeutische Optionen sowohl für die Vorbereitung als auch für die effektive Durchführung einer Entgiftungskur vorgestellt. Es ist sicherlich nicht in jedem Falle ganz einfach zu entscheiden, WO man als Therapeut den Hebel jeweils ansetzen sollte.

In diesem Sinne mögen die im folgenden dargelegten Ausführungen sowie die Grafiken mit den genannten therapeutischen Optionen auf den vorigen Seiten nicht als feste Regeln, sondern vielmehr als **therapeutische Handlungsoptionen** verstanden werden.

Die folgenden Übersichten stellen OPTIONEN dar, aus denen Therapeuten diejenigen Mittel auswählen, die sie für den Fall als passende gewählt haben; Keinesfalls sollten ALLE Präparate gleichzeitig verordnet werden.

Die Verabreichung der genannten Präparate sollte jeweils abhängig von der **Konstitution des Kranken, eventuellen Vorerkrankungen, dem miasmatischen Befund sowie dem Therapieverlauf etc. jeweils ganz individuell** erfolgen. Dieser Grundsatz gilt sowohl für die Arzneimittelgaben an sich (Pausen, Gabenintervalle, Wechselgabe) als auch für die Dosierungen und für die Art der Applikation. Die folgende Tabelle gibt einen Überblick über verschiedene Möglichkeiten der Applikation.

### 5.1.1 Präparate – Dosierungen – Übersicht

| Komplexhomöopathie/Spagyrische Komplexpräparate Optionen | |
|---|---|
| **Darreichungsform** | **Tropfen/Globuli/Tabletten** |
| **Gabenintervalle** | Stündlich<br>Täglich<br>Zweitägig<br>2 mal wöchentlich |
| **Applikationsart** | • Direkte orale Gabe<br>• Mittel verdünnt in Wasser/Tee zur oralen Einnahme |
| **Gabengröße/Dosis** | • Nach individueller Toleranz<br>• Nach Herstellerangaben<br><br>Tropfen:<br>• von 1 gtt. – 25 gtt./Dosis<br>• Tropfengabe auch in Verdünnung möglich: Von 5 gtt. in ¼ l. Wasser über den Tag verteilt bis 60 gtt. In ½ l.Wasser über den Tag verteilt<br><br>Tabletten:<br>• Von 1–6 Tbl./täglich<br>• evtl. in Wasser gelöst, besser: direkt im Mund zergehen lassen |
| **Wechselgabe** | Ist die Verabreichung mehrerer Präparate indiziert (z. B. aus konstitutionellen Gründen oder wg. diverser Vorerkrankungen), kann bspw. Präparat EINS Montag, Mittwoch und Freitag verabreicht werden, Präparat ZWEI Dienstags, Donnerstags und Samstags |
| **Schüßler Salze** | |
| **Darreichungsformen** | Tabletten/Globuli/Tropfen/Salben/Lotionen |
| **Gabengröße/Dosis** | Einzelgabe: 1 Tabl./5 Glob./5 gtt./1 Salbenstrang ca. 1–1,5 cm |
| **Gabenhäufigkeit** | 1 bis max. 6 mal täglich eine Gabe;<br>auch zweitägig/im Wechsel bei längerfristiger Einnahme |
| **Hinweis** | Bei sehr empfindsamen Naturen:<br>Salbengabe (Salben sind Präparate in D4 sowie über die Salbengrundlage nochmals verdünnt; daher mildere Wirkung) |

*Tab. 31: Komplexhomöopathie/Spagyrische Komplexpräparate Optionen*

### 5.1.2 Präparate für die Leber

| Homöopathische Komplexpräparate | Zusammensetzung |
|---|---|
| **Berberis N Komplex, Hanosan** | Berberis D2<br>Chelidonium majus D2<br>Dolichos pruriens D2<br>Podophyllum D4 |
| **Carduus marianus Pentarkan H, DHU** | Carduus marianus Urt.<br>Aurum chloratum natronatum D4<br>Quassia amara Urt. |
| **HanoHepan, Hanosan** | Carduus marianus D1<br>Chelidonium majus D1<br>Colocynthis D3<br>Taraxacum officinale D1 |
| **Hechocur spag. Peka N.** | Taraxacum officinale spag. Peka D8<br>Cynara scolymus D8<br>Peumus boldus spag. Peka D6<br>Mandragora e radice spag. Peka D12<br>Chionanthus virginicus D2<br>Lycopodium clavatum D4<br>Phosphorus D10<br>Iberis amara D6<br><br>Neben bekannten leberwirksamen homöopathische Arzneien ist in dieser Rezeptur Phosphorus enthalten – dieser ist entsprechend dem Arzneimittelbild ebenfalls bei Lebererkrankungen angezeigt und eine wichtige Arznei bei Erschöpfungszuständen. Außerdem ist die Leber eines der phosphorreichsten Organe. |
| **HepaLoges, Injektionslösung** | Taraxacum D4<br>Quassia amara D6<br>Lycopodium D4<br>Myrica cerifera D5<br>Chelidonium D8 |
| **Hepaplex, Steierl** | Berberis vulgaris D3<br>Chelidonium majus D4<br>Silybum marianum D1<br>Veronica virginica (Leptandra) D4<br>Stannum metallicum D10 |

*Tab. 32: Präparate für die Leber*

| Homöopathische Komplexpräparate | Zusammensetzung |
|---|---|
| **Lycopodium-N-Komplex, Hanosan** | Bryonia Urt.<br>Carduus marianus Urt.<br>Chelidonium majus D4<br>Dolichos pruriens Urt.<br>Hepar sulfuris D8<br>Leptandra Urt.<br>Lycopodium clavatum Urt.<br><br>Dieses Präparat hat außer der Leber-Galle-Wirkung entsprechend der homöopathischen Arzneimittelbilder ebenso Wirkung auf entzündliche Vorgänge im Magen-Darm-Bereich sowie auf leberbedingten Pruritus (vgl. Hanosan, S. 172). |
| **Metaheptachol N, Meta Fackler** | Berberis D2<br>Carduus marianus Urt.<br>Chelidonium D6<br>Flor de piedra D6<br>Picrasma excelsa, Quassia amara D2<br>Stannum metallicaum D8<br><br>Berberis wirkt auf den Leber & Galle-Bereich, außerdem hat es entsäuernde Wirkung & einen Nierenbezug |
| **Metahepat Injektionslösung, Meta Fackler** | Berberis D3<br>Carduus marianus D3<br>Chelidonium D3<br>Fel tauri depuratum D3<br>Flor de piedra D3<br>Phosphorus D12<br>Picrasma excelsa, Quassia amara D4<br>Stannum metallicaum D12<br><br>Neben bekannten leberwirksamen homöopathische Arzneien ist in dieser Rezeptur Phosphorus enthalten – dieser ist entsprechend dem Arzneimittelbild ebenfalls bei Lebererkrankungen angezeigt und eine wichtige Arznei bei Erschöpfungszuständen; Phosphorus ist physiologisch in der Leber enthalten. |

*Tab. 32: Präparate für die Leber (Fortsetzung)*

| Homöopathische Komplexpräparate | Zusammensetzung |
|---|---|
| **SOLUNAT Nr. 8 (ehemals Nr. 8 Hepatik)** | Spagyrische Komplextinktur durch Extraktion von:<br>• Ackergauchheilkraut<br>• Aloe<br>• Bitterholz<br>• Leberblümchenkraut<br>• Löwenzahnkraut mit -wurzel<br>• Mariendistelfrüchte<br>• Odermennigkraut<br>• Wegwartenkraut<br>• Wegwartenwurzel<br>im Extraktionsmedium bestehend aus:<br>Destillat aus wässrig-ethanolischem Mazerationsrückstand des Vorzyklus und gereinigtem Wasser; Schöllkraut und -wurzel D4 aus spagyrischer Urtinktur nach Bernus; Zinkacetat, Ethanol 96 % |
| **Schüßler Salz** | **Wirkungsbezug** |
| **Nr. 3 Ferrum Phosphoricum** | Eisensalz, Gallebezug, Entzündungsneigung |
| **Nr. 6 Kalium Sulfuricum** | Leberstoffwechsel, Leberentgiftung, Leberstörungen mit Hautbezug und ockerfarbene Schuppungen |
| **Nr. 9 Natrium Phosphoricum** | Gallensäuren, Fettverdauung, Krampfneigung, säurebedingt |
| **Nr. 10 Natrium Sulfuricum** | Leber, Darm, Pankreas, Nieren – stoffwechselaktivierend, entschlackend |

*Tab. 32: Präparate für die Leber (Fortsetzung)*

### 5.1.3 Präparate für den Magen

| Homöopathische Komplexpräparate | Zusammensetzung |
|---|---|
| **Gastroplex Steierl** | Chamomilla D2,<br>Mezereum D4<br>Hydrastis Canadensis D4<br>Condurango D3 |
| **Asto spag. Peka** | Natrium phosphoricum D4<br>Robinia pseudoacacia spag. Peka D6<br>Colocynthis D4<br>Belladonna spag. Peka D4<br>Antimonium crudum D8<br>Nux vomica D4<br>Achillea millefolium Urt.<br>Colchicum autumnale D6<br><br>Die Mittelwirkung zielt auf die Stärkung der Grundfunktion des Magens; reguliert Säurefunktion des Magens |
| **Schüßler Salz** | **Wirkungsbezug** |
| **Nr. 1 Calcium Fluoratum** | Magenstärkend über die Stärkung der bindegewebigen Struktur; Mittel der MITTE |
| **Nr. 3 Ferrum Phosphoricum** | Magenstärkend über die Stärkung der Magenmuskulatur; darüber direkte Stabilisierung der VerdauungsLEISTUNG |
| **Nr. 4 Kalium Chloratum** | Die Fettverdauung anregend; Schleimhaut |
| **Nr. 9 Natrium Phosphoricum** | Säureregulation. Bei Übersäuerungstendenz. Reguliert die Verseifung der Gallesäuren |
| **Nr. 11 Silicea** | Verbesserung der Nutrition |

*Tab. 33: Präparate für den Magen*

### 5.1.4 Präparate für die Nieren

| Homöopathische Komplexpräparate | Zusammensetzung |
|---|---|
| **Metasolitharis,** M. Fackler | Anguilla anguilla e sero rec. D6<br>Lespedeza capitata ex herba rec. D4<br>Lytta vesicatoria D6<br>Ononis spinosa D4<br>Solidago virgaurea D4<br><br>In Österreich und Italien Zusammensetzung identisch, aber Ononis und Solidago D2 (vgl. Arzneimittelprogramm, Stand 04/2015 S. 78) |
| **Nephroplex,** Steierl | Apocynum cannabinum D4<br>Equisetum arvense D2<br>Solidago virgauerea D1 |
| **Relix spag. Peka** | Berberis vulgaris spag. Peka D3<br>Acidum benzoicum e resina D4<br>Dactylopius coccus spag. Peka (Coccus cacti) Urt.<br>Solidago virgaurea Urt.<br>Capsella bursa pastoris spag. Peka Urt.<br>Acidum nitricum D4<br>Apis mellifica D4<br>Colchicum autumnale D12 |
| **Solidago Pentarkan S,** DHU | Solidago Virgaurea Urt.<br>Ononis spinosa Urt.<br>Equisetum hiemale Urt.<br>Petrosileum D1<br><br>Dieses Arzneimittel verfügt über eine Zulassung mit der Indikation: „Behandlung von Wasseransammlungen infolge von Nieren- und Harnwegserkrankungen." |

▶

*Tab. 34: Präparate für die Nieren*

| Homöopathische Komplexpräparate | Zusammensetzung |
|---|---|
| **SOLUNAT Nr. 16 (ehemals Nr. 16 Renalin)** | Spagyrische Komplextinktur durch Extraktion von:<br>• Bärentraubenblätter<br>• Birkenblätter<br>• Goldrutenkraut, echtes<br>• Hauhechelkraut<br>• Hauhechelwurzel<br>• Hirtentäschelkraut<br>• Petersilienfrüchte<br>• Petersilienwurzel<br>• Queckenwurzelstock<br>• Schachtelhalmkraut<br><br>im Extraktionsmedium bestehend aus:<br>Destillat aus wässrig-ethanolischem Mazerationsrückstand des Vorzyklus und gereinigtem Wasser; Besenginsterblüten-Kupferlösung D1 als spagyrische Urtinktur nach Bernus; Ethanol 96 % |
| **Schüßler Salze** | **Wirkungsbezug** |
| **Nr. 2 Calcium Phosphoricum** | Nierenenergie grundsätzlich – Urspüngliches Qi – Blutbildung im Knochenmark |
| **Nr. 8 Natrium Chloratum** | Flüssigkeitshaushalt regulierend |
| **Nr. 10 Natrium Sulfuricum** | Stoffwechselanregend Entwässerung – Nierenbezug |

*Tab. 31: Präparate für die Nieren (Fortsetzung)*

### 5.1.5 Präparate zur Entsäuerung

| Homöopathische Komplexpräparate | Zusammensetzung |
|---|---|
| **Berberis Pentarkan H, DHU** | Berberis Urt.<br>Lycopodium clavatum D2<br>Urtica,Urt. |
| **Berberis N Komplex Hanosan** | Berberis D2<br>Chelidonium majus D2<br>Dolichos pruriens D2<br>Podophyllum D4 |
| **Mundipur spag Peka N, Pekana** | Colchicum autumnale D12<br>Berberis vulgaris spag. Peka D6<br>Bryonia cretica spag. Peka D4<br>Phytolacca americana D4<br>Harpagophytum procumbens D12<br>Ledum palustre D6<br>Cynara scolymus D8<br>Natrium carbonicum D4<br>Dieses Mittel zeigt in der Zusammensetzung gemäß der hom. Arzneimittelbilder einen Bezug zur harnsauren Diathese mit dessen rheumatischen Beschwerden. |
| **Schüßler Salze** | **Wirkungsbezug** |
| **Nr. 9 Natrium Ph.** | Entsäuerung – hält Säuren in Lösung |
| **Nr. 11 Silicea** | hilft, über die Aktivierung des Bindegewebes Säuren auszuscheiden |
| **Nr. 23 Natrium bic.** | stoffwechselaktivierend, unterstützt die Ausscheidung harnpflichtiger Substanzen, entsäuernd |
| Darüber hinaus können eingesetzt werden | Basenpräparate kurzzeitig |

*Tab. 35: Präparate zur Entsäuerung*

### 5.1.6 Präparate für die Lymphe

| Homöopathische Komplexpräparate | Zusammensetzung |
|---|---|
| **Humoval, Steierl** | Cistus canadensis D6<br>Acidum silicicum (Silicea) D8<br>Mercurius solubilis Hahn. D8 |
| **Itires spag. Peka N** | Calcium jodatum D8<br>Cistus canadensis D12<br>Conium maculatum D6<br>Juglans regia spag. Peka D6<br>Barium carbonicum D8<br>Scrophularia nodosa D4<br>Echinacea spag. Peka D12<br>Galium aparine D6 |
| **SOLUNAT Nr. 9 (ehemals Nr. 9 Lymphatik)** | Spagyrische Komplextinktur durch Extraktion von:<br>• Guajakholz<br>• Sandelholz, rot<br>• Sarsaparillewurzel<br>• Thujakraut<br>• Walnußblätter<br><br>im Extraktionsmedium bestehend aus:<br>Destillat aus wässrig-ethanolischem Mazerationsrückstand des Vorzyklus und gereinigtem Wasser; Ethanol 96 % |
| **Schüßler Salze** | **Wirkungsbezug** |
| **Nr. 1 Calcium Fluoratum** | über die Förderung der Elastizität der Gefäßwände – Förderung des lymphatischen und venösen Abflusses |

*Tab. 36: Präparate für die Lymphe*

### 5.1.7 Präparate zur gezielten Entgiftung

| Homöopathische Komplexpräparate | Zusammensetzung |
|---|---|
| **To-Ex spag. Peka N** | Echinacea spag. Peka D12<br>Argentum nitricum D4<br>Bryonia cretica spag. Peka D4<br>Clematis recta D3<br>Ledum palustre D6<br>Hydrastis canadensis D4<br>Galium aparine D6<br>Glechoma hederacea spag. Peka D6<br><br>Begleitend zur Anregung von Leber-Nieren-Lymphe bei der Pekana Entgiftungskur soll dieses Präparat Schadstoffe ausleiten & lösen; die Dosis ist entsprechend anzupassen |
| **Metabiarex N, Meta Fackler** | Acidum formicicum D2<br>Echinacea purp. D6<br>Medorrhinum-Nosode D30<br>Pyrogenium-Nosode D15<br>Sulfur D200<br>Tabacum D6<br>Tuberculinum-prist.-Nosode D30<br>Vaccininum-Nosode D30<br>Vincetoxicum D3<br><br>Auch als Injektionspräparat mit teilw. anderen Potenzen erhältlich. Durch die Nosoden terrainsanierende Wirkung. Dosierung gut abstimmen! |
| **Biochemische Funktionsmittel** | **Wirkungsbezug** |
| **Nr. 4 Kalium Chloratum** | Regelpotenz D6<br>Soll n. Schüßler Impfgifte ausleiten |
| **Nr. 8 Natrium Chloratum** | Regelpotenz D6 – in der Schüßlertherapie Mittel zur Ausleitung metallischer Giftstoffe |
| **Nr. 10 Natrium Sulfuricum** | Regelpotenz D6 – DAS Entgiftungsmittel – entgiftende Funktion über Nieren, Darm, Pankreaswirkung; unterstützt Abbau von Schlacken und überalterten Zellen; |
| **Nr. 11 Silicea** | Regelpotenz D12 – Leitet Eiter, Gewebsschlacken aus dem Bindegewebe, soll sogar Fremdkörper ausleiten können; gleichzeitig soll es die Nutrition verbessern |

*Tab. 37: Präparate zur gezielten Entgiftung*

### 5.1.8 Präparate für den Darm

| Homöopathisch-(spagyr.) Komplexpräparate | Zusammensetzung |
|---|---|
| **Jowidarmin N Hanosan** | Aconitum D2<br>Arnica D3<br>Arsenicum album D3<br>China D3<br>Echinacea D1<br>Eupatorium perf. D3<br>Gelsemium D2<br>Kalium chl. D2<br>Lachesis D8<br>Nux vom. D2<br>Thuja D2<br><br>Hier sind wichtige Schleimhautmittel und/oder immunmodulativ wirkende Arzneien enthalten |
| **Colocynthis comp. Hanosan** | Arsenicum album D2<br>China D1<br>Colocynthis D1<br>Geranium robertianum Urt.<br>Sanguinaria canad. D4 |
| **Entregin spag. Peka** | Veratrum album D4<br>Potentilla ans. Urt.<br>Colocynthis D4<br>Podophyllum pelt. D4<br>Cynara scolymus Urt.<br>Abrotanum Urt.<br>Insbesondere bei<br><br>Durchfallerkrankungen oder unterstützend bei chron. entzündl. Darmerkrankungen |
| **Mucan spag. Peka** | Agaricus musc. D6<br>Allium sativum D6<br>Aristolochia clematitis D12<br>Cedron D6<br>Hydrastis canad. D12<br>Okoubaka aubrev. Spag. Peka D6<br>Vincetoxicum D4<br><br>Kommt bei Mykosen des Darmes erfahrungsgemäß zum Einsatz. |

*Tab. 38: Präparate für den Darm*

| Homöopathisch-(spagyr.) Komplexpräparate | Zusammensetzung |
|---|---|
| **Opsonat spag. Peka** | Acidum nitr. D4<br>Hydrastis canad. D4<br>Acidum sulf. D4<br>Gratiola off. D4<br>Bellis per. Spag. Peka D1<br>Lachesis mut. D7<br>Lytta ves. D4<br>Glechoma hed. Spag. Peka Urt.<br>Kein „Darmmittel" im eigentlichen Sinne; Als Entzündungsmittel bei entzündlichen Darmerkrankungen oft unterstützend benötigt. |
| **Sonstige Präparate** | |
| **Myrrhinil Intest, Repha Pharma** | Inhaltsstoffe u. a. Myrrhe, Kaffeekohle, Kamillenblüten<br>Toxinbindung, antiphlogistische &, antimykotische Wirkung |
| **Mutaflor, Mutaflor mite, Ardeypharm** | E. coli Stamm Nissle 1917<br>Probiotikum. Verfügt über eine Zulassung für Colitis ulcerosa in der Remissionsphase sowie chronische Obstipation (Kps) |
| **Biochemische Funktionsmittel** | **Wirkungsbezug** |
| **Nr. 4 Kalium Chloratum** | DAS Schleimhautsalz. Es ist das Mittel für die 2. Entzündungsphase, wenn die Schleimhäute weißlich oder weißgraue Schleimhautabsonderungen bilden oder wenn die Sekrete sich nicht lösen; zur Unterstützung der Fettverdauung; Antlitzdiagnostik! |
| **Nr. 6 Kalium Sulfuricum** | Salz des dritten Entzündungsstadiums. Wenn Schleimhauterkrankungen chronisch werden und ockerfarbene Sekrete absondern. Antlitzdiagnostik! |
| **Nr. 10 Natrium Sulfuricum** | DAS Entgiftungsmittel der Biochemie – entgiftende Funktion über Nieren, Darm, Pankreaswirkung; unterstützt Abbau von Schlacken und überalterten Zellen; bei Nahrungsmittelintoleranzen und Diabetes als Ergänzung |

*Tab. 38: Präparate für den Darm (Fortsetzung)*

| Homöopathisch-(spagyr.) Komplexpräparate | Zusammensetzung |
|---|---|
| **Klass. Homöopathie** | Arsenicum album D12<br>Cocculus D6, D12<br>Lycopodium<br>Nux vomica D6, D12<br>Okoubaka, D3, D4<br>Propolis D2 Hanosan |
| **Toxinbindung im Darm** | **Präparate** |
| | Heilerde imutox<br>Chlorella pyr.<br>Flohsamenschalen (Präbiotikum)<br>Myrrhinil Intest, Repha Pharma (Toxinbindung, antiphlogistische &, antimykotische Wirkung) |

*Tab. 38: Präparate für den Darm (Fortsetzung)*

### 5.1.9 Präparate für die Milz

| Homöopathisch-(spagyr.) Komplexpräparate | Zusammensetzung |
|---|---|
| **Ailgeno spag. Peka, Tropfen Pekana Naturheilmittel** | Agaricus muscarius D4<br>Arsenicum album D6<br>Carduus marianus D15<br>Ceanothus americanus spag. Peka D4<br>Cinchona pubescens (China) spag. Peka D6<br>Glechoma hederacea spag. Peka D6<br>Grindelia robusta spag. Peka D6<br>Natrium muriaticum D12 |
| **SOLUNAT Nr. 18 (ehemals Nr. 18 Splenetik)** | Spagyrische Mischung enthält:<br>Spagyrisches Antimondestillat B nach Bernus über Antimon-(III)-sulfid in Ethanol 96%<br>Kaliumcarbonat<br>Weinstein<br>Brechweinsteinlösung D3<br>Wasser, gereinigt |

*Tab. 39: Präparate für die Milz*

| Homöopathisch-(spagyr.) Komplexpräparate | Zusammensetzung |
|---|---|
| **Biochemische Funktionsmittel** | **Wirkungsbezug** |
| **Nr. 1 Calcium Fluoratum** | steht zum Bindegewebe (Elastizität) und im Sinne der TCM somit zur Milz in Beziehung; |

*Tab. 39: Präparate für die Milz (Fortsetzung)*

## 5.1.10 Präparate für das Blut bzw. den Eisenstoffwechsel

| Homöopathisch-(spagyr.) Komplexpräparate | Zusammensetzung |
|---|---|
| **Fedon spag. Peka, Tropfen Pekana Naturheilmittel** | China spag. Peka D12<br>Phosphorus D10<br>Argentum nitricum D6<br>Calcium phosphoricum D9<br>Pulsatilla pratensis spag. Peka D8<br>Lamium album D6<br>Urtica urens D6<br><br>In dieser Rezeptur steht bspw. China für Anämien und Schwächezustände nach Verlust von Körperflüssigkeiten & Blut; Urtica hat einen planetaren Bezug zu Mars, dem wiederum das Metall Eisen sowie das Organ Galle zugeordnet wird. |
| **Ferrum Pentarkan H, Tbl., DHU Arzneimittel** | Ferrum metallicum D2<br>Chininum arsenicosum D5<br>Manganum aceticum D5<br>Acidum phosphoricum D1<br><br>Die Indikation für dieses Präparat sind „Schwächezustände". Betrachtet man die Zusammensetzung und die zugrundeliegenden homöopathischen Arzneimittelbilder, von denen die Wirkungszusammenhänge abgeleitet sind, kann man Rekonvaleszenz, Eisenmangel mit und ohne Anämie zu den Indikationen zählen. |

*Tab. 40: Präparate für das Blut bzw. den Eisenstoffwechsel*

| Homöopathisch-(spagyr.) Komplexpräparate | Zusammensetzung |
|---|---|
| **Schüßler Salz** | **Wirkungsbezug** |
| **Schüßler Salz Nr. 2 Calcium Phosphoricum** | steht für die Blutbildung im Knochenmark, stärkt die Ursprungsenergie (Qi); dient der (Blut-) und Zellneubildung allgemein, Wachstums-, und Regenerationsmittel; Stärkungsmittel |
| **Schüßler Salz Nr. 3 Ferrum Phosphoricum** | Blutzellen; Muskelzellen; Bildung des Hämoglobins; Sauerstofftransport; Anämie; Schwächezustände aufgrund Eisenstoffwechselstörung; Mittel der ersten Entzündungsphase; Schüßler Salz des Immunsystems |
| **Refesan T Hanosan Tbl.** | Kombination verschiedener Schüßler Salze<br>Nr. 2 Calcium Phosphoricum D1<br>Nr. 3 Ferrum Phosphoricum D1<br>Nr. 5 Kalium Phosphoricum D2<br>Nr. 7 Magnesium Phosphoricum D1<br><br>Aus der Zusammensetzung ergibt sich eine blutbildende Wirkung, eine stärkende Wirkung bei (nervösen) Erschöpfungszuständen und in der Rekonvaleszenz. |

*Tab. 40: Präparate für das Blut bzw. den Eisenstoffwechsel (Fortsetzung)*

## 5.2 Kopiervorlagen für die Praxis

| Anamnesebogen Entgiftungtherapie | |
|---|---|
| Medikamente? | • Aktuell?<br>• Früher?<br>• Insbesondere zu beachten sind häufige Einnahmen oder hohe Dosen von:<br>– Antibiotika<br>– Cortison<br>– Hormone, Antibabypille<br>– Schlaf-, Beruhigungsmittel<br>– Impfungen<br>– Narkosen<br>– Chemotherapie |
| Berufliche (Schad-)stoffexpositionen? | • Arbeit als Bergmann, in der Verhüttung<br>• Exposition Dämpfe, Lacke, Baumaterialien (Asbest) etc.<br>• Zahnarzt/Praxismitarbeiter: Amalgam? |
| Zahnmaterialien<br>Alter der Füllungen?<br>Ausbohrungen ungeschützt? | • Amalgam<br>• Gold<br>• Kunststoffe<br>• Implantate<br>• Wurzelbehandlungen |
| Echte Vergiftungen in der Vorgeschichte? | • Lebensmittelvergiftungen: Botulismus, Salmonellose<br>• Alkohol<br>• Drogen<br>• Kohlenmonoxid<br>• Asbest |
| Nahrungs-, Genussmittel(abusus?)<br><br>Ernährungsgewohnheiten allgemein? | • Alkohol<br>• Nikotin<br>• Drogen<br>• Schmerzmittel<br>• Kaffee/Tee<br>• Kohlehydrate etc. |
| Unklare Beschwerden?<br>Evtl. unklare Diagnostik | • Allergien/Heuschnupfen<br>• Kopfschmerzen<br>• Migräne<br>• Neuralgien |
| Erregertoxikosen? | • Infektionen; selbst durchgemachte, in der nahen Umgebung? |

▶

*Tab. 41: Anamnesebogen Entgiftungtherapie*

| Anamnesebogen Entgiftungtherapie | |
|---|---|
| Miasmatische Belastungen? | • Tuberkulinie<br>• Sykosis<br>• Carcinogenie<br>• Syphilinie<br>Siehe dort. |
| LEBERsymptome? | • Müdigkeit, Erschöpfung<br>• Kopfschmerz, Migräne<br>• Stimmungsschwankungen, Wut, Ärger<br>• Schlafstörungen<br>• Gallestörungen<br>• Hautjucken, Evtl. Ekzeme<br>• Augenerkrankungen<br>• Hormonelle Störungen |
| NIERENsymptome? | • Wassereinlagerungen, Ödeme<br>• Miktionsstörungen<br>• Stimmungsschwankungen, Angst, Furcht<br>• Nierenbedingter Kopfschmerz – Zahn-, Kieferschmerz |
| Typische Vergiftungssymptome Blei, Quecksilber? | Siehe dort. |

*Tab. 41: Anamnesebogen Entgiftungtherapie (Fortsetzung)*

### 5.2.1 Patienteninformation Entgiftung

Sehr geehrte Patientin, sehr geehrter Patient,

Sie haben sich für eine Behandlung in unserer Praxis entschieden. **Die Behandlung mit naturheilkundlichen Methoden unterscheidet sich von anderen Ihnen bekannten Therapieverfahren in mehrfacher Hinsicht. Gerade bei der Durchführung einer Entgiftungskur ist es** deshalb wichtig, Sie über diese Besonderheiten aufzuklären.

Daher bitte ich Sie folgendes zu beachten:

- Die Therapie mit Naturarzneien kann im Körper Entschlackungsprozesse bewirken, die in unserem Fall erwünscht sind.
- Es ist in manchen Fällen möglich, dass Sie zu Beginn der Behandlung eine Verstärkung Ihrer Symptomatik verspüren.
- Es ist auch möglich, dass verstärkte Ausscheidungen auftreten wie z. B. verstärktes Schwitzen oder Durchfall. Melden Sie sich in diesen Fällen jedoch in der Sprechstunde.

**Evtl. sollten die Präparate/Dosierung angepasst werden.**

1. Naturheilkundliche Therapie ist Regulationstherapie. Die inneren Organe und der Stoffwechsel werden dabei gestärkt und in ihrer Funktion sanft reguliert. Bitte bedenken Sie, dass dieser Prozess je nach Lage des Krankheitsfalles einige Zeit dauern kann.
2. Ihre aktive Mitarbeit ist eine Grundlage der Gesundung. Bitte halten Sie sich an meine Angaben zur Dosierung von Medikamenten und weitere Hinweise z. B. zu Flüssigkeitszufuhr, Ernährung. Damit tragen Sie selbst zu einem sehr großen Teil zu Ihrem Heilungsprozess bei.

Und nicht zuletzt:
**Versuchen Sie, sich den schönen Dingen in Ihrem Leben zuzuwenden. Rufen Sie sich ab und zu schöne Erlebnisse in Erinnerung oder gönnen Sie sich etwas, was Ihnen guttut!**

### 5.2.2 Patienteninformationsblatt Eisenmangel

Bitte beachten Sie folgende Hinweise zur Ernährung bei Eisenmangel: Nehmen Sie Ihre verschriebenen Medikamente nach meinen Angaben ein. Diese werden von der Apotheke auf der Packung vermerkt. Diese unterstützen Ihren Eisenhaushalt.

Unterstützend kann eine Ernährungsumstellung sich positiv auswirken.

**Die höchsten Eisengehalte kommen vor:**

- Linsen
- Pistazien
- Eigelb
- Blutwurst, Leber
- Kürbiskerne
- Weizenkleie

**Relativ gut kann man sich außerdem mit folgenden Lebensmitteln mit Eisen versorgen:**

- Erbsen, weiße Bohnen, Soja & Sojaprodukte (Tofu)
- Hafer(flocken), Hirse(flocken)
- Getrocknete Aprikosen
- Leinsamen, Sonnenblumenkerne, Sesam (paste), Quinoa
- Pfifferlinge
- Rindfleisch, Bündner Fleisch
- Ackersalat, Petersilie
- Rote Beete

**Weitere Hinweise für eine optimale Eisenaufnahme**

- Um die Eisenspeicher wieder zu füllen, ist eine gute Eisenzufuhr über Monate notwendig, da Eisen vom Körper nicht ganz leicht aufgenommen werden kann.
- Eisen aus Fleisch kann vom Körper besser aufgenommen werden als aus Gemüse und Getreide.
- Die Eisenaufnahme wird gefördert, wenn man zusammen mit eisenhaltiger Nahrung Vitamin C (bzw. Orangen, Zitronensaft, Kiwi) zu sich nimmt. Manche Eisenpräparate enthalten daher idealerweise auch Vitamin C.
- Sie können die Eisenaufnahme steigern, wenn Sie z. B. zu Rindfleisch Orangensaft trinken, oder Kartoffeln essen oder einen Ackersalat mit frischem Zitronensaft.
- Essen/trinken Sie zusammen mit eisenhaltiger Nahrung/Arzneimitteln keine Milchprodukte, keinen Kaffee, keinen Schwarzee (idealer Abstand 2–3 Stunden); dies gilt nicht für Eisenpräparate aus Eisenbisglycinat, was eine sehr gute Resorptionsrate aufweist.

Im Sinne der TCM ist es weiterhin sinnvoll nicht zu kalt zu essen & zu trinken, um über den Funktionskreis der Mitte (Magen/Milz) die Aufnahme wertvoller Stoffe zu erleichtern. Essen Sie bitte wenig bis kein Eis oder eiskalte Speisen. Reduzieren Sie Ihren Konsum von Milchprodukten. Kochen/blanchieren Sie Gemüse vor dem Genuss. Trinken Sie warmes, anstatt kaltes Wasser bzw. bevorzugen Sie allgemein eher warme Getränke.

Falls Sie weitere Fragen haben, sprechen Sie mich gerne darauf an.
Gute Besserung! Ihre Naturheilpraxis.

# Literaturhinweise


***Allen,*** H.C. Leitsymptome homöopathischer Arzneimittel. 4. Auflage. Urban & Fischer Verlag 2005

***Allen,*** H.C. Leitsymptome und Nosoden. 4. Auflage. Narayana 2016

***Bäumler,*** S. Heilpflanzen Praxis heute. Porträts – Rezepturen – Anwendung. Elsevier Verlag 2007

***Boericke,*** W. Handbuch der homöopathischen Materia medica. Quellenorientierte Neuübersetzung. Haug Verlag 1994

***Boger,*** C.M. Synoptic Key. Charakteristika und Hauptwirkungen homöopathischer Arzneimittel. Arzneimittellehre & Repertorium. Narayana 2016

***DHU,*** Deutsche Homöopathie Union. Homöopathie – der andere Weg. Einblicke in eine Heilmethode mit Schriften Samuel Hahnemanns. Karlsruhe 2005

***Droege,*** H. Mercurius solubilis aut vivus (Merc.). In: Leitfaden Homöopathie. Geißler J, Quack T (Hrsg.). Urban & Fischer 2005

***Hahnemann,*** S. Organon der Heilkunst. Nach der handschriftlichen Neubearbeitung Hahnemanns für die 6. Auflage. Herausgegeben und mit Vorwort versehen von Haehl, R. (Hrsg.). 1921. Schwabe. 6. Auflage. Nachdruck. Narayana 2011

***Hahnemann,*** S. Die chronischen Krankheiten. Theorieband. Ihre eigentümliche Natur und homöopathische Heilung. 1835. Arnold'sche Buchhandlung. 2. Auflage. Nachdruck. Narayana 2013

***Hahnemann,*** S. Hahnemanns Arzneimittellehre. Gesammelte Arzneimittelprüfungen in drei Bänden. 3. Auflage. Narayana 2015

***Hauswirth,*** O. Vegetative Konstitutionstherapie. Springer 1953

***Herget,*** H. Ursprung und geschichtlicher Abriss der Komplexhomöopathie. In: Zeitschrift Naturheilpraxis mit Naturmedizin. 2011. 64 (3): S. 255–257.

***Hering,*** C. Constantin Herings homöopathischer Hausarzt: nach den besten homöopathischen Werken und eignen Erfahrungen bearbeitet. Frommann-Verlag 1853.

***Hickethier,*** K. Lehrbuch der Antlitz-Diagnostik. Der Schlüssel zur erfolgreichen Anwendung der Biochemie, Balneologie und Diätetik. Biochemie-Verlag. 2. Auflage 1926

***Hickethier,*** K. Lehrbuch der Biochemie. Biochemie Verlag 1925

***Hirschel,*** B. Geschichte der Medizin, in den Grundzügen ihrer Entwickelung. Arnoldi Verlag 1850

***Hummel,*** U. Die Mineralstofftherapie nach Dr. Schüßler. Grundlagen, Diagnostik, 2. Auflage Hcd-Verlag. 2015

***Kent,*** J.T. Arzneimittelbilder. Vorlesungen zur homöopathischen Materia Medica. Haug Verlag 1958

***Klein,*** L. Miasmen und Nosoden. Ursprung der Krankheiten. Band 1. 2. Auflage. Narayana 2012

***Laborde,*** Y. Risch, G. Die hereditären chronischen Krankheiten. Nachdruck Müller & Steinicke 2004

***Lutze,*** A. Lehrbuch der Homöopathie. Cöthen 1860

***Matejka,*** R. Ausleitende Therapieverfahren. Methoden und Praxis. 2. Auflage. Urban & Fischer 2003

***Meyer,*** E.A. Die Taigawurzel. Ihre Anwendung in der Altersmedizin. Tonikum und Geriatrikum. Naturheilkunde-Journal. 2019. (9): S. 47–49.

***Murphy,*** R. Klinische Materia Medica. 1400 homöopathische und pflanzliche Mittel. 3. Auflage. Narayana 2014

***Nash,*** E.B. Leitsymptome in der homöopathischen Therapie. 19. Auflage. Haug-Verlag 1996

***Niestroj,*** I. Gesund trotz Gift. Das Handbuch für den richtigen Umgang mit Umweltgiften. Herbig 1998

***Phatak,*** S.R. Homöopathische Arzneimittellehre. 2. Auflage. Elsevier 2004

***Phatak,*** S.R. Homöopathisches Repertorium. Elsevier 2006

***Pischinger,*** A. Das System der Grundregulation: Grundlagen für eine ganzheitsbiologische Theorie der Medizin. 3. Auflage. Haug 1980

***Pischinger,*** A. Das System der Grundregulation: Grundlagen für eine ganzheitsbiologische Theorie der Medizin. Neubearbeitung von Hartmut Heine. Mit einer Einführung v. Gisela Draczynski. 8. Auflage Haug 1990

***Preu,*** H.A., Leupoldt, J.M. (Hrsg.): Das System der Medicin des Theophrastus Paracelsus. Aus dessen Schriften ausgezogen und dargestellt. Reimer-Verlag 1838

***Proeller,*** H. Das Therapiehandbuch der Solunate. Alchemia Medica. Alchemie und Spagyrik nach Alexander von Bernus. 2. Auflage. Erasmus Grasser Verlag 2008

***Sankaran,*** R. Die Seele der Heilmittel. (The soul of remedies). Taloja. Neudruck. Narayana 2014

***Schüßler,*** W. H. Specielle Anleitung zur homöopathischen Anwendung der physiologischen Functionsmittel. Verlag der Schulzeschen Buchhandlung 1874

***Schüßler,*** W. H. Eine abgekürzte Therapie. Anleitung zur biochemischen Behandlung der Krankheiten. 53. Auflage. Schulzesche Hof-Buchdruckerei 1925

***Schüßler,*** W. H. Allopathie, Biochemie und Homöopathie. 4. Auflage. Schulzesche Hof-Buchdruckerei 1924

***Stöteler,*** E. Hahnemann verstehen. Der Schlüssel zu erfolgreicher Homöopathie. Emryss Verlag 2008

***Stutz,*** E. Tief sind die Wurzeln der Homöopathie. Zeitschrift Naturheilpraxis mit Naturmedizin. 2011; 64(3): 245-247.

***Tyler,*** M. L. Homöopathische Arzneimittelbilder. 3. Auflage. Elsevier 2008

***Umweltbundesamt*** (2013). Trinkwasser wird bleifrei; neuer Grenzwert für Blei im Trinkwasser ab 1. Dez. 2013.

***Wassermann,*** O., Weitz, M., Alsen-Hinrichs, C. Kieler Amalgam-Gutachten 1997. Medizinische, insbesondere toxikologische Feststellungen im Zusammenhang mit einer rechtlichen Beurteilung der Herstellung und des Vertriebs von Amalgam als Material für Zahnfüllungen. Institut für Toxikologie im Klinikum der Christian-Albrechts-Universität zu Kiel 1997

# Abbildungsverzeichnis

S. 40: © Juulijs – stock.adobe.com

# Stichwortverzeichnis

## T



## U



## V



## W



## Z

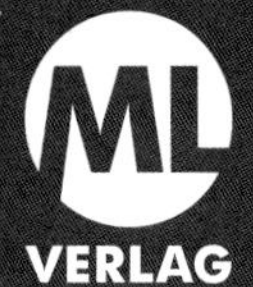


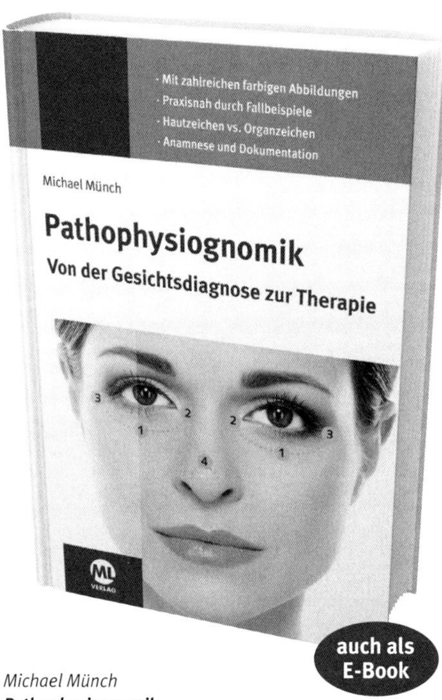


*Michael Münch*
***Pathophysiognomik***
*4. erweiterte Auflage 2022, 128 Seiten*
*ISBN 978-3-96474-329-9,* ***39,95 Euro***

## Von der Gesichtsdiagnose zur Therapie

Jedes Organ hat eine exakte Ausdruckszone im Gesicht. Organische Belastungen und Funktionsschwächen können sich durch Schwellungen, Dellen oder Farb- und Strukturveränderungen zeigen. Der Autor beschreibt – basierend auf den Forschungen von Natale Ferronato – an Praxisfällen die Gesichtszeichen und ihre Interpretation.
Mit einem Blick kann der Arzt oder Heilpraktiker eine Verdachtsdiagnose stellen. Die Therapie an den Gesichtsarealen kann die entsprechenden Organe beeinflussen, Michael Münch verwendet hierzu den Monolux Pen. Die Gesichtsdiagnose und die Lichttherapie sind zwei Methoden, die sich wunderbar ergänzen.

Kartenset und Poster zum Buch
erhältlich unter shop.mgo-fachverlage.de

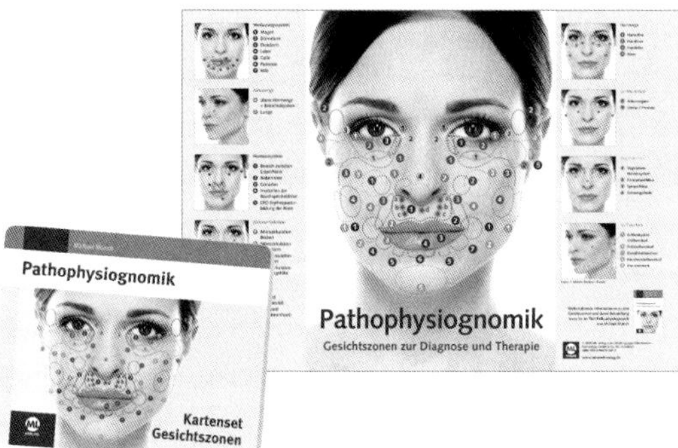